AF373152

RISQUES ET PEURS ALIMENTAIRES

Sous la direction de
MARIAN APFELBAUM

RISQUES ET PEURS ALIMENTAIRES

*Lucien Abenhaïm, Marian Apfelbaum, Henri Belvèze, Matty Chiva,
Alain Coleno, Tristan Corring, William Dab, Jean-Jacques Duby,
Jean-Louis Flandrin, Marie-Françoise Guilhemsans, François Guillon,
Éric Jougla, Axel Kahn, Jean-Noël Kapferer, Patrick Lagadec, Françoise Lalande,
Régis Leseur, Pierre Louisot, Éliane Michel, Lionelle Nugon-Baudon,
Georges Péquignot, Jacquie Reilly, Paul Rozin, Lucien Sfez, Éric Thévenard,
Didier Torny, Emmanuelle Tran Thanh Tam*

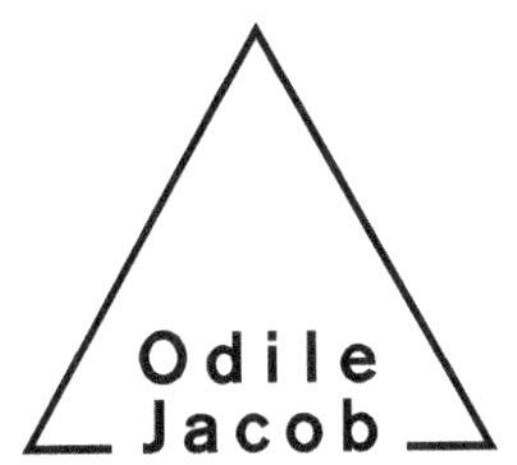

Ouvrage proposé par Jacques Fricker.

Dans le cadre de ses travaux et publications sur les liens qui unissent mangeurs, alimentation et culture, l'Observatoire Cidil de l'harmonie alimentaire (OCHA) a apporté à cet ouvrage son soutien et le concours de son comité scientifique composé de : Marian Apfelbaum, nutritionniste ; Maggy Bieulac, responsable de l'OCHA ; Matty Chiva, psychologue ; Didier Clément, cuisinier ; Marie-Christine Clément, écrivain ; Martine Courtois, professeur de littérature ; Claudine Favre-Vassas, ethnologue ; Claude Fischler, sociologue ; Jean-Louis Flandrin, historien. L'OCHA remercie l'Association nationale pour la valorisation interdisciplinaire de la recherche en sciences de l'homme et de la société auprès des entreprises (ANVIE) pour sa contribution.
Le professeur Marian Apfelbaum remercie tout particulièrement Alice Bertrand pour sa précieuse collaboration.

© ODILE JACOB, NOVEMBRE 1998
15, RUE SOUFFLOT, 75005 PARIS

www.odilejacob.fr

ISBN 978-2-7381-0648-3

Introduction

MARIAN APFELBAUM[*]

« Un aliment doit être non seulement bon à manger mais aussi bon à penser. »

Claude Lévi-Strauss.

« Risque : péril dans lequel entre l'idée de hasard », nous apprend le Littré.
« Risque : le fait de s'exposer à un danger (dans l'espoir d'obtenir un avantage) », dit le Robert.

Le risque alimentaire n'est jamais nul, et il n'est pas aisément quantifiable. Expliquons-nous. Comment apprécie-t-on le risque d'un aliment nouveau ? La réponse n'est simple que dans des situations extrêmes. Lorsqu'on absorbe un poison violent à forte dose, il est certain qu'on en mourra, ce qui n'est pas un risque. Lorsqu'on l'absorbe à dose moindre, on a à la fois un risque d'en mourir et une chance d'en réchapper ; la somme du risque et de la chance est égale à l'unité.

Mais un médicament nouveau n'est pas un poison. Pour apprécier à la fois sa vertu thérapeutique et le risque qu'il provoque des effets indésirables, on le soumet à des essais randomisés – la population est divisée en deux groupes par tirage au sort : contre placebo – l'un des deux groupes reçoit une substance neutre ; en double aveugle ; car ni le patient ni l'expérimentateur ne savent à quel groupe appartient le patient. Puis on ouvre le code : si le nouveau médicament a plus d'effets thérapeutiques et moins d'effets indésirables que les médicaments existants, ou si sa balance de deux types d'effets est plus favorable, il est accepté.

Mais un aliment n'est pas un médicament. Celui-ci est une molécule parfaitement définie, alors qu'un aliment est en règle un mélange

* Professeur de nutrition à la faculté de médecine Xavier-Bichat (Paris).

de plusieurs centaines de substances. Surtout, leurs finalités sont différentes ; un aliment doit assurer, en équilibre avec plusieurs centaines d'autres, une nutrition efficace et aussi faire plaisir. Le risque acceptable socialement est un risque nul. Les aliments nouveaux ne contiennent pas, sauf accident involontaire par définition, de substance neuve. Ils sont nouveaux par un mélange de nutriments connus, par un procédé de fabrication original, par une présentation inédite. Il sera soumis au système HACCP (analyse des risques par points critiques), dans lequel « il faut identifier tous les dangers potentiels dont la nature est telle que leur élimination ou leur réduction à un niveau acceptable est essentielle à la production d'un aliment sans danger. L'évaluation des dangers conduira à établir une liste des dangers significatifs qui devront être pris en compte dans le plan HACCP[1] ».

Ce risque, qui ne pourra être nul que statistiquement, ne peut être quantifié que sur un très grand nombre de sujets, observés pendant une longue période, du fait des effets retardés ou des phénomènes d'accumulation. Donc, en matière d'aliments, le « vrai » scientifique et cartésien cède la place au vraisemblable. Un aliment traditionnel, consommé par des millions de gens depuis plusieurs générations, est supposé sans risque. D'ailleurs, aucun grand nutriment, ni l'eau, ni le sucre, ni le sel, ne serait autorisé s'il devait être soumis aux procédures obligatoires pour les substances nouvelles.

En effet, un aliment « nouveau » est supposé ressembler suffisamment aux aliments traditionnels pour partager leur innocuité, sous réserve d'HACCP. Quand il contient une substance nouvelle, tel un additif, ou une substance présente dans les aliments traditionnels mais qu'on soupçonne être nocive, on en viendra à l'expérimentation. Non sur l'homme mais sur les animaux. On cherchera la dose sans effet, toxique ou non, et on la divisera par un coefficient de sécurité, 100 le plus souvent, mais parfois davantage.

Ainsi, la spécificité objective du risque alimentaire est triple : nous y sommes tous exposés car nous mangeons tous ; les preuves expérimentales sont indirectes et ne concernent qu'un tout petit nombre d'ingrédients ; ce risque n'est que difficilement quantifiable, du fait même que nous exigeons qu'il soit nul.

Nous verrons dans ce livre que, tous facteurs de risque confondus (le risque est un calcul global, incluant un grand nombre de facteurs, tels l'âge, l'état de santé, les cofacteurs nutritionnels positifs ou négatifs), le risque alimentaire d'aujourd'hui est pour le moins plusieurs centaines de fois moindre que celui d'antan.

---

1. Application de l'analyse des risques dans le domaine des normes alimentaires. Rapport de la Consultation mixte d'experts FAO/OMS, Genève, 1995.

Mais sa perception a été bouleversée. D'abord, l'offre alimentaire est diversifiée au point que nous est offert un nombre illimité d'aliments, ou tout au moins un nombre illimité de présentations et de noms. De la sorte l'apprentissage, aliment par aliment, de ce qui est mangeable, quand, par qui, avec quoi, et dont nous verrons qu'il est indispensable à notre espèce, cet apprentissage est devenu impossible, ou tout au moins il ne peut être que très partiel. Le choix s'exerce non selon des pratiques stables, mais sur des arguments aléatoires, parmi lesquels le terme « nouveau », à la fois attirant et inquiétant, revient avec insistance. Aussi, le circuit entre production et consommation s'est allongé. Les produits agricoles sont devenus surtout une matière première. C'est l'industrie alimentaire qui prend en charge cette matière première, à la production et au contrôle de laquelle elle a une part dominante, pour la conserver, la préparer, l'empaqueter.

En termes de risque objectif, les résultats sont globalement positifs car dans l'industrie alimentaire le souci de la sécurité est obsessionnel – la survie de la marque est en jeu – et l'industrialisation est sans doute la principale raison de la diminution dramatique du risque alimentaire. Mais c'est la perception de ce risque qui s'est modifiée. Le traditionnel circuit court comportait des éléments de confiance interpersonnelle qui ont disparu dans le système industrie alimentaire-grande distribution, et n'ont été que partiellement remplacés par la confiance dans la marque.

Il en résulte que la majorité des Européens pense que la nourriture d'aujourd'hui est moins sûre que celle d'hier, ce qui est, comme nous le verrons, grossièrement inexact, et aussi ne fait pas dans le domaine confiance à la science, ce en quoi elle n'a pas tout à fait tort. Car il est vrai que la science, à laquelle nous devons notre extrême prospérité alimentaire, est particulièrement désarmée devant le risque de la nouveauté. Le raisonnement scientifique est cartésien dans son essence même : ce qui n'est pas démontré n'est pas vrai et donc n'existe pas. Seul un « process » entièrement stable, dont aucun ingrédient, aucun procédé n'auront été modifiés pendant une longue période pourra être affirmé scientifiquement sans risque, ou comportant un risque stable, donc quantifiable. Or, tous les stades de la production alimentaire sont en voie d'amélioration, donc de modification. Il en résulte que ni les fabricants ni les instances de contrôle ne peuvent expérimenter scientifiquement toutes les conséquences de toutes les nouveautés. Éclairons notre propos par deux exemples. Le procédé qui a été à l'origine de la maladie de la « vache folle » n'a été ni un accident ni une négligence, mais un progrès nutritionnel : en chauffant moins les farines destinées à l'alimentation animale, à la fois on diminuait le coût du traitement et, résultat bien plus important, on améliorait la qualité des protéines. Cela avait été une décision raisonnable en apparence, mineure et sans danger. En effet, nul ne savait alors, et nul ne pouvait prévoir scientifiquement que la « tremblante » du mouton était liée à une protéine thermostable ; qu'une fois avalée par une vache, non seulement cette protéine allait se reproduire (une protéine se reproduire ! encore aujourd'hui cela est à peine croyable...), mais encore se transformer pour devenir agent d'une nouvelle maladie, qui retransmise au mouton le tue plus vite que la « tremblante » initiale ; que, avalée par l'homme, elle pouvait provoquer chez lui une maladie immanquablement mortelle. Après des années de recherches fébriles, on commence à comprendre très partiellement chacune des étapes. Mais, répétons-le, nul ne pouvait prévoir aucune d'elles *a priori*, et nul n'en pouvait imaginer la séquence entière.

Un tel événement était-il possible avant l'industrialisation ? Oui et non. Oui, car un paysan pouvait vider le fond de sa soupe au mouton dans l'abreuvoir de sa vache, manger celle-ci quelques années plus tard, puis mourir d'une maladie mystérieuse, comme toutes les maladies de son temps. Non, car il n'allait pas en donner à un million de vaches. Et non, surtout, car la mort du mouton, la mort de la vache et la mort du paysan ne seraient pas sorties de la ferme et auraient été un non-événement.

Le deuxième exemple met aux prises le génie génétique et la réalité sociale. Pour améliorer la qualité nutritionnelle d'une céréale, on lui a greffé un gène d'une noix du Brésil. Celui-ci induit la synthèse d'une protéine spécifique. Ni les noix du Brésil ni ladite protéine ne sont toxiques. Mais il y a des gens, très peu, qui sont allergiques aux noix du Brésil. Et avant de manger une friandise ils sont censés lire l'étiquette de composition. Que mettre sur l'étiquette de la nouvelle céréale ? « Ne contient pas de noix mais un allergène, qui... » Long, non conforme à la législation, incompréhensible. Le produit a été abandonné avant commercialisation.

Trahis par Descartes, souverain pour établir le certain mais si malhabile dans l'inconnu, tournons-nous vers Pascal. Blaise Pascal était un merveilleux savant, mathématicien, concepteur de la théorie des probabilités, constructeur de la première machine à calculer, bref un homme qui savait ce qu'est une preuve scientifique. Et voici son pari : « Pesons le gain et la perte en prenant croix que Dieu est. Estimons ces deux cas : si vous gagnez, vous gagnez tout et si vous perdez, vous ne perdez rien : gagez donc qu'il est sans hésiter [2]. » Ainsi, Pascal parie sur l'existence de Dieu car l'enjeu – vivre heureux éternellement – étant infiniment grand, et le contre-enjeu – abandonner quelques plaisirs vulgaires pendant la brève durée d'une vie fort modeste, il est raisonnable de parier pour l'éternité. Car le pari doit prendre en compte non seulement la probabilité d'un événement mais aussi son importance pour le parieur.

---

2. Pascal, *Pensées*.

Or les écologistes sont convaincus que l'avenir de l'humanité est en jeu du fait du progrès et, comme l'écrit leur grand philosophe Hans Jonas[3] : « L'existence de l'humanité est le premier commandement. » Et il découle de ce commandement l'impératif moral absolu de tout faire pour supprimer le danger : « La prophétie du malheur est faite pour éviter qu'elle ne se réalise. Science et technique sont la cause même du danger, et il ne faut pas compter sur elles pour combler les chausse-trappes qu'elles-mêmes creusent. » Le savoir réclamé « de l'innocuité » est nécessairement toujours un savoir qui n'existe pas encore[4].

Donc, il faut par principe, et ceci aux dépens même de la vérité, ne privilégier et n'annoncer que les conséquences néfastes : « Il en résulte le commandement de donner un poids plus important dans les affaires relevant de ces éventualités capitales à la menace plutôt qu'à la promesse, et d'éviter des perspectives apocalyptiques, même au prix de rater ainsi le cas échéant des accomplissements eschatologiques [...]. Il nous faut prévoir et décider [...] puisque nos modèles peuvent soutenir les deux thèses opposées. Si nous jugeons nos actions innocentes et nous gagnons, nous ne gagnons rien, l'histoire va comme avant ; mais si nous perdons, nous perdons tout, sans préparation pour quelque catastrophe possible[5]. » La parfaite similitude de structure du discours jonasien avec le pari pascalien recouvre un glissement de l'impossibilité prouvée de prouver l'existence de Dieu à celle, fantasmatique, de prouver à temps, c'est-à-dire avant la catastrophe, l'innocuité d'un progrès scientifique ou technique, glissement qui n'est pas légitime.

Quoi qu'il en soit, Jonas ordonne, en plus de la méfiance systématique et du pessimisme de principe, l'usage du mensonge : « [...] dans des conditions particulières l'opinion utile est de préférence une opinion fausse, ce qui veut dire : si la vérité est difficile à supporter, le pieux mensonge doit intervenir. Un nouveau Machiavel pourrait devenir nécessaire, mais qui devrait exposer sa doctrine de manière rigoureusement ésotérique. »

Ainsi, en matière de risque, en particulier alimentaire, la théorie écologique (et aussi la pratique quotidienne) est le doute systématique appuyé au besoin d'un mensonge, de préférence ésotérique. Mais l'objectif en est essentiellement moral : « Si nous perdons... »

Cette position est très répandue, même chez les gens qui ne connaissent pas Hans Jonas mais en subissent l'influence. Elle n'est pas réfutable par l'impossible démonstration cartésienne de l'innocuité parfaite de tous les aliments, car le risque nul n'est pas pensable, mais

---

3. Hans Jonas, *Le Principe responsabilité*, Paris, Cerf, 1997.
4. *Ibid.*
5. *Ibid.*

bien par les statistiques issues, comme elle, de Pascal : nous verrons dans ce livre que pendant l'année en cours quelques dizaines de Français, parmi soixante millions de mangeants, mourront directement d'avoir mangé, ce qui est infiniment peu.

Nous verrons, chemin faisant, à travers cinq histoires exemplaires, ce qu'il en est objectivement des principales crises de confiance récentes, puis de quoi meurent, de moins en moins, les Français et quelle place prennent dans leur mort les risques alimentaires, puis ces risques et les peurs qui les entourent en d'autres temps et en d'autres lieux, les stratégies des industriels, les réflexions des savants, les démarches des politiciens.

Notre fil conducteur sera la comparaison entre la réalité du risque et la réalité tout aussi importante de sa perception.

PREMIÈRE PARTIE

Histoires exemplaires

Nitrates dans l'eau de boisson

MARIAN APFELBAUM

Les problèmes concernant les nitrates des eaux de boisson sont exprimés en des termes très différents par les milieux scientifiques et par l'opinion publique. Nous traiterons successivement de l'opinion publique et de la science, puis tâcherons d'analyser les racines et les causes de cette divergence.

Opinion publique

Pour les médias la cause est entendue et univoque : les nitrates sont un poison, et les nouvelles sont celles de la lutte contre leur présence. « Les eaux menacées sur un tiers du territoire. La France empoisonnée par les nitrates[1]. » Dans le même article, un encadré rappelle : « L'objectif n'est pas de supprimer toute présence de ces sels dans l'eau du robinet, mais de limiter leur concentration en dessous des seuils où ils génèrent des risques d'hémorragie chez les nourrissons et les femmes enceintes, et des cancers des intestins pour les personnes âgées. »

Et la conclusion est que « le véritable danger auquel le gouvernement entend faire face est à venir : si l'on ne parvient pas à endiguer

---

1. Titre du *Figaro*, 5 mars 1996.

une consommation toujours croissante d'engrais, c'est toute l'eau du pays qui deviendra impropre à la consommation au siècle prochain. » *Le Monde* (10 juin 1997) titre : « Un tiers des ressources en eau potable sous la menace des nitrates. » Et dans l'article on apprend que « 63 % de la surface cultivable française est en situation d'excédent [de nitrates] », « quelque 12 % [de captages d'eau] sont considérés comme pollués avec une teneur supérieure à 50 mg ; au-delà de ce seuil, l'eau n'est plus jugée potable », « 25 % sont menacés de pollution par les nitrates ; c'est-à-dire qu'ils délivrent une eau dont la teneur moyenne en nitrates dépasse 40 mg par litre ». *Les Échos* (19 mars 1997) titre : « Bretagne : la chasse aux nitrates est ouverte », avec en sous-titre : « Les élus locaux, la Lyonnaise des Eaux et les consommateurs ont déclaré la guerre aux nitrates. » *Le Parisien libéré* (6 mars 1997) titre d'une façon aussi offensive : « La France s'attaque aux nitrates. » Et dans *Le Monde* (22 mars 1997), on pose la question qui déborde l'eau : « Qui voudra des choux-fleurs, des artichauts, des jambons et des coquillages aux nitrates ? »

La Justice vient à la rescousse. Les deux grandes sociétés distributrices d'eau, la Compagnie générale des Eaux et la Lyonnaise des Eaux, ont été condamnées toutes deux récemment (en 1995 et en 1996) à indemniser les consommateurs (mille francs à chaque consommateur pour cette dernière) pour leur avoir livré de l'eau impropre à la consommation humaine. À la suite de quoi, en septembre 1996, quarante-deux associations ont invité la population à réduire la note d'eau et à verser la différence à « Eau pure ».

La source du calcul du pourcentage des eaux souillées et des démêlés juridiques est le décret du 3 janvier 1989 déclarant que l'eau est potable jusqu'à un seuil de 50 mg par litre et que des dérogations sont possibles dans des circonstances particulières et pour un temps limité. La circulaire du 9 juillet 1990 précise que si la concentration est comprise entre 50 et 100 mg, la consommation est tolérée, sauf pour les femmes enceintes et les nourrissons de moins de six mois ; et si elle dépasse 100 mg, elle est interdite à tous.

Données scientifiques

L'homme, comme tous les animaux, est incapable de fixer l'azote (N). Il doit l'ingérer sous forme de protéines qui en contiennent 16 %, à la dose d'à peu près 1 g par kilo de son poids corporel. Ces protéines proviennent soit de la chair d'autres animaux, soit des végétaux. À leur tour, presque tous les végétaux, à l'exception de la luzerne, du lupin et du soja, sont eux aussi incapables de fixer l'azote atmosphérique, et doivent l'incorporer sous forme de nitrates. Ces nitrates ont, ou plutôt avaient trois sources : les protéines d'origine animale ou végétale transformées par les bactéries du sol successivement en ammonium (NH_4+), en nitrite (NO_2-), puis en nitrate (NO_3-) ; la fixation de l'azote atmosphérique par certaines bactéries, soit libres dans le sol, soit vivant symbiotiquement avec les plantes déjà citées ; les nitrates créés par les éclairs, au cours des orages, et ramenés au sol par les pluies.

La quantité de nitrates disponibles dans le sol est le principal facteur limitant de la croissance des plantes. Or, la fabrication du nitrate par l'homme – des décharges électriques dans une atmosphère contenant de l'azote et de l'oxygène – est identique à celle des éclairs, comme le sont les nitrates produits. Et l'usage des engrais-nitrates est la principale cause de la multiplication des récoltes – en France dix-sept quintaux de blé à l'hectare sans engrais, cent avec – sur laquelle repose notre nourriture et notre société.

La consommation du nitrate est totalement inoffensive chez l'homme. Pendant des siècles, on avait utilisé en médecine les nitrates à des doses journalières de plusieurs grammes par prise, et au siècle dernier de plusieurs dizaines de grammes. Le salpêtre ou le nitre a servi et sert encore à la conservation de viandes ou de charcuteries, depuis des temps immémoriaux. On ne dispose pas d'expérience chronique récente chez l'homme (la prise unique de 8 g est inoffensive), chez les animaux la toxicité chronique est nulle : lorsqu'on donne aux rats de la nourriture assaisonnée de 50 g de nitrates par kilo, ils gagnent un peu moins de poids, car ils mangent un peu moins ; mais si l'on ajuste la nourriture de leurs témoins « sans nitrates », les croissances sont identiques et au long cours on ne trouve aucune lésion.

Concernant les cancers, les expériences animales faites à des doses massives jusqu'à 2 500 mg par kilo de poids corporel, n'ont jamais montré d'augmentation de fréquence. Chez l'homme, les principales sources de nitrates sont les légumes. On trouve des nitrates dans toutes les plantes comestibles : approximativement 2 g par kilo dans la laitue, les épinards, la betterave ; bien davantage dans les navets, la scarole ; moins dans d'autres légumes. Or, de nombreuses études concordantes ont montré une corrélation inverse entre la fréquence des divers cancers et la consommation de légumes, de telle sorte que celle-ci est encouragée par les diverses instances européennes, américaines et mondiales (évidemment une telle corrélation ne prouve pas que les nitrates aient un rôle protecteur, mais est un argument décisif contre un rôle cancérogène significatif).

Au total, les données historiques, l'expérimentation animale, l'expérimentation aiguë humaine, et l'épidémiologie permettent de conclure que la consommation de nitrates est inoffensive chez l'homme sans limite de dose.

Comment comprendre la divergence
entre l'opinion publique et les données scientifiques ?

C'est en 1962 que le comité d'experts de l'Organisation mondiale de la santé et de la FAO décide que la dose journalière admissible est de 3,65 mg de NO_3- (ce qui est équivalent à 5 mg de nitrate de sodium) par kilo de poids corporel.

Cette décision avait été prise dans le contexte d'une actualité médicale brûlante : la maladie bleue du nourrisson, ou méthémoglobinémie avait atteint des milliers d'enfants aux États-Unis et avait provoqué des centaines de morts. Dès 1945, il avait été démontré que cette maladie était contemporaine de l'utilisation des eaux de pluie riches en nitrates.

Le mécanisme de la maladie est le suivant : l'hémoglobine des hématies sert au transport de l'oxygène. Lorsque l'hémoglobine est oxydée en méthémoglobine, le transport d'oxygène ne se fait plus. Chez l'adulte une enzyme contenue dans les hématies, la methémoglobine-réductase réduit la méthémoglobine en hémoglobine, et son efficacité est plusieurs centaines de fois supérieure aux besoins de l'organisme, de telle sorte que l'équilibre habituel est de 99 % d'hémoglobine et de 1 % de méthémoglobine. Cette enzyme n'est pas active chez le nouveau-né, et ne devient fonctionnelle que vers l'âge de quatre mois.

Les nitrites, mais non les nitrates, sont des oxydants puissants. On avait supposé, dans les années 1950, que les nitrates ingérés par le nourrisson étaient transformés par les bactéries du côlon en nitrites, et réabsorbés, ce qui provoquait la maladie.

Cette hypothèse s'est révélée fausse : à cette époque, la soupe de carottes était largement utilisée dans le monde entier, et en particulier en France, pour traiter toutes sortes de diarrhées du nourrisson, et son utilisation provoquait parfois des méthémoglobinémies. En 1970, un pédiatre français[2] avait constaté que la maladie ne survenait que lorsque la soupe de carottes était infestée de microbes, qui transformaient les nitrates – les carottes en contiennent 200 mg par kilo – en nitrites, ce qui survient à la température ambiante en quelques heures. Le fait que cette transformation ne se fait qu'*in vivo*, dans le biberon, a été, depuis, largement confirmé. Voici à titre d'exemples deux éléments de démonstration épidémiologique : en 1963, l'Agence de l'eau de l'État de Californie rapporte que de nombreuses eaux de puits

---

2. Jean L'Hirondel. Voir Jean L'Hirondel et Jean-Louis L'Hirondel, *Les Nitrates et l'homme*, Éditions de l'Institut de l'environnement, 1996, auquel nous avons emprunté une grande part de notre documentation.

de cet État contiennent plus de 2 g de nitrates par litre, et que pourtant jamais leur usage n'avait provoqué de cas de méthémoglobinémie ; en 1970, le Comité de nutrition de la société pédiatrique américaine rapportait que « plus de trois cent cinquante millions de petits pots d'épinards et de betteraves ont été consommés aux États-Unis et au Canada, sans avoir jamais provoqué un seul cas reconnu de méthémoglobinémie ». Rappelons que ces deux légumes contiennent 2 000 mg de nitrates par kilo.

Ainsi, ne sont pathogènes que les préparations qui contiennent, ou qui ont contenu, et des nitrates et des microbes susceptibles de les transformer en nitrites, le tout conservé à la température ambiante : soit le lait en poudre dilué avec de l'eau contenant à la fois des nitrates et des microbes qui se multiplient dans le lait reconstitué ; soit des légumes apportant des nitrates et souillés par des microbes dans un biberon ; soit des légumes conservés humides (l'innocuité des petits pots industriels est due aux précautions particulières, en particulier le dosage final de nitrites).

Une enquête a été effectuée en France entre 1989 et 1992 sur trente-huit mille enfants. Il a été rapporté que quatre enfants avaient été atteints de méthémoglobinémie, deux dans les zones où l'eau contient plus de 50 mg, deux dans des zones où les teneurs de l'eau étaient basses. À chaque fois, « soit le biberon, soit la soupe de carottes, avait été laissé à la température ambiante, ce qui favorise le développement bactérien, et donc la transformation de nitrates en nitrites[3] ».

Ainsi, les hypothèses à la base de la décision du Comité d'experts de 1962 fixant une dose journalière admissible, se sont révélées fausses. Pourtant, le Comité scientifique de l'alimentation humaine sur les nitrates et les nitrites de la commission des Communautés européennes la confirmera à deux reprises. Voici les extraits de l'avis du 19 octobre 1990 : « Le nitrate *per se* a une toxicité aiguë très faible, et les effets nocifs rapportés résultent de la réduction en nitrites, soit avant ingestion soit *in vivo*. L'exposition aiguë contrôlée chez l'homme dans des conditions cliniques montre que l'on n'observe d'augmentation de la méthémoglobine circulante qu'à des doses journalières de plusieurs grammes chez l'adulte en bonne santé, ce qui correspond à environ 50 mg par kilo de poids corporel ou davantage.

Les études expérimentales sur la carcinogénicité du nitrate *per se* sont révélées négatives [...] et des niveaux réalistes de nitrate dans l'alimentation ne semblent pas conduire à la formation significative de composés N nitrosés volatils ou d'acides nitroso-aminés. Des rats nourris de façon adéquate en protéines ne montraient pas d'augmentation d'excrétion de la N-nitroso-proline (NPRO) après inclusion de

---

3. *Quotidien du médecin*, 19 mai 1993.

nitrate inorganique dans leur régime, et des études par marquage aux isotopes ont montré que la plus grande partie de la NPRO urinaire provenait d'espèces nitrogeantes endogènes et non du nitrate ingéré par voie buccale.

Sans aucune équivoque, les études épidémiologiques n'ont pas réussi à démontrer un lien entre l'exposition au nitrate et l'incidence de cancers dans les populations exposées à une prise de nitrate plus élevée que la moyenne, soit dans la nourriture et l'eau de boisson, soit au cours de leur travail. De même, les études épidémiologiques de populations à haute et faible incidence de cancers n'ont pas réussi à démontrer de lien entre le risque de cancer et la prise de nitrate.

Dans les études expérimentales sur le nitrate, les niveaux sans effet varient selon le critère utilisé et selon les niveaux de méthémoglobine circulante que l'on estime normaux. Dans la plus récente étude de deux ans sur la carcinogénicité chez le rat [...] on a trouvé que le niveau sans effet pour le nitrate de sodium était de 2 500 mg par kilo de poids corporel par jour, alors que dans une étude plus ancienne à long terme chez le rat, sur laquelle la DJA précédente était basée, le niveau sans effet de 500 mg par kilo de poids corporel par jour était le niveau le plus élevé testé.

Bien qu'il y ait des différences entre le rat et l'homme en ceci que le rat ne sécrète pas de nitrate dans la salive avec réduction partielle consécutive au nitrite, des études à long terme avec du nitrite administré au rat dans l'eau de boisson montrent que l'ingestion régulière de nitrite à des niveaux bien plus élevés que ceux qui se trouvent dans la salive ne présente pas de risque de cancer. (Récapitulons : pas de danger de méthémoglobinémie, pas de danger de cancer ni de production de substances potentiellement cancérigènes, une tolérance très élevée chez l'animal d'expérience. Aucun danger quelle que soit la dose !)

Toutefois, en tenant compte de ces différences interspécifiques, le Comité a estimé prudent d'employer un facteur de sécurité de 500 pour calculer la DJA. En conséquence une DJA de 5 mg par kilo de poids corporel a été établie (en se basant sur l'étude la plus récente sur le rat). » Donc, l'avis signale qu'une augmentation d'un facteur 5 de la DES (dose sans effet) chez le rat a été démontrée, et pour confirmer la DJA il a suffi d'augmenter le coefficient de sécurité de 100 à 500.

Le 22 septembre 1995, un nouvel avis est publié : « Des données toxicologiques et épidémiologiques disponibles, on peut conclure que le nitrate *per se* est de toxicité relativement faible. » Dans sa revue précédente sur les nitrates le Comité faisait dériver la DJA pour les nitrates (exprimée en nitrate de sodium) de 0 à 5 mg par kilo de poids corporel de la DSE émanant d'une étude au long cours chez le rat, à laquelle était appliqué un coefficient de sécurité de 500. Le coefficient de sécurité était renforcé parce que le rat n'était pas considéré comme un bon modèle pour l'homme du fait de la sécrétion salivaire de nitrates et de leur conversion en nitrites dans la cavité buccale (rappelons que l'avis de 1990 traitait de la question à partir de l'innocuité des nitrites apportés chez le rat).

Le Comité actuel a répété cet avis et a considéré que l'évaluation de la sécurité des nitrates devait intégrer leur conversion en nitrites. Il a donc pris en considération des faits concernant l'importance de la sécrétion salivaire et de la conversion en nitrites chez l'homme, ainsi que de nouvelles données toxicologiques concernant les nitrites et la DJA qui en découle.

Le Comité a conclu que les études au long cours chez l'animal n'indiquaient pas que les nitrites ou le nitrate *per se* étaient cancérigènes, et qu'il n'y avait aucune preuve quantitative de la formation endogène de composés N-nitrosés après exposition à des taux réalistes de nitrates et de précurseurs N-nitrosables. De plus, le Comité a conclu que d'une manière générale, les études épidémiologiques approfondies sur les nitrates ont échoué dans leur démonstration d'une association avec un risque cancérigène chez l'homme. Le Comité a donc (donc, traduction de l'anglais *therefore*, lie la démonstration que les nitrates sont inoffensifs et la conclusion qu'il faut les interdire) jugé approprié de dégager une DJA. Le Comité a considéré que les preuves apportées sur le métabolisme humain des nitrates d'une part, et la toxicité des nitrites d'autre part fournissent une confirmation de la DJA des nitrates, telle qu'elle a été établie par le Comité dans sa revue précédente.

Le Comité conclut que la DJA de 0 à 3,7 mg par kilo de poids corporel pour l'ion nitrate (équivalent à 0 à 5 mg par kilo de poids corporel pour le nitrate de sodium) devrait être retenue. Le Comité confirme que cette DJA est applicable à toutes les sources d'exposition alimentaire.

Le passage de la DJA à la limite de 50 mg par litre d'eau est fait compte tenu de l'apport estimé en nitrates de légumes et plus accessoirement des nitrates utilisés dans la transformation des aliments animaux, l'eau de boisson devant apporter à peu près 20 % de l'apport total. »

Les deux seuils – 5 mg par kilo de poids corporel et 50 mg par litre d'eau de boisson – semblent animés d'une vie sociale propre. Les données récentes sur l'innocuité du nitrate chez l'homme et l'animal d'expérience n'y changent rien.

Pourquoi ? Les experts constituant les comités sont à l'évidence parfaitement informés. Et ils ne conseillent pas de supprimer la dose journalière admissible et le seuil de potabilité de 50 mg qui en découle, parce qu'ils ne peuvent le faire. Imaginons que, demain, ils annoncent que « l'eau est potable quelle que soit la concentration des nitrates qu'elle contient » et encore qu'« une feuille de laitue de 25 g contient autant de nitrate qu'un litre d'eau prétendument dangereuse ».

Les réactions des mouvements écologistes, en France mais surtout en Europe du Nord, seraient d'une violence politique décisive. Les engrais, dont le principal principe actif est justement les nitrates, sont leur cheval de bataille juste après le danger nucléaire. Et la population y est grandement sensibilisée.

Et il y aurait aussi un problème de cohérence : comment annoncer qu'il y a eu il y a trente-cinq ans erreur, parfaitement compréhensible au demeurant compte tenu des connaissances à l'époque, que cette erreur fut répercutée en chaîne par des comités, par des instances européennes, par les instances nationales, par les tribunaux, par les médias.

Il y aurait aussi un problème juridique insoluble. Comment annuler les directives, les décrets, les circulaires tant européens que français ? Et qu'en serait-il des jugements ? Faudrait-il faire rembourser les subventions, les indemnités ?

Les scientifiques font partie de la société, et en tant qu'experts des institutions. Leur dilemme est simple ; soit par amour de la vérité scientifique, répandre une information scandaleuse car à contre-courant des convictions de beaucoup, soit confirmer discrètement une fiction tout à fait inoffensive, car somme toute il n'est pas nécessaire pour la santé publique que l'on boive de l'eau nitratée.

Donc il faut persévérer dans l'être et continuer à faire comme si l'eau contenant plus de 50 mg par litre était à peine potable, et celle à plus de 100 mg par litre pas potable du tout. Même si le contraire est scientifiquement démontré.

Mais, puisque tout est ainsi pour le mieux dans le meilleur des mondes possibles, pourquoi en parler ? Car le dossier des nitrates est exemplaire de ce que la prétention de la science à dire le vrai universel est de plus en plus contestée, entre autres à cause de l'évidente symbiose du scientifique et du politique et de ce qu'un fait social puisse perdurer au-delà de ses causes.

La crise de la salmonelle des œufs en Grande-Bretagne[*]

Jacquie Reilly[**]

Cet article a pour objectif d'examiner les facteurs ayant conduit à l'émergence, au développement et parfois au déclin des préoccupations publique, médiatique et politique à l'égard de la sécurité alimentaire en Grande-Bretagne. Prenant comme cas d'école la grande « peur » concernant la salmonelle dans les œufs à la fin des années 1980, nous étudierons comment un problème de société potentiel peut se révéler d'importance dans les sphères à la fois politique et publique.

Le 3 décembre 1988, Edwina Currie, ministre de la Santé en second, déclara sur la chaîne Independent Television News : « Nous tenons aujourd'hui à avertir les consommateurs que la plupart des œufs produits dans ce pays sont, malheureusement, atteints de salmonelle. Toutefois, s'ils se sont approvisionnés en œufs auprès d'une source sûre, un magasin sérieux qu'ils connaissent, et qu'ils sont satisfaits, alors il n'y a pas de raison apparente pour eux de s'en abstenir. Mais nous sommes enclins à déconseiller l'usage d'œufs crus, comme dans la mayonnaise, les sauces d'assaisonnement, les *bloody marys*[1] et

---

* Texte traduit de l'anglais par Philip Sinsheimer.

** Unité de recherches sur les médias, département de sociologie, université de Glasgow, Écosse.

1. *Sic* : le *bloody mary*, cocktail à base de vodka et de jus de tomate, ne comporte pas d'œuf *(NdT)*.

autres préparations du genre. Tout cela est à éviter, désormais[2]. » Ses propos, diffusés le soir même aux nouvelles télévisées, déclenchèrent l'une des plus graves crises en matière de sécurité alimentaire que la Grande-Bretagne d'après-guerre ait jamais connues. En l'affaire de quelques jours, la vente d'œufs chuta de près de 50 % (comité pour l'Agriculture de la Chambre des communes, 1990) et l'industrie de l'œuf était en plein désarroi.

Afin de comprendre pourquoi le sujet de la salmonelle des œufs apparut sur le devant de la scène publique, il est nécessaire d'examiner toute une série de questions.

Histoire d'une « peur panique »

L'affaire de la salmonelle dans les œufs ne s'est pas déclenchée par hasard. L'ampleur de la réaction aux propos d'Edwina Currie fut déterminée par la conjonction de différents facteurs. D'un point de vue historique, certains changements s'étaient opérés depuis les années 1970. Les décisions en matière de sécurité alimentaire étaient partagées entre le ministère de l'Agriculture et le ministère de la Santé. Mais l'organisation politique en matière d'alimentation fut affectée par l'émergence d'un grand nombre de questions que les administrations concernées n'avaient pas eu à gérer jusqu'alors. Avec la tendance à la surproduction et les contrôles budgétaires au sein de la Communauté européenne, les profits des agriculteurs étaient moins importants que durant les années d'après-guerre. Par ailleurs, avec des approvisionnements en quantités suffisantes, l'idée de faire des réserves devint moins importante que l'engouement nouveau pour une alimentation plus saine. La notion de santé, le lien entre la manière de se nourrir et les maladies, et la progression des technologies dans le monde de l'industrie alimentaire, étaient autant de nouvelles questions pour les milieux traitant de politique alimentaire. Le ministère de la Santé assuma ses nouvelles responsabilités en prenant des positions en matière d'alimentation et de santé qui allaient à l'encontre de celles du ministère de l'Agriculture. Lorsque la question de la salmonelle des œufs fit surface, il n'y avait pas de centre de décision unique pour traiter des nouveaux problèmes, mais deux entités principales cherchant à définir leurs responsabilités respectives.

Cette situation duelle était solidement ancrée en 1988, lorsque des comptes rendus commencèrent à paraître sur l'existence d'une souche virulente de *Salmonella Enteritidis* appelée « Phage Type 4 » (PT4). Bien que fort connu de certains milieux, le problème de la salmonelle

---

2. ITN, 17 heures, 3 décembre 1988.

dans les poulets ne fut pas l'objet d'un conflit politique. Le point de vue des instances politiques était que la salmonelle chez les poulets ne pouvait être évitée et que, par conséquent, la responsabilité en matière de prévention d'empoisonnement était du ressort du consommateur plutôt que des producteurs ou du gouvernement. Avec la souche PT4, l'élément nouveau était de déterminer si oui ou non les œufs étaient à présent eux aussi infectés. L'industrie de l'œuf, elle-même, ne se sentit apparemment guère menacée, se sentant protégée par le laxisme historique des gouvernements à l'égard de la politique alimentaire et la philosophie selon laquelle la santé relève du choix de chacun. De plus, si la *Salmonella Enteritidis* avait eu des effets physiquement perceptibles sur les poulets, les représentants de l'industrie de l'œuf auraient peut-être eu une attitude moins détachée à l'égard des taux d'infection à la hausse ; mais, étant donné qu'elle ne causait aucune affection apparente sur les poulets, elle ne fut pas jugée susceptible d'affecter les intérêts de la profession.

L'industrie de l'œuf connaissait déjà certaines difficultés compte tenu d'un déclin des ventes. Alors que les œufs avaient été perçus comme source d'une alimentation saine et nourrissante, leur attrait s'était estompé depuis au moins une décennie. En 1990, Mintel faisait part d'une baisse de 20 % de la consommation des foyers durant cette période, avançant comme élément d'explication « l'évolution des comportements alimentaires ». L'importance d'une alimentation saine avait déjà bien pénétré la conscience publique, à la suite de campagnes de sensibilisation du gouvernement et du corps médical visant entre autres à réduire le taux des maladies cardio-vasculaires.

L'émergence du problème des œufs

L'émergence dans le domaine public de la *Salmonella Enteritidis* comme menace potentielle à la santé fut le résultat de la prise de position des politiques quant à l'existence de cette infection et de la manière dont d'autres risques alimentaires furent traités. Tout au long de l'année 1988, la couverture médiatique des risques d'origine alimentaire fut diversifiée, et même particulièrement étendue. Qu'on songe à la salmonelle dans les saucissons en bâtonnets, les germes de soja et le poulet surgelé ou réfrigéré, les cas de paratyphoïde provoqués par des plats au curry surgelés, les méningites causées par du fromage de chèvre grec, la *listeria* dans les salades en sachets ou les fromages emballés... Vint s'ajouter à cela des comptes rendus de plus en plus largement répandus d'intoxications alimentaires notamment dans des restaurants, des établissements de vente à emporter, des hôpitaux, des lieux de vacances à l'étranger, et même à la chambre des Lords, dans un cas (mai 1988). Entre janvier et la fin du mois de novembre 1988, un total de deux cent soixante-trois sujets traitèrent de ces questions à travers la presse et la télévision nationales. Parmi ces sujets, 74 % étaient bâtis autour du cas de consommateurs individuels, de l'hygiène des points de vente de nourriture, et des pratiques culinaires.

La question devint signifiante dans les milieux politiques du fait de l'augmentation du nombre de cas de salmonellose *(Salmonella Enteritidis)* répertoriés en Angleterre et au pays de Galles entre 1981 (1 087) et 1987 (4 962). À la fin de l'année 1988, plus de 12 522 cas avaient été signalés, soit le tiers du nombre total de cas de salmonellose enregistrés. La *Salmonella Enteritidis* apparut au grand jour pour la première fois en avril 1988, avec la publication de travaux de recherches menés par le Centre américain pour la lutte contre les maladies[3]. L'étude montrait que la salmonelle affectait les œufs, non seulement au niveau des coquilles contaminées, mais bien à l'intérieur des œufs eux-mêmes. Les recommandations, de la part des États-Unis, pour éviter tout risque d'empoisonnement à la salmonelle, étaient de faire bouillir les œufs au moins sept minutes, ou de les pocher pendant cinq minutes, ou de les faire frire à la poêle trois minutes de chaque côté. Cette position fut reçue avec scepticisme de la part des experts médicaux britanniques qui affirmaient que les œufs en Grande-Bretagne étaient peu touchés par la souche de salmonelle en question, la *Salmonella Enteritidis* PT4. Selon un porte-parole pour le ministère de la Santé et les services sociaux, « aucune nouvelle recommandation concernant la préparation des œufs et du poulet n'avait lieu d'être, au-delà de l'observation des règles d'hygiène habituelles et la garantie d'une cuisson complète dans les deux cas[4] ». Le ministère de la Santé et le ministère de l'Agriculture furent suffisamment préoccupés, cependant, pour que soit créée une commission gouvernementale mixte chargée d'enquêter sur l'augmentation des cas recensés. En août 1988, le ministère de la Santé adressa aux hôpitaux un avertissement concernant les risques liés à la consommation d'œufs crus (sans en faire part au public et aux producteurs avant novembre). Les chiffres divulgués par le ministère, issus des données du service des laboratoires de Santé publique, montraient qu'en 1988 quelque vingt et un foyers de salmonellose étaient relatifs à la consommation d'œufs[5]. Un article paru dans *The Lancet* en septembre 1988 souligna l'existence des problèmes liés à la *Salmonella Enteritidis*. Puis, le 2 décembre, les autorités sanitaires de la ville de Plymouth décidèrent d'agir et interdirent les œufs dans tous les hôpitaux sous leur responsabilité. C'est à ce moment-là qu'Edwina Currie porta le problème à la connaissance du public.

---

3. American Center for Disease Control.
4. *The Times*, 16 avril 1988.
5. *The Guardian*, 27 août 1988.

Immédiatement, divers groupes d'intérêt, à savoir le ministère de la Santé, le ministère de l'Agriculture et l'industrie de l'œuf, se trouvèrent forcés de s'impliquer à l'égard d'une question d'intérêt public qu'ils n'étaient pas préparés à traiter. Avec ses propos, Edwina Currie avait déclenché, sans le vouloir, une série de problèmes liés à la mise en garde du public concernant un risque de santé potentiel venant se heurter à des intérêts économiques. Quantité de positions radicalement différentes furent adoptées sur la question, comme le montrèrent clairement les nouvelles télévisées du 3 décembre, après la déclaration d'Edwina Currie :

— Tout en reconnaissant qu'il est confronté à un problème d'infection de salmonelle dans la production industrielle d'œufs, le ministère de l'Agriculture assure que le véritable taux d'infection est, en réalité, très faible.

— Le ministère de la Santé, renforçant ses avertissements concernant la consommation d'œufs crus sous quelque forme que ce soit, conseille à tout un chacun de s'assurer que tous les œufs sont cuits jusqu'à ce que le jaune comme le blanc soient durs. Ce conseil vaut particulièrement pour les personnes malades, les femmes enceintes, les personnes âgées et les enfants.

— L'association des producteurs d'œufs du Royaume-Uni traita de « tas de sornettes » les propos concernant l'étendue de l'infection de salmonelle.

L'avis aux consommateurs émanant du ministère de la Santé était que les œufs, pris individuellement, ne risquaient guère d'être infectés, même s'ils représentaient un problème de santé publique. Parmi les précautions à prendre, il fallait arrêter de manger des œufs crus et des préparations culinaires en comportant. Alors que l'existence d'un risque était reconnu, la possibilité pour des personnes en bonne santé de manger des œufs à demi cuits était considéré comme un risque « acceptable ». Pour les personnes jugées vulnérables (à savoir les personnes âgées, les jeunes enfants, les femmes enceintes et les personnes malades), il était recommandé de ne consommer que des œufs cuits, totalement fermes.

Les producteurs industriels d'œufs demandèrent à ce que des mesures soient prises pour rétablir la confiance des consommateurs en leur produit, avançant que les propos du ministre leur coûtaient cinq millions de livres par semaine et qu'une menace de faillite se dessinait alors que de nombreux producteurs commençaient à perdre des commandes. La question de la « culpabilité » atteint son paroxysme. Alors que l'une des préoccupations du gouvernement était la nécessité d'introduire un nouveau code de conduite volontaire dans la production industrielle d'œufs, la culpabilité, dans les premiers temps de ce qui allait devenir « la crise des œufs », était fermement attribuée au ministre qui avait porté l'affaire au grand jour. Le ministère de l'Agriculture fit porter la responsabilité sur Edwina Currie, avançant qu'elle avait tenu des propos qui étaient « du point de vue des faits, inexacts » et par rapport auxquels il n'avait pas été consulté. Les producteurs d'œufs menacèrent Edwina Currie d'action en justice et exigèrent qu'elle revienne intégralement sur ses dires et/ou qu'elle démissionne, compte tenu des dommages qu'elle avait causés à la profession. Mais Edwina Currie refusa de se rétracter et fut finalement contrainte de démissionner, suite à une pression immense, deux semaines après sa déclaration.

L'action gouvernementale

Face à une sensibilisation accrue du public, le gouvernement dut réagir très rapidement au problème. Une commission fut constituée pour enquêter sur l'affaire de la salmonelle. Par ailleurs, une stratégie de limitation des préjudices s'avéra nécessaire vu qu'il était bien difficile aux principaux protagonistes de garantir que les œufs avaient regagné la confiance du public. Le cabinet de John MacGregor, ministre de l'Agriculture, annonça qu'il débourserait un demi-million de livres pour lancer une campagne de publicité gouvernementale afin de contrecarrer les peurs. Mais une querelle se développa, aucun des départements ne parvenant à tomber d'accord sur la manière de formuler le message à transmettre. Le ministère de l'Agriculture voulait que les œufs soient présentés comme étant sans danger pour la consommation, alors que le ministère de la Santé s'opposait à une telle garantie d'innocuité. La formulation du texte de deux cents mots finit par être acceptée et on pouvait y lire un message qui englobait les intérêts des deux ministères. La déclaration fut critiquée, de manière générale, par les professionnels de l'industrie de l'œuf qui voyaient en elle une pure et simple « mise en garde sanitaire », puisqu'on y livrait des informations sur la manière de cuire les œufs « sans danger ». Avec une chute des ventes de 60 % en moyenne au niveau national, un surplus de production de vingt millions d'œufs par jour, l'abattage de cent mille poulets et la menace de pertes d'emplois, la profession exigea des compensations. Une enveloppe de dix-neuf millions de livres fut annoncée le 19 décembre, mais aucune réponse n'était toujours donnée quant à la réelle innocuité des œufs. Les experts scientifiques semblaient, eux-mêmes, aussi divisés que les politiques quant à l'étendue du problème de la salmonelle dans les œufs. Au bout du compte, il revint au médecin-chef des services de Santé de se ranger aux incertitudes sous-jacentes en déclarant qu'en dépit d'un développement « épidémique » de *Salmonella Enteritidis* à travers la Grande-Bretagne, il n'y avait pas d'élément scientifique permettant de déclarer avec certitude que les œufs étaient infectés.

Avec la démission d'Edwina Currie et le dispositif de compensation offert aux producteurs, la bataille politique se replia au sein de Whitehall[6] et à l'écart de l'attention publique. L'affaire n'aurait peut-être pas refait surface sans la couverture médiatique, en janvier 1989, de l'enquête du comité pour l'Agriculture de la Chambre des communes, qui permit au grand public de connaître toute l'affaire. Les débats concernant la salmonelle *(Salmonella Enteritidis)* furent réouverts lorsque des représentants du ministère de l'Agriculture, du ministère de la Santé, et de l'industrie de l'œuf parurent devant le comité, armés de statistiques qui venaient soutenir leurs points de vue divergents. Les éléments contradictoires ne manquaient pas, mais toutes les parties semblaient être d'accord pour reconnaître que ce qu'avait dit Edwina Currie était faux. La dimension médiatique de ces débats fut aussi rehaussée par le refus d'Edwina Currie de se présenter devant le comité pour étayer sa position. Après que trois lettres lui eurent été adressées, elle accepta finalement de venir. Elle ne se rétracta pas quant à sa déclaration, et ne fit vraiment rien pour clarifier la question de l'innocuité des œufs, affirmant n'avoir rien à ajouter à l'enquête. Ce fut, en fait, à l'occasion d'une interview pour l'émission de reportage *Dispatches* de Channel 4, le 25 octobre 1989, que Mme Currie énonça pour la première fois, non pas qu'elle s'était trompée, mais qu'elle n'avait pas « choisi les bons mots ». Alors que jusque-là, elle avait refusé de revenir sur l'expression « la plupart des œufs produits dans ce pays », elle déclarait, à présent, qu'elle n'avait pas voulu dire « la plupart des œufs » et qu'elle aurait dû dire « de nombreux » ou « certains » ou « quelques » œufs. Presque neuf mois après la déclaration initiale, personne ne semblait encore connaître la réponse précise à la question.

Alors que le comité recueillait des témoignages, les questions d'alimentation constituaient, indiscutablement, une priorité dans l'ordre du jour de la politique et des médias. La *Salmonella Enteritidis* cessa d'être un sujet d'intérêt public de premier plan avec la publication, en février 1989, du rapport du comité parlementaire pour l'Agriculture sur la question. Le rapport critiqua Edwina Currie, mais ramena aussi l'affaire à un échec de la part du gouvernement. Ses auteurs indiquèrent que traiter le problème de la salmonelle dans toute sa complexité impliquait un investissement en matière de recherche scientifique, le développement de procédures de détection des affections alimentaires, l'indemnisation de l'abattage des élevages de reproduction ou de ponte infectés, la garantie que les établissements de restauration hors foyer utilisent des œufs pasteurisés dans toutes les préparations faisant appel à des œufs crus, et une

---

6. Siège des principaux ministères à Londres *(NdT)*.

campagne à budget adéquat visant à promouvoir une meilleure hygiène domestique.

Conséquemment, l'intérêt des médias sur la question se dissipa totalement, l'affaire semblant avoir trouvé une issue aussi bien au plan politique qu'avec le rappel permanent à l'adresse des consommateurs sur la manière de cuire « correctement » les œufs. Les ventes d'œufs se mirent aussi à progresser lentement et atteignirent, au début de 1989, environ 75 % des niveaux antérieurs (Mintel, 1990). De deux cent quarante-quatre sujets traitant de l'affaire dans la presse au mois de janvier 1989, on n'en comptait plus que vingt sur tout le mois d'avril de la même année. La question n'eut plus jamais l'occasion d'occuper le devant de la scène de la part des médias britanniques. Alors que l'attention médiatique s'est incontestablement estompée depuis 1988-1989, il est intéressant de noter qu'en 1997, selon les chiffres des laboratoires de santé publique, les cas *de Salmonella Enteritidis* sont plus nombreux qu'ils ne l'étaient en 1988, représentant 71 % (22 806) de tous les cas enregistrés de salmonelle, et que 47 % des cas de type *Enteritidis* sont liés à la souche PT4 (service des laboratoires de santé publique).

L'affaire de la salmonelle dans les œufs en Grande-Bretagne fut un problème de nature à la fois politique et historique. L'agriculture avait été historiquement liée à l'alimentation en vue d'augmenter la production alimentaire. On confia cette responsabilité aux agriculteurs et les niveaux de production alimentaire constituaient l'objectif premier. Mais les problèmes survinrent lorsque ces objectifs une fois atteints, on se demanda si un ministre pouvait représenter convenablement les intérêts à la fois des producteurs et des consommateurs. Les rivalités de compétence entre les deux départements impliqués furent relevées et le public britannique fut, pour une fois, dans le secret des disputes interministérielles.

L'affaire de la salmonelle eut pour conséquence la restructuration de la législation alimentaire en Grande-Bretagne, avec l'annonce, en mars 1990, d'une nouvelle loi concernant la sécurité alimentaire. Alors que les partis de l'opposition appelaient à la création d'un ministère à la Consommation séparé du ministère de l'Agriculture, on assista, en fait, à la création d'un ministère de l'Alimentation chargé de la sécurité alimentaire, et d'une direction de la sécurité alimentaire au sein du ministère de l'Agriculture. La responsabilité de la production alimentaire et la sécurité furent, pour la première fois, séparées, le gouvernement cherchant à répondre ouvertement de ses actes devant l'opinion publique.

Alors, Edwina Currie avait-elle dit juste en fin de compte ? Par rapport à la production d'œufs, il y avait incontestablement un problème de salmonelle dans les élevages, ce qui fut reconnu. Mais il n'y avait aucun élément scientifique permettant de déterminer si les œufs, pris individuellement, étaient infectés et dans quelle proportion. Le rapport du comité parlementaire pour l'Agriculture déclarait que « les risques auxquels les consommateurs individuels sont exposés ne peuvent être quantifiés exactement, mais qu'étant donné que les chances pour qu'un œuf soit atteint de salmonelle sont fort réduites, et que les chances pour que la salmonelle ne soit pas éliminée à la cuisson le sont encore plus, il n'y a normalement pas de motif pour les personnes en bonne santé de s'inquiéter[7] ». Ainsi, alors que des initiatives étaient prises pour assainir l'industrie de l'œuf à partir d'un ensemble de réglementations statutaires destinées aux producteurs, l'information principale adressée aux consommateurs était de cuire et conserver les œufs correctement en vue d'assurer leur sécurité.

Le retentissement de l'affaire de la salmonelle accorda, pour sûr, au problème de la sécurité alimentaire une dimension publique de grande envergure et modifia, jusqu'à un certain point, la politique du gouvernement. Alors que les résolutions prises au niveau politique effacèrent assez rapidement la salmonelle de l'ordre du jour des politiques comme des médias, la sécurité alimentaire demeura une question clé en 1990, avec les risques liés aux plats cuisinés. Puis vint, bien entendu, la crise de la vache folle, qui, en 1990, attendait en coulisses.

Sources

Commons Agriculture Committee, *Salmonella in eggs*. First report, Londres, HMSO, 1989.

Mintel, *Eggs : Market Intelligence*, Londres, Mintel, 1990.

Communicable Disease Surveillance Center, Public Health Laboratory Service Salmonella Dataset, 1998.

---

7. Comité pour l'Agriculture de la Chambre des communes, 1989.

La Salmonella Enteriditis *PT4 en Grande-Bretagne et au pays de Galles :*
nombre de cas d'infection comparé au nombre d'articles publiés
dans les journaux nationaux du Royaume-Uni.

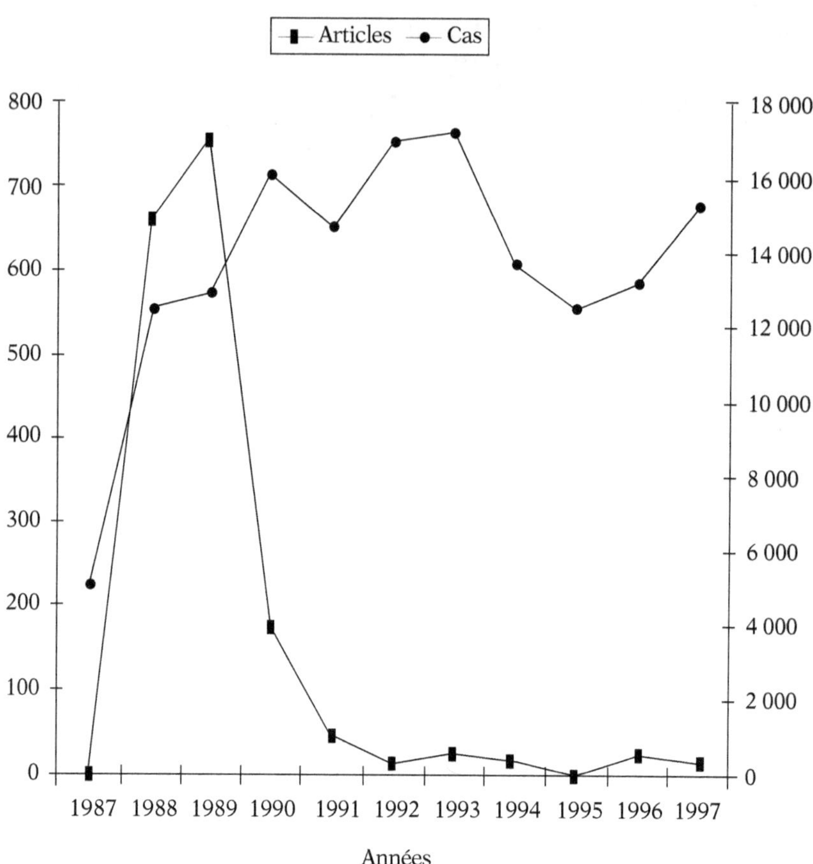

Fromage et listériose humaine.
La crise des années 1986-1987

RÉGIS LESEUR[*]

La listériose sévit à l'état endémique chez toutes les espèces animales et chez l'homme sous deux formes principales (atteinte centrale du système nerveux et pathologie de la reproduction). Il s'agit globalement d'encéphalite chez l'animal, de méningite chez l'homme et d'avortement ou de mortalité chez les nouveau-nés de toutes les espèces. À condition de poser un diagnostic très précoce, le traitement de cette maladie est relativement efficace, même si subsistent les conséquences en matière de mortinatalité ou d'avortement.

L'agent causal est une bactérie de genre *listeria* qui comprend plusieurs espèces dont *listeria monocytogenes* considérée comme pathogène, alors que *listeria innocua*, *seeligheri*, *gravi*, *welshimeri*, et *murragi* le sont très peu. C'est un petit bacille, difficile à mettre en évidence, que l'on peut trouver chez l'individu normal sous la forme intracellulaire et qui n'exprime sa virulence que dans certaines circonstances, notamment lorsque les défenses naturelles de l'organisme sont déficientes, et que l'on peut trouver dans un certain nombre de produits ou supports contaminés.

---

* Docteur-vétérinaire. Contrôleur général des services vétérinaires. Président de la Section alimentation et sécurité alimentaire du Conseil général vétérinaire.

En dépit du nombre extrêmement important de résultats disponibles, jusqu'en 1987, aucune preuve n'avait été apportée sur la possibilité de contamination de l'homme par le biais d'un aliment (viandes, charcuterie, légumes frais, produits laitiers). Ce n'est qu'en 1987 que cette contamination parut vraisemblable dans certaines conditions d'abord pour le fromage.

Si des études dans le domaine de la pathologie animale avaient déjà été réalisées, notamment grâce aux travaux de Nicolas à Limoges, la recherche de la bactérie *listeria monocytogenes* dans la chaîne biologique alimentaire, qui est beaucoup plus complexe, n'avait démarré en France que vers les années 1970. Des scientifiques français, Courtieu à Nantes, Maupas et Audurier à Tours, Gledel à Paris (Laboratoire central d'hygiène alimentaire), avaient réalisé les premiers travaux en la matière en France avec des outils qui pourraient être considérés aujourd'hui comme préhistoriques :

— isolement du germe difficile (substrat en général polymicrobien et très faiblement contaminé par *listeria monocytogenes*) ;

— technique d'analyse longue à mettre en œuvre : au minimum un mois, alors que les produits alimentaires potentiellement sensibles pouvaient avoir une durée de vie inférieure ;

— identification précise difficile : nécessité d'identifier d'abord le genre, puis les espèces, une seule étant considérée comme pathogène.

Jusqu'en 1987, un consensus existait néanmoins sur les points suivants :

— contamination directe animal/homme exceptionnelle ;

— contamination hospitalière directe (homme à homme) possible (Royaume-Uni) ;

— existence de porteurs sains confirmée (des enquêtes ponctuelles avaient montré qu'il en existait autant chez les employés d'abattoirs que de laiteries) ;

— contamination indirecte par le biais d'un aliment possible mais non démontrée.

En 1982, l'Académie nationale de Médecine avait publié, dans le cadre de la prévention de la listériose, maladie zoonotique grave, un avis comportant trois volets :

— nécessité de l'information et de l'éducation des agriculteurs dans le domaine de l'alimentation animale et notamment à travers les pratiques de l'ensilage : celles-ci pouvant générer des problèmes nutritionnels et sanitaires sérieux en aval de la production agricole ;

— nécessité de rappeler au corps médical l'importance du diagnostic précoce de cette maladie chez la femme enceinte ;

— nécessité de sensibiliser les pouvoirs publics en vue d'une meilleure connaissance des affections et des contaminations par *listeria,* par des enquêtes ciblées au niveau de l'élevage – conditions de vie et de production – et chez l'homme, et ce afin de prévenir d'éventuels risques de santé publique. C'est dans ce contexte que survinrent les épisodes d'« hystérie listérienne » de 1986-1987, une crise à la fois médiatique, sanitaire, scientifique, sociale et économique frappant de plein fouet un produit traditionnel considéré comme sûr, qui plus est un produit emblématique sur le plan de la gastronomie et de l'identité. Elle peut être considérée comme historique : les connaissances scientifiques, les méthodes de détection, la maîtrise de la production fromagère, la traçabilité des produits et la capacité à rappeler les lots de produits défectueux ont fait de tels progrès qu'il n'est pas inutile, dix ans après, de rappeler un contexte qu'on a du mal à imaginer aujourd'hui.

Les premières alertes

Plusieurs épisodes épidémiques de listériose humaine avaient été relatés entre 1965 et 1985 dans divers pays : Canada (41 cas) et États-Unis (49 cas), Allemagne de l'Est (337 cas), France (167 cas) avec un taux de mortalité régulier des malades voisin de 30 %. Ces épisodes, brutaux ou étalés dans le temps, analysés avec les données de l'époque, avaient conduit à émettre l'hypothèse d'un facteur commun, lequel pourrait être d'origine alimentaire (notamment chou et lait pour les épisodes américains).

En 1985, en Californie, à la suite d'une nouvelle épidémie (142 cas dont 46 décès), l'utilisation de la lysotypie avait permis de montrer qu'il s'agissait d'un seul type épidémique, donc *a priori* d'une seule source de contamination. L'enquête, longue, avait d'abord identifié comme origine commune un fromage frais de type mexicain fabriqué par une seule entreprise. Les investigations ultérieures au niveau de l'usine de production avaient permis de conclure que la source de contamination était le lait. Cependant de nombreuses interrogations restaient à ce stade sans réponse.

L'épisode de Californie avait conduit la filière laitière française à analyser rapidement un certain nombre de paramètres et à classer ses productions en catégories plus ou moins sensibles vis-à-vis de ce germe, d'un genre connu mais nouvellement réévalué. Son implication était d'autant plus forte qu'on savait que ce germe se développe très bien aux températures froides (+ 4 °C), mode de conservation de plus en plus utilisé pour l'ensemble des aliments. Ces études portaient sur l'influence du pH en relation avec la maturation dans les fromages, la résistance du germe à la chaleur dans des conditions normales de pasteurisation, la résistance au sel (saumures), les divers temps de fabrication des produits avec critique systématique des procédés de fabrication, les fromages à croûte fleurie comparés aux croûtes lavées, et sur les cycles de nettoyage et de désinfection dans l'industrie laitière.

Aux États-Unis, au début de l'année 1986, à la suite d'analyses réalisées dans le cadre d'un travail de mise au point de techniques de recherche, des prélèvements effectués sur deux sites de distribution s'étaient avérés positifs en matière de présence de *listeria monocytogenes*. La présence de ce germe sur les deux échantillons, des fromages à pâte molle français, avait été confirmée. La possibilité d'une contamination sur le lieu de distribution avait été écartée dès lors que le sérotype isolé était identique. Dans ce cas précis, aucune affection humaine n'avait été décelée.

Ces constatations avaient amené un développement de contrôles très important dans la filière laitière française, sans cependant qu'aucun cas humain n'ait pu être rapporté objectivement à une éventuelle contamination par des produits laitiers. Le recensement des souches isolées chez l'homme en France durant l'année 1984, organisé dans un document disponible seulement en 1986, avait permis de détecter plusieurs centaines de souches différentes de *listeria*. Le nombre de sujets atteints était d'environ six cents dont une partie seulement infectée à partir de sources alimentaires. Le nombre de morts frappés par la listériose était évalué à environ deux cents par an, mais là encore, il pouvait s'agir de la détection d'une affection terminale opportuniste et non pas forcément de la cause.

La crise

En novembre 1987, les autorités sanitaires suisses prirent la décision administrative d'interdire la vente de fromages de type vacherin Mont d'Or, responsables d'une épidémie dans le canton de Vaud, où avaient été diagnostiqués environ cent vingt cas de listériose humaine dont trente et un décès.

Cette épidémie, dont l'analyse était en cours, durait en fait depuis 1983 dans le même canton. Depuis cette date, une série de cas de listériose humaine apparaissait toujours, vers la même époque de l'année, sans qu'aucune raison sérieuse particulière puisse être invoquée. Elle frappait toutes les couches de la population et tous les âges, malades ou bien portants. De quatre à cinq mille analyses concernant tous types de produits consommés (légumes, fruits, charcuteries, produits laitiers) et de supports (air, eau, environnement) avaient été réalisées. Par ailleurs, au niveau du cheptel principalement laitier des fermes du canton, on notait que la listériose animale était également très répandue.

Or, en 1985, pour des problèmes de présence de salmonelles, les vacherins (fromages au lait cru à pâte molle et à croûte lavée), qui sont un des fleurons de la production fromagère suisse, avaient dû être obtenus avec du lait pasteurisé, et ce en dépit des critiques fortes de la population pour qui il était inconcevable de modifier en quoi que ce soit la fabrication de ce produit ancestral.

Les enquêtes épidémiologiques dans le canton, qui portaient sur environ vingt cas par an entre octobre et mars, avaient conduit à établir des questionnaires de commémoratifs d'apparition de la maladie de plus en plus précis et à soupçonner, au bout de deux ans, la possibilité de contamination de l'homme par la consommation de fromage de type vacherin. Des mesures de prévention et de maîtrise sanitaire avaient donc été imposées aux producteurs aux étapes délicates de fabrication (emprésurage du lait, ensemencement et égouttage du caillé, cerclage au bois, brossage du fromage frais), ainsi que des mesures de nettoyage et désinfection des locaux et d'information vis-à-vis des maîtres-fromagers. Malgré la fabrication des vacherins au lait pasteurisé, ces mesures ne s'étaient pas avérées suffisantes pour endiguer l'épidémie qui ne sévissait que durant les six mois de production dudit fromage. D'où la décision des autorités suisses d'interdire provisoirement à la vente ce type de fromage. La situation était réellement paradoxale à plusieurs titres. D'une part, on observait que 20 % des personnes atteintes de listériose n'étaient pas des consommateurs de fromages. D'autre part, la fabrication du vacherin avec du lait pasteurisé au lieu de lait cru avait été déclenchée par la présence de salmonelles, indépendamment de l'enquête épidémiologique sur la listériose. Enfin et surtout, la pasteurisation du lait, prônée par certains comme la clé de la sécurité microbiologique, n'avait pas réglé la situation car la contamination par *listeria* intervenait *après* la pasteurisation du lait, les mesures prises ne s'étant pas avérées suffisamment draconiennes lors du cerclage et du brossage du produit.

LES EFFETS MÉDIATIQUES ET ÉCONOMIQUES

Dès 1986, des informations concernant ce sujet, publications scientifiques et communiqués de presse émanant tant des professionnels que des autorités ministérielles, avaient été rapportées par la presse, et notamment la présence de *listeria* sur des fromages français aux États-Unis. Mais c'est surtout à la fin de l'année 1987 que le problème devint important. Le 27 novembre, *France-Soir* titrait à la une : « Deux cents Français victimes du fromage qui tue. » Comme toujours, l'effet d'annonce du titre fit davantage de dégâts que l'article lui-même. Le titre n'avait pu être rendu crédible que par la décision prise par les autorités suisses vis-à-vis des fromages de type vacherin. La reprise et/ou l'amplification de ces données par la presse étrangère aboutit à perturber gravement et pendant plusieurs mois les exportations de fromages français, notamment en Europe du Nord. Frontières fermées, listes rouges d'entreprises que les opérateurs étrangers s'échangeaient... Cette avalanche d'informations plus ou moins alarmistes a continué jusqu'en 1989.

La pression médiatique et les conséquences économiques étaient considérables. Deux comités vétérinaires permanents spécifiques furent donc réunis à Bruxelles sous l'égide de la Commission des Communautés européennes les 16 et 23 décembre 1987 pour tenter d'élaborer une communication appropriée et objective des faits réels et des décisions justifiées de santé publique prises par les autorités des divers États membres concernés. L'ensemble des décisions techniques acceptées en 1987 ont été reprises et intégrées depuis dans la directive communautaire spécifique au lait et aux produits laitiers de 1992 (92/46/CEE).

LES DÉCISIONS SANITAIRES

Avant que ne soit confirmée l'hypothèse d'apparition de la maladie par ingestion de produits alimentaires contaminés, l'industrie laitière était déjà engagée dans la recherche de la maîtrise du processus complet de fabrication des fromages les plus sensibles. Les problèmes de santé publique posés par la crise imposaient dans un premier temps de limiter la présence de ces germes. Le stade suivant sera la fixation d'une norme impérative à respecter au sortir de l'usine de fabrication, et le stade ultime celui de la fixation d'une norme au stade de la commercialisation, la conservation au froid n'empêchant pas les germes présents de se multiplier. Les problèmes posés étaient alors de plusieurs ordres.

• Quels types de fromages étaient concernés ?

Les premiers travaux concernèrent bien évidemment, en raison de leurs techniques de fabrication et de leurs modalités spécifiques d'affinage, les fromages à pâte molle. Comparables sur le plan de la fabrication et de la fermentation, les fromages à pâtes non cuites et à pâtes persillées étaient aussi à étudier. Dans un premier temps, seules les pâtes fondues, les pâtes fraîches et, dans une moindre mesure, les pâtes pressées cuites purent être écartées car considérées comme présentant un risque limité vis-à-vis de la présence du germe *listeria monocytogenes*.

• À quel stade de fabrication devait-on effectuer le contrôle ?

Le contrôle réalisé au sein de l'entreprise doit assurer au consommateur une sécurité absolue. Cependant, ces produits ont une durée de vie relativement courte (de l'ordre de un à deux mois), et doivent répondre à des goûts de consommation très variés. De ce fait, pour respecter les traditions fromagères françaises reconnues par les accords internationaux, ils quittent les lieux de fabrication environ trois semaines après l'emprésurage.

En raison de la durée de l'analyse, on décidera d'un premier contrôle test cinq jours après l'emprésurage, qui permettait dans la plupart des cas de stopper la commercialisation du produit en cas de problème. Cette mesure n'était cependant pas totalement satisfaisante. Aussi un deuxième test était-il effectué, toujours sur le site de fabrication, dix à douze jours après l'emprésurage. Ses résultats étaient disponibles au moment où tous les produits pouvaient encore se trouver sur les linéaires de distribution. Enfin, un troisième test devait être effectué le plus tard possible sur des produits témoins conservés chez le fabricant.

Dès cette époque, la fixation d'une date limite de consommation avait été évoquée. Cependant, en raison de modes séculaires de consommation et des habitudes de distribution de ce type de produits, elle fut très difficile à mettre en œuvre immédiatement alors que la maîtrise complète de la chaîne logistique de distribution, autre facteur essentiel, paraissait plus facile à réaliser. Aujourd'hui, date de consommation et traçabilité contribuent à améliorer la maîtrise de cette chaîne.

• Quelle méthode d'analyse devait-on privilégier ?

Les entreprises laitières, habituées depuis très longtemps à travailler dans le domaine microbiologique étaient toutes équipées de laboratoires de contrôle adaptés ; les entreprises fromagères artisanales l'étaient moins. Par ailleurs, par souci de sécurité, l'ensemble des acteurs professionnels souhaitaient que ce type de recherches soit effectué dans un laboratoire extérieur. Mais, en raison des difficultés de mise en œuvre technique, les laboratoires compétents étaient au départ très peu nombreux alors que les analyses à effectuer étaient très importantes en nombre. Aussi, très rapidement, des variantes de techniques virent le jour, variantes qu'il fallut encadrer afin qu'une nécessaire cohérence des résultats pût être garantie, même si celle-ci ne fut obtenue qu'au bout de plusieurs mois. Ce travail permit cependant la création d'une tête de réseau analytique crédible dans ce domaine, réseau qui fut ensuite largement développé.

La méthode utilisée, d'abord uniquement qualitative, dut évoluer vers un aspect semi-quantitatif (utilisation du nombre le plus probable), lequel ouvrit la voie à la fixation d'un critère à respecter. Après de nombreuses discussions, un critère provisoire considéré comme pertinent fut établi en 1988 au stade de la distribution. Il sera confirmé en 1992 après présentation devant le Conseil supérieur d'hygiène publique de France.

Compte tenu de la difficulté de mise en évidence du germe dans un aliment et des durées d'analyse très longues, le premier travail consista à tenter de réduire certaines phases techniques en jouant sur les divers milieux et processus d'enrichissement, et à utiliser d'autres voies de recherche, notamment les sondes, qui commenceront à être utilisées valablement dès 1989. Par ailleurs, fallait-il rechercher toutes les *listeria* ou simplement *listeria monocytogenes* ? Pour des raisons techniques, on retint le critère « absence ou présence » de *listeria*, avec obligation, en cas de présence de *listeria*, de pousser l'analyse jusqu'à la mise en évidence de *listeria monocytogenes* avant de décider de l'aptitude à la consommation ou au contraire de destruction.

> • Quelles mesures de prévention les professionnels
> et les États s'engageaient-ils à appliquer ?

La totalité des acteurs professionnels s'engagèrent à une maîtrise renforcée de l'ensemble du processus de fabrication – intégrant notamment la qualité microbiologique du lait produit à la ferme –, assortie de contrôles plus ou moins automatisés, ainsi qu'à des autocontrôles physico-chimiques et bactériologiques des productions et des systèmes de nettoyage.

Parallèlement, les pouvoirs publics renforcèrent le contrôle officiel de ces produits. Toute une série de dispositions issues des exigences communautaires furent prises par voie réglementaire pouvant induire, le cas échéant, sanctions administratives ou judiciaires, mais aussi sous une forme contractuelle avec élaboration de cahier des charges à respecter. Celui-ci, devenu par la suite « guide de bonnes pratiques de fabrication », incluait méthode d'analyse, validation des résultats, rappels et destruction, le cas échéant, des lots de qualité défectueuse. Ces procédures acceptées plus ou moins facilement par les divers acteurs et partenaires économiques ont ensuite fait l'objet de négociations avec les autorités sanitaires des pays tiers importateurs – Japon, Australie, États-Unis – et, ultérieurement, d'accords de reconnaissance.

Les conséquences économiques

Le problème, qui aurait pu apparaître comme étant uniquement celui de la transformation fromagère, a en fait dès le départ été pris en compte par l'ensemble de la filière laitière qui s'est totalement mobilisée sur ce sujet, consciente de l'impact possible de cette situation nouvelle sur l'image de l'ensemble des produits laitiers. Si les conséquences économiques globales purent être supportées sans trop de dommage par l'ensemble de la filière, il n'en fut pas forcément de même pour les entreprises, dont certaines firent même l'objet de chantage au procès et qui durent faire de très gros efforts pour retrouver leurs parts de marché.

EN MATIÈRE DE STRATÉGIE INDUSTRIELLE

La prise en compte au plus haut niveau par les responsables politiques, administratifs et professionnels de ces nouveaux problèmes fut extrêmement rapide. Les réflexions stratégiques des directions générales d'entreprises intégrèrent à partir de cette date l'ensemble des problèmes sanitaires réels, probables ou possibles, la pérennité même des entreprises pouvant être menacée. En 1987, cette approche, déjà réalisée par les grands groupes laitiers, avait encore peu touché le monde épars de la fromagerie artisanale.

Les décisions sanitaires prises à la suite de la crise impliquèrent des réflexions et des efforts considérables dans :

— la maîtrise de la qualité du lait matière première ;

— la maîtrise des divers stades de la transformation par l'utilisation d'outils de mesure adaptés qu'il fallut simplifier pour les rendre accessibles et utilisables par l'ensemble des personnels ;

— la maîtrise du comportement des individus dans les diverses étapes du processus de transformation ;

— la maîtrise technologique des ensemencements par le développement de divers travaux de recherche, notamment dans le domaine des flores antagonistes de barrière, ou de substitution ;

— la maîtrise complète de la vie du produit avec définition d'une date de consommation, étiquetage et identification cohérente des productions avec existence de paramètres mesurables *tout au long de la chaîne logistique de transport, entreposage, distribution.*

EN MATIÈRE DE STRATÉGIE COMMERCIALE

Les échanges à l'intérieur de la Communauté européenne et dans le monde sont régis par des règles sanitaires reconnues ou acceptées. L'intégration dans ces codes d'une nouvelle norme est sujette à enquête, discussion et approbation. Celle-ci peut aussi être utilisée pour favoriser un protectionnisme quelconque et l'on voit bien, devant un problème aussi complexe, qui fait intervenir les notions de norme, de mode d'utilisation de celle-ci, de méthode d'analyse simple ou complexe, de variétés de souches plus ou moins pathogènes et de variations individuelles en fonction d'états physiologiques ou maladifs, qu'il est difficile de trouver rapidement un accord.

Une grande bataille sur l'avenir des productions fromagères s'est donc engagée à l'échelon international et tous les arguments, pertinents ou non, pourront être et seront utilisés par certains pour tenter de faire disparaître dans un premier temps toutes les productions au lait cru et ensuite toutes les productions à maturation biologique évolutive, considérées comme à risques, certains des produits concernés étant spécifiquement français. Ce fut le début de luttes (qui durent encore) au niveau du *Codex alimentarius* et donc au sein de l'Organisation mondiale du commerce. Ce problème est devenu au fil du temps un enjeu politique pour les différents États. La dernière session du *Codex* a abouti à un compromis qu'il est encore nécessaire de concrétiser pour obtenir la reconnaissance des fromages au lait cru.

Les épisodes de listériose humaine de 1986-1987, en montrant que la contamination par des aliments était possible, ont généré une modification profonde des comportements et des approches des pathologies alimentaires de tous les acteurs intervenant dans le domaine de la santé publique. Les réflexions menées ultérieurement en la matière ont visé à développer des logiques de réseaux d'épidémio-surveillance des aliments et des cas humains, et à favoriser le croisement des connaissances acquises. La nécessité d'élaborer une information objective et une communication harmonisée a certainement été et est encore l'objectif le plus difficile à atteindre. Dans la société d'aujourd'hui, il paraît fondamental. L'approche pluridisciplinaire des faits, les processus d'évaluation et de gestion des risques alimentaires, concept aujourd'hui mondialement reconnu, font certainement partie des acquis en matière de santé publique tirés de ces événements.

Au cours de la décennie écoulée, ont été réalisés des progrès importants dans la connaissance et dans la mesure de ce germe : les résultats sont maintenant disponibles en moins de dix jours. Les produits alimentaires concernés ne sont pas, comme cela était prévisible, uniquement les produits laitiers, mais tout type de produit cru ou transformé. Le travail qui a été réalisé dans la filière laitière a servi de modèle pour les autres productions, mais en raison de sa complexité, ce problème continuera de demander au cours des prochaines années beaucoup d'attention et de soin.

Commentaire de Marian Apfelbaum

Au cours des dix dernières années, la situation s'est sensiblement améliorée. En 1997, il y a une épidémie (14 cas) liée au fromage à pâte molle et il y a eu 225 cas de listériose sporadique, toutes sources de contamination confondues, alimentaires ou non incluses. 39 % des sujets étaient des femmes enceintes ; 73 % des autres cas étaient des patients dans des conditions immuno-suppressives (très majoritairement atteints du SIDA). 49 % de ces cas au total pourraient être attribués à la consommation de fromages à pâte molle.

Aucun des patients atteints du SIDA et seulement 13 % des femmes enceintes, les uns et les autres constituant des groupes à risque, avaient reçu une information sur la prévention de la listériose.

Source

H.M. de Valk, V. Vaillant, V. Pierre, J. Rocourt, Ch. Jacquet, F. Lequerrec, J.-C. Thomas, V. Goulet, *Risk Factors for Sporadic Listeriosis in France*, XIIIth International Symposium on Problems of Listeriosis, Halifax, 28 juin-2 juillet 1998.

La maladie de la « vache folle »

Claude Fischler[*]

L'affaire de la « vache folle » pose au moins trois questions. La première est pratiquement résolue : l'encéphalopathie spongiforme bovine (ESB) se transmet-elle à l'homme ? La réponse, depuis le 20 mars 1996, est de plus en plus clairement positive. La réponse à la deuxième question est à ce jour beaucoup plus incertaine : L'ESB restera-t-elle un accident d'une ampleur limitée ou s'agira-t-il d'une catastrophe de grande dimension ? Fera-t-elle à terme quelques dizaines de victimes, quelques centaines, des milliers ou davantage ? En 1997, on pouvait situer la « fourchette » des réponses théoriquement possibles entre douze (le nombre des victimes diagnostiquées à cette époque) et une limite supérieure indéterminée. Un an après, la « fourchette » s'est un peu resserrée : il y a maintenant[1] vingt-sept victimes prouvées, vingt-six au Royaume-Uni et une en France... La troisième question n'a, elle non plus, pas encore de réponse définitive : le prion est-il le seul responsable de la maladie ?

Plus de deux ans après l'explosion de la crise, la phase la plus aiguë est passée : l'angoisse et l'indignation perceptibles dans l'opinion et à travers les médias sont en partie retombées ou ont été refoulées.

---

* Sociologue, directeur de recherches au CNRS. Auteur de *L'Homnivore* (Paris, Odile Jacob, 1990).

1. Au 31 juillet 1998. Source : The UK Creutzfeld-Jakob Surveillance Unit, université d'Édimbourg.

La consommation de viande bovine a en partie repris. Mais les effets durables du séisme n'ont fait que se préciser et s'accentuer.

Les mystères de l'ESB

Le premier cas de « vache folle » a été observé en novembre 1986. L'encéphalopathie spongiforme bovine (ESB) est une maladie neurologique dégénérative dont l'issue est toujours fatale. L'incubation est lente (environ cinq ans). L'ESB appartient à une catégorie de maladies connues sous le nom d'encéphalopathies spongiformes transmissibles (EST). La plus commune de ces maladies est la tremblante du mouton (*scrapie* en anglais), que l'on connaît depuis le début du XVIIIe siècle.

Chez l'homme, il existe plusieurs EST. On a identifié dans les années 1920 la principale d'entre elles, la maladie de Creutzfeld-Jakob (MCJ). Il s'agit d'une maladie rare – environ un cas pour un million d'habitants par an – et elle est, elle aussi, toujours fatale.

Dans les années 1950, Carleton Gajdusek et Victor Zigas ont étudié une autre encéphalopathie transmissible humaine, le *kuru*, qui ravageait la tribu des Fore en Nouvelle-Guinée.

Gajdusek voulait comprendre pourquoi le *kuru* était plus fréquent chez les femmes et les enfants. La clé du mystère résidait dans le cannibalisme : Les Fore absorbaient rituellement les corps de leurs morts. Or c'étaient les femmes et les enfants qui mangeaient la cervelle et les viscères, organes fortement infectants. Aux hommes étaient réservés les muscles, réputés vecteurs de force, mais peu ou pas contaminants. Un prix Nobel a récompensé le travail de Gajdusek en 1976.

On a longtemps pensé, et certains chercheurs en sont toujours convaincus, que les EST sont transmises par un virus ou un agent apparenté. Le seul consensus scientifique réel, en 1998, est que la transmission s'opère par l'intermédiaire d'un « agent non conventionnel ».

À la fin des années 1970, Stanley Prusiner, un neurologue de l'université de Californie à San Francisco, purifiant des tissus cérébraux prélevés sur des victimes de la maladie de Creutzfeld-Jakob, obtint une protéine qu'il injecta à des animaux d'expérience : certains furent bientôt atteints d'une encéphalopathie spongiforme. Prusiner nomma la protéine « prion » et proposa une théorie des EST qui suscita un scepticisme considérable. Quand en 1997, pour ces travaux, Prusiner reçut un prix Nobel de médecine, c'est un événement rarissime qui se produisit : avec lui, le jury scandinave couronnait des travaux dont les conclusions étaient encore loin d'être unanimement acceptées par la communauté scientifique. Même si la plupart des chercheurs acceptent le fait que les prions jouent au minimum un rôle dans le processus, certains et non des moindres pensent qu'ils ne sont pas, ou pas à eux seuls, la clé du problème.

La théorie de Prusiner a au moins un mérite majeur : elle rend compte du fait difficilement explicable que les EST sont transmises aussi bien par voie génétique que par une forme d'infection. Selon la théorie, la protéine prion (PrP) est la forme pathogène (PrPsc, pour *scrapie*) d'une protéine qui est normalement présente dans l'organisme (PrPc). Le gène qui « code » pour la protéine normale peut être altéré par une mutation qui lui fait alors produire des protéines prions : c'est ce processus qui donnerait lieu à la forme dite « sporadique » de la maladie. Néanmoins, les prions semblent aussi avoir la propriété de changer les protéines PrP normales en prions pathogènes (PrPsc) par contact, à travers un mécanisme encore hypothétique. Dès lors un animal nourri de tissus contenant des prions pourrait à son tour être infecté et présenter la maladie. C'est cette thèse qui, si elle se vérifiait, constituerait une révolution quasi copernicienne. Il faudrait en effet admettre pour la première fois, avec Prusiner (et le jury du Nobel), qu'un processus de transmission infectieuse peut survenir en l'absence de tout matériau génétique (les virus sont constitués de fragments d'ADN ou d'ARN, supports du code génétique).

Après deux ans de recherche par les épidémiologistes britanniques, il est apparu que l'ESB trouvait probablement son origine dans les farines d'os et de viande que l'on ajoute à l'alimentation des vaches laitières pour leur permettre de faire face à leurs considérables besoins de protéines. Ces « farines animales » sont produites à partir des sous-produits d'abattoirs (le « cinquième quartier », déchets, os et tissus résiduels divers) et de cadavres d'animaux collectés par les équarrisseurs. On a d'abord pensé que le déclenchement initial de l'ESB tenait à la présence, dans les déchets servant à la fabrication des farines animales, de tissus nerveux provenant de moutons atteints de tremblante. Cette explication est aujourd'hui de plus en plus souvent critiquée. Aucune certitude ne se dégage pour l'instant, mais selon l'hypothèse la moins problématique, l'épizootie d'ESB aurait pu être déclenchée par la présence, dans les farines de viande et d'os, de tissus d'un ou de plusieurs bovins atteints d'une forme sporadique et subclinique de la maladie, non reconnue jusque-là.

En 1988, les farines animales furent donc interdites en Grande-Bretagne dans l'alimentation des ruminants. Mais cette mesure ne parvint pas à éradiquer la maladie, faute sans doute de contrôles assez stricts (et du fait du long temps d'incubation). Le nombre de cas nouveaux ne commença à décroître qu'à partir de 1993. En 1996, néanmoins, le nombre d'animaux diagnostiqués en Grande-Bretagne s'élevait à 160 000 ; en 1998, il atteignait 175 000. Les cas, bien moins nombreux, observés hors de la Grande-Bretagne sont probablement liés aux exportations de farines animales. Les pays les plus atteints, très loin derrière le Royaume-Uni, sont la république d'Irlande et la Suisse, avec environ trois cents cas en 1998 (voir tableau).

Nombre de cas d'ESB par pays (septembre 1998)	
Royaume-Uni	175 152
République d'Irlande	305
Suisse	276
Portugal	151
France	41
Allemagne*	6
Italie*	2
Oman*	2
Pays-Bas	3
Belgique	5
Canada*	1
Danemark*	1
Îles Falkland*	1
Luxembourg	1
Liechtenstein	1

* Dans ces pays, les cas ne portent que sur du bétail importé.
Source : Office international des épisooties.

La grande question, bien entendu, était de savoir si l'ESB pouvait se transmettre à l'homme. Et si oui, était-ce sous la forme de la maladie de Creutzfeld-Jakob ?

Depuis les années 1960, on connaissait l'existence d'une « barrière d'espèce » qui rendait notamment très difficile la transmission expérimentale de la tremblante du mouton à des rongeurs. Jusqu'à 1996, la transmissibilité par voie alimentaire de l'ESB à d'autres espèces et surtout à l'homme semblait peu probable. Mais les données expérimentales et certains événements sont venus progressivement remettre cette thèse en cause : ainsi en Grande-Bretagne, dès mai 1990, des chats furent atteints, contaminés selon toute vraisemblance par des aliments pour animaux contenant des tissus bovins infectés.

La crise éclate véritablement le 20 mars 1996 : le gouvernement britannique annonce solennellement à la Chambre des communes que les scientifiques qui suivent attentivement l'épidémiologie de la maladie de Creutzfeld-Jakob ont identifié dix cas (bientôt douze) qui semblent correspondre à une nouvelle forme de la maladie (nv-MCJ, pour « nouvelle variante de la maladie de Creutzfeld-Jakob »). La nv-MCJ présente des caractéristiques inédites : elle affecte des personnes plus jeunes et l'examen *post mortem* des tissus cérébraux montre un type de lésions spécifiques. D'où vient cette variante de MCJ ? D'après les chercheurs, l'explication « la plus probable » est une contamination par l'agent de l'ESB antérieure à 1989.

Le séisme

Le séisme du 20 mars 1996 entraîne presque immédiatement de multiples ondes de choc. Les répercussions sont internationales et même planétaires. Ce qui n'était encore qu'un problème vétérinaire britannique devient en un instant un risque d'épidémie majeure à l'échelle européenne sinon mondiale. Dans les jours qui suivent, la France, l'Allemagne, puis l'ensemble de l'Union européenne instaurent un embargo sur la viande bovine britannique. D'autres pays à travers le monde suivent les uns après les autres.

Dès les premiers jours de la crise, et dans le monde entier, les consommateurs se détournent du bœuf. La chute, au plus fort de la crise, est d'environ 20 % en France, du double en Allemagne, en Grande-Bretagne, en Italie et de presque 70 % en Grèce.

En France, depuis plusieurs décennies, et malgré un déclin de la consommation depuis le milieu des années 1980, la viande bovine est considérée comme un élément central de l'alimentation : après avoir, pendant des siècles, « gagné son pain », ne dit-on pas maintenant « gagner son bifteck » ? C'est le cœur même du système alimentaire et culinaire français qui est ébranlé par le traumatisme. D'autres pays, plus faibles consommateurs, ont connu des chutes qui, exprimées en pourcentage, paraissent plus violentes : c'est sans doute que la substitution d'une autre viande au bœuf ou d'autres aliments à la viande est plus aisée, remet moins en cause les usages familiers.

La déclaration officielle du gouvernement britannique, puis l'embargo, entraînent des répercussions jusque dans des zones reculées de la planète et sur des marchés très divers. Les gouvernements, y compris dans des pays en voie de développement où l'on ne consomme pratiquement pas de bœuf, prennent des mesures concernant le risque ESB. La Thaïlande annonce, quelques jours après le coup de théâtre de Londres, que toutes les importations de bœuf non agréé ou de tous produits dérivés du bœuf seront saisies et détruites. C'est le sort que subissent d'importantes quantités de viande en Chine méridionale. On sent les effets du séisme jusqu'en Corée et au Japon (où le déclin de la consommation est accéléré au cours de l'été par une grave toxi-infection sans rapport avec la « vache folle »). En France, toute la filière de la viande bovine, particulièrement les entreprises exportatrices, est sévèrement touchée. Mais de tous les commerçants de détail, ce sont probablement les tripiers qui sont le plus affectés.

Dans le monde entier ou presque, les prix du bétail sont poussés vers le bas. Dans le centre de la France, spécialisé dans l'élevage de bovins de qualité, le prix des veaux « broutards », à la fin de l'été 1996, est tombé de près de 40 % par rapport à l'année précédente. On observe des baisses de prix analogues en Autriche, au Portugal, bien entendu en Grande-Bretagne mais aussi en Chine. En Nouvelle-Zélande, la baisse est de 14 %. Le prix du porc, de son côté, monte de 30 ou 40 % dans plusieurs pays européens. À la bourse des valeurs de Chicago, les *pork bellies* (demi-carcasses de porc) sont à la hausse.

L'industrie de la viande australienne, en concurrence féroce avec le bœuf américain sur les marchés en pleine expansion de la Corée et du Japon, est à son tour atteinte. Les Américains, semble-t-il, se sont mieux démarqués de la crise de la « vache folle » et, en conséquence, ont gagné des parts de marché alors que le marché mondial se contracte. La crise, de même, profite à l'Argentine, qui parvient à se présenter comme l'un des grands producteurs de bœuf « sain ».

La phase paroxystique : dégoût et indignation

La crise affecte donc les marchés du bétail, de la viande et des produits à base de viande dans le monde entier. Mais il s'avère très rapidement que d'autres marchés seront aussi atteints. La complexité de l'industrie et du commerce modernes apparaît de plus en plus clairement au fur et à mesure que l'anxiété monte et que sont mis en cause des produits que personne jusque-là n'aurait songé à imaginer dérivés du bœuf. C'est le cas de la gélatine (tirée notamment d'os de bovins) utilisée dans d'innombrables produits, qu'il s'agisse de médicaments, de bonbons, de yaourts, de cosmétiques (le rouge à lèvres lui-même devient suspect) et de toutes sortes d'autres produits transformés comme par exemple certains fils chirurgicaux, encore autorisés au début de la crise.

Une enquête par interviews et réunions de groupe, menée d'avril à août 1996 fait apparaître une montée d'angoisse mais aussi d'indignation. Dans un premier temps, en effet, le risque perçu paraît menaçant mais circonscrit et somme toute maîtrisable : dans l'esprit du public, on peut, pour se protéger du péril, éviter les abats de bœuf ou même la viande bovine en général, se replier sur d'autres viandes ou sur la viande française, ou même éviter purement et simplement la viande. Les mesures prises (la mention « Viande bovine française » notamment) cherchent à circonscrire le danger à la viande de bœuf d'origine anglaise.

Mais on découvre rapidement que le nombre de produits dérivés du bœuf est pratiquement illimité. Dès lors, c'est sur une part de plus en plus vaste de l'alimentation que semble peser le danger. À l'espoir d'une maîtrise possible du risque succède un sentiment de perte de contrôle. Début mai, les informations sur les importations de farines animales d'origine anglaise qui ont continué réactivent l'inquiétude. Le bruit court que pratiquement toutes les formes d'élevage les ont utilisées, jusqu'à la pisciculture : le saumon lui-même ne pourrait-il pas être contaminé ? C'est donc toute l'alimentation contemporaine qui serait infectée, contaminée au moins symboliquement. Toutes les interrogations, tous les soupçons, tous les fantasmes qui pèsent périodiquement sur les nourritures modernes, industrielles, transformées sont réveillés et réactivés. Il devient, semble-t-il, quasi impossible de se protéger, d'éviter les toxicités létales qui imprègnent le manger moderne :

Tout est traité, aujourd'hui, tout est trafiqué.

L'anxiété se colore de plus en plus de dégoût et d'indignation. De dégoût, car les médias révèlent quotidiennement les aspects cachés, ignorés, refoulés de la « cuisine » industrielle : l'abattage, l'équarrissage, la réutilisation des restes et des résidus, les « recyclages » vécus comme autant de transgressions abominables sont montrés crûment au journal télévisé, à l'heure où les Français sont à table. On se confirme dans l'opinion que, décidément, on « ne sait pas ce qu'on mange », que les catégories culinaires que l'on pensait le mieux ancrées vacillent sur leurs bases. Certains supportent mal, par exemple, de « découvrir » que le nom donné à une viande (le bœuf) dissimule un animal (la vache) et que manger du bœuf c'est souvent manger de la vache de réforme :

On ne parle que des vaches et on mange du bœuf, c'est pas net... On dit jamais qu'on achète un rôti de vache, mais peut-être qu'on ne le sait pas. Qu'est-ce qu'on fait des cadavres de vieilles vaches ? Moi j'en sais rien...

D'indignation, car on découvre non seulement qu'une transgression suprême – avoir « transformé des herbivores en carnivores » – a été quotidiennement commise depuis des lustres mais aussi que l'on en a rendu complice involontaire la population tout entière en lui faisant consommer, incorporer, l'objet scandaleux de la transgression, les « herbivores cannibales ». Si je suis ce que je mange, alors manger l'herbivore cannibale, n'est-ce pas devenir un peu cannibale moi-même ?

Le soupçon, le dégoût, l'indignation s'étendent rapidement de l'alimentation carnée à l'alimentation en général, puis de l'alimentation à l'empoisonnement de la terre, de l'eau et du ciel, puis encore des transgressions carnivores forcées sur les herbivores à d'autres, plus abominables encore :

Les cliniques d'accouchement passaient les placentas et les déchets d'accouchement pour faire des aliments pour les animaux. Au lieu de jeter ça, ils le vendent.

« Autoconsumation » de la crise

« Ils le vendent » : ainsi, ce serait pour des raisons exclusivement mercantiles que de telles abominations sont commises. En somme, par contaminations successives, de la nourriture à l'environnement et jusqu'à l'empoisonnement du monde, ce sont en fin de compte la morale publique et donc, en dernier ressort, la cité, la *polis*, qui sont mises en cause. La crise de la « vache folle », les atteintes à l'alimentation et à la santé publique renvoient aux scandales, à la concussion, à la perversion des mœurs et des institutions. Selon une formule de Jean-Marie Pelt : « Quand le veau d'or grossit trop, il devient une vache folle. »

C'est avec cette thématique du « profit » et du « fric » que l'indignation atteint à la fois ses sommets et ses limites : le thème du pourrissement du monde annonce un début de pourrissement de la crise. Par son étendue même, l'extension métaphorique presque illimitée vers laquelle tend l'affaire de la vache folle porte en elle sa propre limite. Elle annonce une progressive atténuation de la crise devant les impératifs du quotidien, un refoulement de l'indignation et de l'angoisse au profit d'un discours plus fataliste qui permettra même bientôt à certains de manger à nouveau du bœuf :

Et puis il n'y a pas que le bœuf, le porc et la volaille aussi on leur a donné des farines. Alors si il faut arrêter de manger... faut bien mourir de quelque chose.

La crise a un déroulement véritablement séismologique : à une secousse violente succèdent des « répliques » plus faibles et espacées. L'analyse de la production médiatique sur la première année montre des pics espacés de deux ou trois mois, suivis chaque fois d'une lente décélération. Chaque fois, la consommation plonge avant de remonter, pas tout à fait au même niveau cependant qu'avant la crise. Les craintes, les anxiétés, les indignations ne sont pas levées. Elles sont au contraire enfouies, provisoirement refoulées. Elles continuent de s'accumuler dans les sous-sols de la conscience et de l'imaginaire comme une poche de gaz délétère.

Le « global » et le local

Les tendances sont planétaires, mais on observe de profondes différences entre les cultures, aussi bien dans leur réponse à la crise que dans la perception qu'elles avaient déjà du bœuf bien avant l'explosion. En Grande-Bretagne, en Amérique du Nord et dans l'Europe septentrionale, où les données convergent pour montrer que le facteur santé joue un rôle crucial dans les choix alimentaires et les jugements volontiers moraux portés sur les aliments, le bœuf et la viande en général étaient accusés depuis longtemps de jouer un rôle important dans l'étiologie de la maladie coronarienne, en raison de leur contenu en graisses saturées. Les tendances anti-bœuf étaient en outre favorisées par la popularité du végétarisme, traditionnellement beaucoup mieux implanté dans le monde anglo-saxon et protestant que dans l'Europe méridionale. Les formes modernes du végétarisme, associées à la montée des mouvements pour les droits des animaux, se colorent souvent, dans ces pays, d'anticapitalisme et de féminisme.

En Europe du Sud et particulièrement en France, toutes les enquêtes montrent que le goût, la qualité et la convivialité sont des préoccupations de premier plan. Il n'est donc pas étonnant que les premiers signes de disgrâce relative du bœuf se soient d'abord manifestés dans la gastronomie : dans les menus des restaurants étoilés par le Michelin, depuis les années 1980, le bœuf a tendance à figurer de moins en moins fréquemment. Quand il est présent, bien entendu, ce sont les morceaux les plus fins et surtout les variétés bovines les plus prestigieuses qui sont mises en avant (Charolais, Limousin, Angus, etc.). Quand la crise éclate en France, la même logique se manifeste : le bœuf « bas de gamme », celui qu'on trouve surtout dans les chaînes de supermarchés, est le plus touché, tandis que les produits haut de gamme, porteurs de « signes de qualité » (labels, appellations d'origine diverses, etc.) surtout vendus par des bouchers indépendants, inspirant une confiance *intuitu personae*, absorbent mieux le choc.

Projections et rationalisations : un rorschach planétaire

Il faut donner du sens à l'événement insensé. La crise fonctionne comme un test projectif planétaire. Comprendre, penser la crise, en saisir toute la complexité, n'est pas tâche aisée. Explications et rationalisations se confondent souvent.

Pour les uns, il s'agit d'un phénomène de peur collective, en grande partie irrationnel. Pour d'autres, il s'agit d'un risque mortel bien réel : des morts potentielles par milliers sinon par centaines de milliers. Certains, dans les médias ou dans des groupes militants, dénoncent un scandale criminel comparable à l'affaire du sang contaminé. D'autres, en Grande-Bretagne, considèrent l'affaire comme l'archétype de la négligence gouvernementale et de l'incompétence administrative. En France, chez les jacobins de gauche comme de droite, elle est perçue comme la sanction tragique de l'ultralibéralisme thatchérien. Les éleveurs britanniques rendent responsable l'Europe, avec ses règlements et son protectionnisme. Les éleveurs du continent, de leur côté, s'en prennent à l'Angleterre, à ses gouvernements conservateurs et à son isolationnisme. Certains, dans les organisations syndicales ou professionnelles, dénoncent un complot orchestré par les États-Unis en représailles contre les mesures interdisant l'entrée en Europe des bovins traités aux hormones de synthèse.

Châtiment et sacrifices

Le sens attribué aux épidémies, aux grands fléaux, a des caractéristiques constantes et universelles : la catastrophe est perçue comme une punition. C'est la méconduite des hommes qui a causé au fond le mal, en attirant sur eux un châtiment. La « vache folle » ne fait pas exception :

Nous, les consommateurs, on est tous responsables, on est trop exigeants... On ne peut plus revenir à l'état d'avant.

Des herbivores transformés en cannibales : cette abomination fait des consommateurs à la fois des victimes et des coupables. Comme dans le mythe grec où Atrée, par vengeance, fait manger à Thyeste, à son insu, ses propres enfants, ils ont mangé sans savoir ce qu'ils mangeaient. Certains en sont morts, d'autres mourront encore. Les responsabilités effectives sont difficiles à démêler, au moins dans l'immédiat, d'autant que les industries en cause étaient jusque-là baignées de mystère ou de discrétion : faute de pouvoir percer ces mystères, démêler les complexités inextricables des réseaux et des systèmes de production, des instances de contrôle, des organismes politiques divers, l'étiquette à la fois floue et stigmatisante du « fric » permet au moins d'identifier, de nommer provisoirement l'innommable.

Ainsi, la perception de la crise présente une dimension obscurément mais profondément magico-religieuse et ceci en deçà ou au-delà des frontières nationales. La recherche et la compréhension des causes réelles et profondes de la crise mobilise moins que la recherche de coupables. L'abattage de centaines de milliers de bovins, sous ce jour, prend une dimension sacrificielle. Dans la Grèce ancienne, l'hécatombe était une offrande de cent bœufs faite aux dieux. Dans la crise de l'ESB, c'est en kilohécatombes ou même en mégahécatombes qu'il faudrait donc compter.

Tendances latentes, nouvelles tendances

On l'a dit : la crise de l'ESB a accéléré des courants qui étaient latents ou déjà manifestes dans divers pays. C'est par exemple le cas pour ce qui concerne la perception et la consommation du bœuf en particulier et de la viande en général. Au cours du XXe siècle, la consommation de viande a augmenté partout dans le monde développé. Depuis des siècles, d'ailleurs, la consommation de viande augmentait avec le revenu, à tel point que les historiens utilisent la consommation de viande comme un indicateur de prospérité. Or à partir des années 1980, pour la première fois, la tendance dans le monde occidental semble se renverser, d'abord aux États-Unis puis en Europe. Si la consommation stagne, il ne s'agit pas uniquement d'une question de prix, puisque ce sont les consommateurs les plus jeunes et les plus aisés qui commencent à éviter la viande rouge, particulièrement les morceaux les moins chers, pour se tourner vers d'autres sources de protéines (poulet, dinde, poisson). C'est sans doute que les sociétés occidentales développées ont changé profondément. Elles sont entrées dans l'âge postindustriel, l'âge du tertiaire, des emplois de service et de bureau. La population vieillit. Les « travailleurs de force », ceux à qui, légitimement, on reconnaissait le droit et le besoin de consommer le plus de viande rouge, sont de moins en moins nombreux. La viande reste un aliment masculin, dans un monde où les valeurs plus féminines de minceur, de légèreté, progressent plus rapidement.

Autre tendance mondiale : la prévention contre les produits transformés par l'industrie et la technologie moderne en général. L'alimentation a depuis longtemps donné lieu, surtout en période de crise, à des peurs et des rumeurs, sinon à des paniques. Cela tient sans doute à ce que l'alimentation est la forme de consommation la plus intime : ce que nous mangeons, nous le faisons pénétrer en nous, devenir partie intégrante de nous-mêmes. L'aliment est donc constitutif de notre identité, et ceci au sens le plus biologique comme au sens symbolique.

Depuis trois décennies environ, les mangeurs que nous étions sont devenus des consommateurs : l'alimentation s'est industrialisée, la transformation s'est accrue, la grande distribution moderne s'est installée et une distance symbolique considérable s'est installée entre nos aliments et nous. Nous connaissons les produits que nous consommons parce que nous les voyons sur les linéaires de supermarchés ou par ce que nous en dit la publicité. Mais nous ignorons tout de leur origine, des traitements qu'ils ont subis. Des mains inconnues les ont manipulés. Des ingrédients mystérieux leur ont été incorporés. Toutes les données que nous possédons sur la perception par nos contemporains des aliments transformés par l'industrie vont dans le même sens : même s'ils utilisent de plus en plus ces produits, précisément parce qu'ils les utilisent de plus en plus, ils s'interrogent de plus en plus sur eux. La phrase le plus souvent entendue dans les entretiens est « on ne sait plus ce qu'on mange ». Il convient, pour lui donner tout son sens, de la prendre au pied de la lettre : si je ne sais pas ce que je mange, comment saurais-je encore ce que je suis ?

L'histoire de la consommation alimentaire, depuis la montée des grandes industries de transformation et depuis la généralisation de la grande distribution, a été semée d'accès plus ou moins violents d'anxiété et de méfiance, pour ne pas dire de panique, à l'encontre des produits modernes. Il y eut entre beaucoup d'autres l'affaire de l'huile de colza au tournant des années 1970, celle des colorants un peu plus tard, le « tract de Villejuif » (qui circule toujours, dénonçant des périls imaginaires), la crise du « veau aux hormones », les salmonelles dans les œufs anglais, les *listeria* dans le fromage, les friandises censées faire exploser les enfants, les serpents-minute dans les régimes de banane, les vers de terre dans les hamburgers (rumeur démentie en invoquant le coût du ver de terre, plus élevé que celui du bœuf), le scandale (confirmé celui-là) du kangourou dans d'autres hamburgers aux États-Unis, etc.

Aucune de ces alertes n'avait encore approché, même de loin, l'ampleur, la violence, les répercussions de la crise de la « vache folle ». Aucune encore n'avait déclenché des mouvements aussi profonds. La vache folle a en effet ébranlé le commerce et la politique, l'agriculture européenne et les marchés mondiaux, l'industrie alimentaire et la distribution, la médecine et la science. En France, la politique agricole et alimentaire « productiviste » a été remise en cause par le gouvernement. L'alimentation « bio » se développe, d'autant qu'elle a intégré de plus en plus clairement la dimension de la qualité et du plaisir. La notion d'« agriculture raisonnée » *(sustainable agriculture)* est de plus en plus fréquemment invoquée et acceptée. La crise a lancé ou relancé des débats politiques, juridiques, écologiques, gastronomiques, administratifs, médicaux, scientifiques.

Par-dessus tout, ce qu'elle a fait apparaître avec une acuité sans précédent, c'est la nécessité impérieuse de combler la béance angoissante qui s'est installée entre le mangeur-consommateur et ses aliments, de lui permettre de se les réapproprier et, du même coup, de se retrouver lui-même.

Génie génétique, agriculture
et alimentation : entre peurs et espoirs

Axel Kahn[*]

Le génie génétique a environ vingt-cinq ans, et a commencé d'investir le secteur agroalimentaire il y a quinze ans avec la création de la première plante transgénique, par une équipe européenne dirigée par Jell Schell et Marc Van Montagu à Gand (Belgique). En 1995 sont apparues sur le marché les premières plantes transgéniques, bientôt suivies des premiers aliments préparés à partir de produits transgéniques. En 1998, plus de vingt millions d'hectares de plantes transgéniques sont cultivés, principalement aux États-Unis et au Canada, les investissements en ce domaine sont considérables, certaines grandes sociétés ayant bâti toute leur stratégie de développement sur l'utilisation du génie génétique en agriculture et agroalimentaire, notamment le géant américain Monsanto. Quant au mastodonte Novartis, résultant de la fusion entre Sandoz et Ciba Geigy, il annonce que, à un terme rapide, il escompte que 50 % de ses résultats soient obtenus dans le secteur de l'agriculture et de la nutrition, et compte notamment sur le développement des méthodes modernes de biotechnologie pour parvenir à ses fins. Dans le même temps, à l'automne 1996, la conjonction entre une opposition culturelle

---

* Docteur en médecine et docteur ès sciences, Axel Kahn dirige une importante unité de recherche en génétique et théorie génique de l'INSERM. Membre du Comité consultatif national d'éthique, il a été président de la Commission du génie biomoléculaire de 1988 à 1997.

de principe au génie génétique, l'annonce de premiers « aliments transgéniques » et la panique provoquée par la crise de la « vache folle » ont déclenché en Europe, berceau de la transgenèse végétale, de violentes réactions de groupes de pression, relayées par l'inquiétude des consommateurs et les hésitations du personnel politique, européen et national.

Les données techniques et économiques du problème, ses perspectives et sa signification, ainsi que les mécanismes psychologiques et sociaux des réactions engendrées font probablement de la question des OGM l'un de ces épisodes qui résument le mieux les mutations actuelles de nos sociétés.

La place du génie génétique dans l'agriculture de demain

D'abord empiriquement, puis par une utilisation plus rationnelle des lois de la génétique, l'homme a entrepris d'améliorer les plantes qu'il cultive depuis plus de dix mille ans. L'amélioration génétique des variétés cultivées et l'évolution des techniques agricoles ont abouti à des résultats particulièrement spectaculaires depuis le début du siècle, faisant, par exemple, des pays d'Europe occidentale, malgré la densité de leur population, une région largement à l'abri des famines et même exportatrice puissante de produits agricoles. Qu'il s'agisse des céréales (blé et maïs), des betteraves ou des oléoprotéagineux, les rendements ont augmenté, depuis le début du siècle, de cinq à dix fois. En 1996-1997, les rendements à l'hectare du blé et du maïs ont atteint, dans certaines régions de France, les cent quintaux à l'hectare, alors qu'ils étaient inférieurs à quinze quintaux au début du siècle. Cette augmentation importante de la productivité n'est pas simplement un atout économique ; il s'agit également d'une absolue nécessité pour que l'agriculture mondiale continue de remplir sa mission essentielle : nourrir le monde. En effet, l'augmentation de la population mondiale, accompagnée d'un développement de l'habitat et, parfois, d'une compétition entre les surfaces habitées et les surfaces cultivées, entraîne un mouvement de diminution importante des surfaces agricoles par habitant, appelé à se poursuivre : 55 ares, en 1950, 22 aujourd'hui et de 12 à 15 en 2020-2030, alors que la population du globe comptera alors probablement de huit à huit milliards et demi d'habitants. Dans le même temps, l'épuisement de certains sols, surtout dans les pays en voie de développement, et l'augmentation de la température créeront une pression accrue sur l'agriculture, qui aura de plus à faire face, il faut l'espérer, à une augmentation de la demande excédant celle de la population. En effet, l'élévation du niveau de vie de milliards de personnes, notamment en Asie, amènera à un accroissement de la demande par habitant, notamment de viande. Or, il faut entre 2,5 et 6 kg de protéines végétales pour produire 1 kg de protéines animales... Enfin, il est probable que l'on demandera à l'agriculture de contribuer plus qu'aujourd'hui à des activités industrielles, qu'il s'agisse de la production d'énergie ou de substances transformées à usage non alimentaire.

Ce tableau, brossé à grands traits, témoigne de ce que, demain comme hier et comme aujourd'hui, il faudra aboutir à une augmentation de la production... et de la productivité agricole, dans un respect accru de l'environnement. Cela exclut que l'on puisse aboutir à ces objectifs en augmentant encore les intrants, engrais, pesticides et produits phytosanitaires divers. À l'échelle des évolutions macro-économiques, le phénomène de la maîtrise de la production en Europe, avec mise en jachère de certaines terres, n'est qu'un épiphénomène très local non représentatif de la tendance générale. Il est très probable que la poursuite de l'amélioration génétique des variétés végétales permette de relever la plupart des défis rappelés ci-dessus. Parmi ces méthodes d'amélioration génétique, le génie génétique devrait occuper une place significative.

Le génie génétique, aboutissant aux plantes transgéniques, est une méthode révolutionnaire apparue au début des années 1973, et des années 1980 en ce qui concerne les plantes. Il est révolutionnaire en ce qu'il permet d'améliorer, en principe, n'importe quelle espèce vivante à l'aide d'un matériel génétique provenant de toute autre espèce appartenant éventuellement à un autre règne du monde vivant. Cependant, dans le domaine des plantes, les transferts génétiques interspécifiques ne sont pas totalement nouveaux. Tout d'abord, ils se sont produits naturellement, il y a des milliers d'années, aboutissant à une plante comme le colza, hybride naturel entre un choux et une navette. Par la suite, les biotechnologies végétales ont abouti, avant l'avènement du génie génétique, à de tels transferts génétiques par des méthodes de croisements interspécifiques assistés, de fusion de proto-plastes, de sauvetage d'embryons, etc. Les plantes cultivées formant l'essentiel de nos campagnes ont été ainsi progressivement améliorées par introgression de gènes provenant souvent d'autres espèces végé-tales. Ainsi en est-il, notamment, du blé et du maïs.

Par rapport à ces méthodes, le génie génétique a deux particula-rités : d'une part, il permet d'étendre considérablement l'éventail du possible ; d'autre part, il comporte une maîtrise beaucoup plus impor-tante des transferts génétiques effectués. Là où les méthodes anciennes aboutissaient à l'introgression de fragments entiers de chromosomes hétérospécifiques dans le but de conférer un caractère donné, le génie génétique va transférer souvent cent ou mille fois moins d'ADN étranger, en fait uniquement « le » gène, bien caractérisé, conférant le caractère désiré. De ce fait, l'une des caractéristiques des modifications génétiques introduites par transfert de gènes est qu'elles sont considérablement mieux connues, et donc que leurs conséquences sont beaucoup plus prévisibles qu'à l'aide des méthodes antérieures utilisées par les biotechnologies végétales. La structure du gène transféré est parfaitement déterminée, de même que les propriétés de la protéine dont il commande la synthèse. De ce fait, les interactions génétiques et métaboliques entre le « transgène » et la plante-hôte devraient pouvoir être modélisées et analysées.

Ces quelques considérations démontrent qu'il n'est pas possible de parler de l'intérêt et de la sécurité des variétés transgéniques en elles-mêmes... pas plus que de n'importe quel autre type de variété végétale obtenu sans faire appel au génie génétique. Il est certainement possible, par génie génétique, de créer des variétés dangereuses, mais ce danger potentiel est considérablement plus prévisible, parce que la modification génétique est mieux connue, qu'en utilisant certains des procédés traditionnels ou biotechnologiques antérieurement mis en œuvre.

Les différentes tendances de la transgenèse végétale

L'utilisation du génie génétique pour obtenir de nouvelles variétés végétales obéit à deux types d'objectifs : réaliser ce que l'on ne saurait pas faire autrement... ou bien le réaliser plus rapidement et plus commodément.

On peut classer les entreprises de création de plantes transgéniques dans plusieurs catégories en fonction du but poursuivi :

— créer une résistance génétique à des herbicides, permettant de protéger les plantes cultivées contre un produit détruisant électivement les mauvaises herbes ;

— conférer une résistance génétique à des maladies virales, bactériennes ou mycosiques ;

— conférer un niveau accru de résistance à des insectes ravageurs ;

— améliorer des paramètres agricoles (précocité, fertilité, robustesse, productivité...) ;

— créer des stérilités mâles génétiques facilitant la production d'hybrides ;

— diminuer les besoins en produits fertilisants divers ;

— augmenter la résistance des plantes à la culture dans des conditions difficiles (salinité des sols, sécheresse, température élevée...) ;

— modifier la valeur nutritive ou les caractéristiques gustatives d'une plante ;

— améliorer les possibilités dme stockage et de conservation des plantes ;

— modifier la valeur des végétaux pour une utilisation industrielle (biocarburants, acides gras, produits chimiques divers...) ;

— utiliser les plantes pour la production de substances non végétales, par exemple des protéines animales ou humaines utilisées comme médicaments.

Aujourd'hui, ces différents objectifs peuvent être poursuivis avec pratiquement toutes les espèces cultivées, des légumineuses aux céréales, des crucifères aux arbres, etc. Près d'une centaine de variétés végétales ont ainsi déjà été modifiées génétiquement par transfert, probablement, de centaines de constructions génétiques. Les réalisations les plus nombreuses concernent aujourd'hui les plantes de grande culture telles que les céréales, les oléoprotéagineux, les betteraves, les pommes de terre, le coton, les tomates, etc. Le transfert de gènes de résistance aux herbicides est encore la modification la plus fréquemment réalisée par transgenèse, mais elle est maintenant talonnée par la création de plantes résitantes aux insectes et aux maladies. Dans le monde, plus de cinq mille essais ont été réalisés et, à ce jour, une vingtaine de plantes transgéniques sont sur le marché. Les surfaces intéressées par les cultures de plantes transgéniques devraient dépasser les vingt millions d'hectares à la fin de l'année 1998. Aux États-Unis, les surfaces occupées par des cultures de coton, de maïs et de soja transgéniques représentent d'ores et déjà un important pourcentage des surfaces totales. Les pays d'Amérique du Sud se lancent également à grande échelle dans la culture de maïs transgénique résistant aux insectes lépidoptères.

Plantes transgéniques et écologie

Toute variété végétale est susceptible de poser des problèmes écologiques, dont les mieux connus concernent les dangers d'une perte de la biodiversité, le caractère envahissant d'une variété exotique introduite dans un site nouveau, et plus généralement les perturbations causées dans les équilibres des populations végétales, de la microflore des sols et des insectes pollinisateurs. Il faut noter cependant qu'une variété végétale à laquelle un gène a été rajouté est bien moins différente de la variété autochtone parentale que ne peuvent l'être la *Caulerpa taxifolia* et la jacinthe d'eau, deux plantes ayant colonisé des surfaces considérables de nouveaux écosystèmes en lesquels elles étaient introduites. Des propriétés écologiquement défavorables doivent être envisagées non seulement pour les nouvelles variétés introduites, mais aussi pour toutes espèces autochtones pouvant se croiser avec elles. Le problème de « flux de gènes » est souvent mal posé. En effet, une variété quelconque, transgénique ou non, échangera naturellement du pollen, et donc des gènes, avec toutes les variétés interfertiles. Le problème est ainsi plus d'apprécier les conséquences d'un tel échange que de s'interroger sur sa probabilité. Ces questions ne peuvent évidemment être évaluées qu'au cas par cas. Par exemple, pour prendre deux types de dossiers discutés aujourd'hui en Europe, il est évident que le maïs ne semble pas poser de problèmes écologiques alors que cette question est pertinente pour le colza. Le maïs, plante d'Amérique du Sud, n'est jamais une mauvaise herbe et il n'existe pas en Europe d'espèces pouvant échanger du pollen, et donc des gènes, avec lui. En revanche, un colza résistant aux herbicides pourrait, le cas échéant, se comporter lui-même comme une mauvaise herbe résistante à l'herbicide considéré, et transmettre ce caractère à d'autres mauvaises herbes interfertiles. Une telle diffusion du caractère ferait alors perdre son efficacité à l'herbicide considéré, ce qui peut être dommageable si ce produit est difficilement remplaçable.

D'autres questions, telles que l'effet d'un gène de résistance à des insectes ravageurs sur les pollinisateurs domestiques, doivent naturellement être étudiées expérimentalement avant toutes décisions de culture sur une grande échelle. Il en va de même des risques de recombinaison entre un gène viral intégré au génome d'une plante afin de la rendre résistante à une maladie virale, et un virus intercurrent dont la pathogénicité pourrait s'en trouver modifiée, voir exacerbée.

La question de l'influence sur la biodiversité de l'introduction des plantes transgéniques en agriculture est souvent posée. Il est évident que la sélection à outrance aboutissant à l'identification d'une petite quantité de variétés « élites » entraîne un appauvrissement génétique dont les méfaits apparaissent lorsque des agressions d'un type nouveau (maladies, insectes) détruisent totalement des cultures génétiquement uniformes. C'est alors que l'intérêt de la biodiversité apparaît le plus vivement, source des gènes protecteurs qui permettront de dériver de nouvelles variétés résistantes. Pensons à ce que serait la situation des viticulteurs si les porte-greffes américains n'avaient permis de trouver la solution génétique au fléau du phylloxera il y a un siècle. Cependant, la transgenèse végétale n'est pas source d'une diminution supplémentaire de la biodiversité, au contraire. Tout d'abord, la possibilité d'enrichir des variétés végétales avec un ou des gènes provenant de la totalité des êtres vivants présents sur la terre est une formidable source de diversification biologique, et non de réduction de biodiversité. Ensuite, parce qu'un caractère nouveau, monogénique, conféré par transgenèse, peut beaucoup plus facilement être transmis à d'autres variétés interfertiles qu'un caractère phénotypique complexe, multigénique, dont la reproduction à l'identique n'est à la limite possible que par reproduction végétative, c'est-à-dire par clonage.

À côté de ces problèmes, à considérer, les variétés transgéniques peuvent constituer des solutions très intéressantes à d'importants défis écologiques. En effet, certaines modifications génétiques ont pour but de diminuer la quantité d'intrants dont l'accroissement ces dernières décennies pose aujourd'hui de graves problèmes en agriculture intensive : les phytosanitaires, les pesticides divers et les engrais.

Plantes transgéniques et sécurité alimentaire

En termes de sécurité alimentaire, les variétés nouvelles de plantes transgéniques ne doivent pas être considérées différemment de toutes variétés nouvelles proposées pour une mise sur le marché. Aujourd'hui, les tests exigés pour une arrivée sur le marché de plantes transgéniques s'apparentent en réalité plus à ceux réalisés pour l'obtention de l'AMM d'un médicament que d'un aliment : étude toxicologique de la protéine recombinante sur trois espèces, tests d'alimentarité, en utilisant un régime très enrichi en la nouvelle variété transgénique dans ses conditions normales d'utilisation, études biochimiques approfondies. Lorsque le transgène est censé conférer une résistance à un herbicide, une étude toxicologique approfondie du métabolisme de l'herbicide utilisé sur la plante transgénique est exigée. La question d'un éventuel pouvoir allergène de tout nouvel aliment est toujours difficile à résoudre. On sait ainsi que l'introduction des fruits exotiques en Europe (lychee, kiwi, avocat...) a révélé, sans que cela ne soit *a priori* prévisible, des centaines de milliers d'allergies, certaines sévères. Par ailleurs, les allergies à des fruits autochtones tels que les fraises et les tomates restent fréquentes, et sont là encore parfois graves. En matière de plantes transgéniques, il faut considérer trois aspects :

— La variété parentale ; la protéine recombinante produit du transgène ; et une éventuelle modification de la plante du fait de l'introduction du transgène. Il est évident qu'une espèce parentale pouvant donner des allergies restera potentiellement allergisante après introduction d'un transgène...

— Parfois, la possibilité de conférer une propriété allergisante à une plante par transfert de gène est parfaitement prévisible. Par exemple, lorsque le gène codant pour la protéine 2S de la noix du Brésil, allergène bien connu, a été transféré à du soja, l'obtention d'un soja ayant les mêmcs propriétés allergisantes que la noix du Brésil était un résultat tout naturel !

— Dans tous les autres cas, la connaissance complète de la séquence du produit du transgène permet de la comparer avec la structure, répertoriée dans les banques de données, des épitopes protéiques de protéines connues pour être des allergènes potentiels. Aujourd'hui, la tendance est d'exiger que toutes les protéines recombinantes soient informatiquement coupées en petits peptides (de dix à quinze acides aminés, taille d'un épitope) individuellement comparés à la structure de tous les allergènes précédemment répertoriés. Cette étude peut être complétée par des travaux expérimentaux (par exemple, stimulation de lymphocytes de sujets atopiques), mais la grande variabilité indivi-duelle aux allergènes rend de tels tests peu significatifs. Enfin, l'étude des allergies alimentaires a permis d'identifier certaines propriétés communes que l'on peut rechercher systématiquement au niveau des protéines recombinantes : produits abondants et non totalement dégradés dans les conditions de la digestion pepsique en milieu acide de l'estomac.

Au total, il est certainement plus aisé de tester la vraisemblance de propriétés allergisantes d'une variété transgénique dérivée d'une espèce parentale bien connue que de toutes plantes exotiques, de composition précise indéfinissable, récemment introduites sur le marché.

Les raisons d'une opposition, les mécanismes d'une crise

L'opposition au génie génétique dans son ensemble et aux plantes transgéniques en particulier a plusieurs sources. Une opposition radi-cale et de principe au génie génétique, considéré comme une intromission « impie » dans l'ordre naturel, voulu par Dieu et sacralisé. On retrouve là les sources de l'« écologie profonde » particulièrement développées dans les pays nordiques, l'Allemagne et la Suisse alle-mande, ainsi, quoique à un niveau moindre, dans les pays anglo-saxons. Le référendum d'initiative populaire qui a fait l'objet d'une votation en Suisse en 1998, proposant une interdiction de l'utilisation du génie génétique dans l'environnement, illustre parfaitement ce courant. On retrouve également une inspiration de ce type dans les positions de l'association Greenpeace, ainsi que d'autres associations écologistes telles que Ecoropa. En fait, l'opposition de ce courant au génie génétique existe depuis l'origine et a d'abord porté sur les « manipulations génétiques » en laboratoire, puis sur l'utilisation industrielle du génie génétique dans la production des médicaments. Tout le monde se rappelle les campagnes aboutissant au départ d'Allemagne d'une entreprise de fabrication d'insuline humaine recom-binante. Pour ce courant, l'hostilité au génie génétique se nourrit aussi d'une défiance de nature historique et éthique envers la génétique et l'eugénisme, par référence aux dérives d'avant-guerre, particulièrement importantes dans ces pays mêmes où fleurit le courant idéologique de l'écologie profonde.

Souvent endossée par les écologistes, mais dépassant largement leur cadre, une deuxième critique adressée aux biotechnologies modernes est d'être l'instrument d'un asservissement croissant de l'agriculture au monde industriel, des pays du Sud aux pays du Nord et, plus généralement, du monde entier aux grandes multinationales dominées par l'impérialisme américain. À ce propos, on peut noter que la transgenèse végétale peut être en effet l'un des témoins de la tendance actuelle à la « verticalisation » des filières agroalimentaires, les mêmes grands groupes internationaux prenant des positions souvent dominantes des semences et des composés phytosanitaires aux produits dérivés de grande distribution ; cependant, ce n'est à l'évidence pas le génie génétique qui a amorcé ce mouvement, qui risque de se développer avec ou sans lui. Quant aux pays du Sud, il est vrai que leur dépendance vis-à-vis des pays développés ne sera pas atténuée par l'apparition des variétés transgéniques. Mais il est également évident que, en principe, ces pays pourraient être ceux qui ont le plus à attendre du progrès génétique des variétés végétales ; en effet, leurs rendements restent bas, leurs sols s'épuisent, les maladies et ravageurs des plantes de grande culture y sont particulièrement redoutables, alors même que leur croissance démographique exigerait une importante augmentation de la productivité agricole.

Les bases du troisième type d'opposition, de loin le plus répandu dans les pays latins, notamment en France, est la crainte de l'« apprenti sorcier », créant des monstres dont il ne saura garder la maîtrise, incapable de garantir la sécurité à long terme de ce qu'il entreprend. Ces mouvements sont particulièrement sensibles en ce qui concerne l'alimentation dont le statut culturel et symbolique est très particulier. En effet, l'aliment est appréhendé par le consommateur, au même titre que l'air que l'on respire, comme ce produit naturel que l'on doit consommer pour continuer à vivre. De plus, l'aliment véhicule un mode de vie, des traditions et une culture. De ce fait, au-delà même des questions d'innocuité, existe une réaction *a priori* défavorable aux aliments « non naturels ». En quelque sorte, l'alimentation est vue comme ce produit de nature qu'offre la terre à ses enfants pour leur permettre de vivre et de s'épanouir. Naturellement, ce sentiment est aujourd'hui largement mythique et près de 80 % de l'alimentation des citoyens des pays développés correspond à des produits plus ou moins tranformés par l'industrie agro-alimentaire. De plus, chacun sait que l'un des produits alimentaires les plus largement consommés, sur la surface du globe, une boisson brune, acide, gazeuse et sucrée, est certainement la mixture la moins « naturelle » de tout ce que l'on peut imaginer...

Dans le contexte de ces courants d'opinion, sont survenus plusieurs événements, certains dramatiques et tous très médiatisés, ayant conduit à une extrême sensibilité de l'opinion publique. Il s'agit tout d'abord des scandales sanitaires du sang contaminé et de l'hormone de croissance, amenant à développer la suspicion vis-à-vis des scientifiques et des experts. Dans ces cas, les médicaments qui devaient guérir et les praticiens qui devaient soigner... tuaient ! Puis l'inquiétude s'est cristallisée sur l'air que l'on respirait, pollué d'ozone et d'amiante, amenant à développer le procès des lobbies technico-scientifiques. Enfin, l'exaspération a atteint son comble avec le cataclysme de la vache folle et du passage possible de son agent infectieux à l'homme. N'observait-on pas que la folie de l'homme, l'amenant à vouloir produire toujours plus dans un souci de rentabilité économique, ne le faisait reculer devant aucune aberration, telle celle de rendre partiellement carnivore et boviphage les vaches que l'on croyait pourtant dévolues à manger l'herbe de nos prairies et les plantes de nos cultures ! À l'automne 1996, cette situation a naturellement créé toutes les conditions de la déflagration : les consommateurs, discourant longuement sur la dégradation de leur alimentation, liée à son caractère de moins en moins naturel, étaient horrifiés des conditions dans lesquelles l'épidémie d'encéphalite spongiforme bovine avait pu naître et se développer. Après dix années de développement, et des milliers d'essais, les plantes transgéniques arrivaient sur le marché européen. Tous les mouvements opposés de principe au génie génétique et, plus généralement, aux biotechnologies industrielles, ont ainsi bien identifié l'avenue qui s'ouvrait devant eux. Certains de ces groupes, plus ou moins liés au mouvement idéologique de l'écologie profonde, avaient globalement connu un échec en ce qui concerne l'utilisation scientifique et industrielle du génie génétique : l'attente de la population pour être mieux soignée, les succès remportés dans la mise au point de médicaments innovants par génie génétique, l'emportaient sur les critiques qui lui étaient faites. En revanche, dans le domaine de l'alimentation, la réceptivité du public à une opposition frontale semblait bien mieux assurée : le consommateur était mécontent, il était inquiet, il était horrifié et voulait avant tout que l'on ne changeât rien à la manière traditionnelle d'obtenir ses aliments... Dès lors, il suffit de quelques images fortes envoyées par quelques groupes écologistes pour qu'embrayent immédiatement les puissantes associations de consommateurs : les lécithines dérivées du soja manipulé par une grande société multinationale impérialiste américaine se retrouvaient dans une masse considérable d'aliments de consommation courante... notamment dans les petits pots d'aliments pour bébés ! De même, le maïs transgénique pouvait se retrouver dans bien des compositions et comportait bien des incertitudes. Le succès de cette charge était encore avivé par les caractéristiques des premiers dossiers arrivant sur le marché : le soja américain, arme de l'impérialisme vert et prenant la place, dans les filières de l'alimentation animale, de nos oléoprotéagineux et dérivés de céréales locaux, était de plus trafiqué par l'introduction d'un gène poussant à l'utilisation d'un herbicide vendu par le créateur de la plante ! De même, le *corn gluten feed*, constitué de sous-produits du traitement du maïs, est importé en quantités considérables des États-Unis pour entrer dans les filières de l'alimentation animale.

De plus, pour le public ayant beaucoup de difficultés à appréhender exactement la nature de ces nouveaux végétaux, la crédibilité des différents protagonistes était différente et amenait à privilégier la position des opposants au génie génétique. En effet, étaient en lice les industriels, par définition non crédibles, puisque militant pour l'utilisation et la commercialisation de leurs propres produits. Face à eux, des mouvements de protection de la nature et de l'environnement, paraissant sympathiques et perçus comme menant un combat parfaitement désintéressé. Au milieu, des scientifiques systématiquement suspectés d'avoir partie liée avec le monde industriel, et de toute façon, n'ayant guère de raisons « idéologiques » pour s'engager dans une bataille ne les concernant pas directement.

Scénario alternatif d'une crise

À plus d'un titre, cependant, le tour pris par cette crise est singulier et aurait, en fait, pu être totalement différent. En effet, l'élément le plus fort dans la réaction du public est l'émoi provoqué par la maladie de la « vache folle » et son éventuelle transmission à l'homme. Or, la cause de cette épizootie est l'adjonction à l'alimentation des animaux d'un extrait protéique brut, obtenu par traitement incomplètement stérilisant des déchets et des charognes de maintes espèces animales différentes. Il ne s'agit pas là d'un procédé d'un haut niveau de modernité et chacun voit bien qu'un complément protéique apporté sous la forme de mous de fermentation de bactéries ou de levures génétiquement recombinées, produisant par exemple un milieu enrichi en acides aminés, n'aurait entraîné aucune conséquence. De plus, l'encéphalite spongiforme bovine est une maladie de même nature que le Creutzfeld-Jakob. On sait que la transmission de cette abominable maladie à des enfants traités par l'hormone de croissance a cessé dès que l'hormone extractible, purifiée à partir d'hypophyse humaine, a été remplacée par de l'hormone produite par génie génétique. En dehors même de l'alimentation, on sait aussi que si les hémophiles avaient pu être assez tôt traités par un facteur antihémophilique produit par génie génétique, il n'y aurait pas aujourd'hui des milliers de malades atteints du SIDA parce que contaminés par des produits antihémophiliques extraits du sang humain. Donc, l'exigence du public aurait pu être celle d'un plus haut niveau de sécurité dans l'alimentation, apporté par une plus grande maîtrise des procédés telle qu'elle est notamment autorisée, dans beaucoup de domaines, par l'utilisation du génie génétique. Manifestement, cela n'est pas le scénario qui s'est réalisé.

Information du public, étiquetage

L'une des revendications principales des associations de consommateurs qui a émergé de « la crise des OGM » est celle d'un étiquetage informatif. Derrière cette demande, légitime en soi, que d'incertitudes, de non-dits et d'arrière-pensées ! Au départ, en effet, la revendication minoritaire de groupes écologistes d'un étiquetage systématique des produits contenant des OGM semblait contestable en ce qu'elle impliquait que les procédés du génie génétique comportent en eux-mêmes un risque qu'il convenait de signaler, ce qui ne correspond pas à la réalité. Cependant, en dehors d'une notification de risque, l'étiquette doit en effet donner au consommateur les renseignements qu'il considère intéressants. Ainsi, les indications de provenance des produits correspondent à une information revendiquée et ne marquent pas l'existence d'un risque particulier. Donc, si les consommateurs le demandent, il n'y a pas de raison de leur cacher l'utilisation de méthodes utilisant le génie génétique. Mais, grave problème, jusqu'où étiqueter les produits dérivés : le soja transgénique... évidemment oui. Mais les bonbons contenant de la lécithine de soja ? Les viandes de bétail nourri au tourteau de soja ? Le Parlement européen a sagement tranché : l'étiquetage spécifique doit couvrir tous les produits dans lesquels les méthodes les plus sensibles disponibles retrouvent les stigmates de l'utilisation d'une méthode de génie génétique... Cependant, des associations de consommateurs ont revendiqué un étiquetage particulier étendu à tous les produits dérivés : le maïs transgénique, mais aussi l'oie, le foie gras et le tournedos Rossini. Naturellement, il n'existe pas de moyens techniques de faire respecter une telle réglementation, la meilleure des traçabilités ayant ses limites et la totalité du soja et du maïs importés en Europe étant susceptible de contenir des traces rapidement indétectables de produits transgéniques. Là réside, pour les instigateurs de la revendication d'un étiquetage jusqu'au-boutiste, l'astuce... et ses limites bien identifiées par les industriels. Pour les premiers, la suspicion généralisée et invérifiable de l'utilisation du génie génétique, à un stade quelconque d'une filière agroalimentaire, offre un excellent prétexte pour revendiquer une action politique très en amont, tentant d'établir une barrière (efficace ?) à l'importation d'OGM en Europe. Pour les industriels, le soulagement pourrait venir à partir du moment où 98 % des aliments, ceux n'appartenant pas à des filières « biologiques... sans OGM » spécialisées... seraient en fait susceptibles de contenir ou d'avoir utilisé dans leur préparation des OGM...

Les caractéristiques particulières de la question des risques alimentaires sont liées à la relativité de la notion de risque acceptable, totalement dépendante de la grandeur du risque. En matière de médecine, un risque élevé sera accepté pour tenter de guérir une maladie sinon mortelle. En matière d'alimentation dans les pays développés, la plupart des citoyens ne demandent rien de plus à l'alimentation déjà existante, et ne sont donc absolument pas prêts à accepter quelque nouveau risque identifiable que ce soit. Sur cette base se greffe le caractère totalement non scientifique de certaines interrogations motivées par une application d'un « principe de précaution » à la signification réelle non comprise. Quand on demande si l'utilisation au long cours d'un aliment dont aucune caractéristique n'indique qu'il pourrait être néfaste n'aboutira pas néanmoins à des méfaits trente ans après, naturellement aucun scientifique ne peut répondre : pour paraphraser le grand philosophe des sciences Karl Popper, qui établit qu'une des bases de l'énoncé scientifique est sa réfutabilité, l'inconvénient d'une affirmation non scientifique est qu'elle est par essence scientifiquement irréfutable. Dès lors, la seule voie, étroite, restant accessible pour éviter, et, le cas échéant, surmonter les crises liées à l'appréhension du public en ce qui concerne son alimentation, est la transparence de ce qui est fait et l'évidence qu'existent réellement des procédures d'évaluation et de veille sanitaires en matière d'aliments plaçant au-dessus de tout la santé des gens. Reste aussi à faire en sorte que la société offre à tous ses citoyens, à l'école et au-delà, les moyens de discernement nécessaires, passant par le développement de la culture scientifique et de l'esprit critique... mais nous sommes là dans un tout autre débat.

La détection des organismes génétiquement modifiés[*]

ALAIN COLENO[**]

Le développement des produits issus du génie génétique pose des problèmes d'acceptation dans le cadre des solutions mises en œuvre par la Communauté européenne, des directives, entre autres, concernant l'étiquetage ont été promulguées. De ce fait, il est nécessaire de pouvoir détecter et parfois d'identifier les constructions génétiques présentes éventuellement dans un matériel végétal. Les techniques mises au point pourront être utilisées pour tous contrôles, quelles qu'en soient les raisons, et d'une manière générale dans le cadre du champ couvert par les directives 90/219/EC et 90/220/EC. Dans l'instant, aucune directive européenne ne donne une position commune sur ce problème de la détection, bien que chaque pays ait mis en œuvre un dispositif qui permet concrètement cette détection. Cette note se fixe surtout d'apporter des éléments de réflexion sur tous les problèmes liés à la détection des OGM.

* Texte paru dans la lettre scientifique de l'Institut français de nutrition, février 1998, reproduit avec l'aimable autorisation de l'auteur et de l'IFN.
** Professeur à l'Institut national agronomique Paris-Grigon.

Techniques de détection et d'identification

La détection concerne la mise en évidence d'un OGM quelle que soit la construction génétique introduite.

L'identification concerne la détermination d'un OGM particulier et de lui seul.

Actuellement, la technique **PCR** *(polymerase chain réaction)* est celle qui assure en toute sécurité (à des taux allant de 10^{-3} à 10^{-5} selon la maîtrise des opérateurs) la détection d'un fragment d'ADN dans l'échantillon sous analyse. La maîtrise des opérateurs est essentielle. Il s'agit en effet non seulement de dominer la technique elle-même, mais aussi de connaître avec précision le milieu à partir duquel se fait l'extraction de manière à extraire en toute sûreté la majeure partie de l'ADN présent. Les problèmes rencontrés concernent essentiellement l'échantillonnage, la préparation des échantillons et les amorces utilisées pour la technique proprement dite. Ces amorces sont essentielles, c'est à partir d'elles que se réalisera l'amplification du fragment d'ADN recherché (si il est présent). Deux stratégies peuvent être utilisées :

— On dispose d'amorces aspécifiques, mais présentes dans toutes les constructions génétiques connues à ce jour ou dans certaines d'entre elles. On peut alors *détecter* la présence d'un OGM si la réaction est positive, mais attention aux faux positifs ; il peut y avoir dans la nature d'autres ADN que ceux d'un OGM qui répondent aux amorces utilisées. Il faut donc utiliser plusieurs amorces convenablement choisies. Ainsi, l'étude des constructions génétiques utilisées à l'heure actuelle montre que la plupart d'entre elles contiennent tout ou partie du promoteur 35S du virus de la mosaïque du chou-fleur et également certaines origines de réplications ou certains marqueurs particuliers comme la résistance à l'ampicilline. On peut donc imaginer une approche matricielle en choisissant un, deux, ou plusieurs groupes d'amorces correspondant à tel ou tel fragment largement utilisé.

— On dispose d'amorces *spécifiques* (les meilleures comportent un fragment du gène végétal où s'est insérée la construction, suivie d'un fragment de la construction génétique introduite) à chacune des constructions *possibles* (c'est-à-dire connues) ; on peut alors identifier un OGM particulier.

Il est facile de déduire les difficultés présentes et futures que rencontrera la mise en œuvre de ces techniques :

— On ne peut identifier un OGM inconnu, puisque nous ne disposons pas des amorces correspondantes.

— On peut détecter *actuellement* tous les OGM éventuellement présents, parce que leur carte comprend des éléments communs. Il n'est pas du tout sûr qu'il en soit de même pour les constructions à venir. Des systèmes artificiels d'excision spécifique (système cre-lox) sont introduits dans toutes les nouvelles constructions. Ces dernières après insertion et arrivées au stade commercial ne contiendront plus que le (ou les) gène(s) d'intérêt muni(s) de séquences de régulation (sans doute d'origine végétale).

— On ne peut obtenir d'amorces spécifiques qu'avec le concours des firmes productrices (puisqu'il s'agit de données confidentielles), mais depuis juin 1997 les dossiers d'homologation, pour être recevables, comportent l'obligation de fournir soit les amorces, soit les séquences de ces amorces.

— Il est essentiel et urgent qu'une homogénéisation des méthodes et des protocoles soit réalisée au plan communautaire. Elle est en cours.

Pertinence de la détection

Il ne suffit pas de détecter ou de ne pas détecter un OGM, encore faut-il avoir une idée de la pertinence de cette détection.

La réflexion doit donc s'organiser autour de :

— La sensibilité de la technique : 10^{-3} à 10^{-5} ; comme nous l'avons vu, elle permet d'être assuré que si un ADN OGM intact est présent dans l'échantillon, il sera détecté.

— Le taux de détection qui mesure de fait le risque que l'on admet. C'est en fait (bien que peu de gens en soient conscients) une donnée essentielle. Celle qui est fondatrice de la réflexion. Pour bien comprendre les liens entre le taux de détection et la sensibilité d'une technique de détection, supposons que nous ayons à traiter le cas simple d'un lot composé d'éléments discrets (des graines par exemple). La taille de l'échantillon *à analyser* sera fonction des taux de détection fixés et de la certitude avec laquelle nous voulons le respecter. La distribution d'un élément anormal dans le lot (la population) suit une loi de Poisson. Il est donc aisé de calculer la taille de l'échantillon (n) pour avoir la certitude (P = 99,3) d'avoir au moins un élément anormal dans *l'échantillon* si le taux de détection accepté est T (voir tableau p. 97). On voit ainsi que si le taux est de 0,01 la taille de l'échantillon sera de cinq cents éléments pris *au hasard* dans la population. Si le taux est de 0,001, la taille de l'échantillon sera de cinq mille éléments pris au hasard dans la population.

Si la sensibilité de la technique d'analyse est de 10^{-3}, il faudra partager les cinq mille éléments en au moins cinq parties pour être sûr d'avoir au moins une réaction positive dans la partie qui contiendra l'élément anormal.

Si la sensibilité de la technique d'analyse est de 10^{-5}, l'échantillon pourra être analysé en une seule fois. On voit donc que la décision fondatrice reste la fixation du taux de détection.

Un peu de bon sens est ici particulièrement requis :

— ce taux ne peut pas être nul (concrètement il est *impossible* de prouver l'inexistence de quelque chose) ;

— ce taux ne peut pas être plus faible que celui fixé dans les échanges commerciaux pour garantir la pureté du produit, soit 1 % ;

— ce taux ne peut pas être plus faible que ceux fixés dans le cas d'analyses de contaminants certainement dangereux (à titre d'exemple une *listeria* pour 200 g de produit).

Détection de produits de gènes introduits après première ou deuxième transformation

Le problème peut être de rechercher des traces d'ADN (auquel cas on se retrouve dans la logique précédemment développée) ou des protéines produits des gènes introduits. Il est clair que dans ce dernier cas, il ne peut s'agir que de protéines qui ne présentent aucun caractère nocif quel qu'il soit, puisqu'il s'agira *toujours de produits ayant satisfait à toutes les exigences légales.*

Ceci étant dit, trois conditions au moins peuvent orienter la réflexion :

— Il s'agit dans la plupart des cas de protéines présentes à des concentrations faibles dans la plante ou dans la graine.

— Il s'agit à chaque fois de protéines spécifiques ayant des propriétés caractéristiques de stabilité en fonction des conditions du milieu (thermostabilité, solubilité, dégradation par les acides et les bases, oxydation...). Les traitements en transformation et les conditions de milieu découlant des diverses transformations auront des effets importants sur la structure de ces protéines.

— Il s'agit de produits pour lesquels de nombreuses techniques de détection existent, les plus sensibles et les plus spécifiques sont basées sur l'application des méthodes immunologiques. Il est donc nécessaire de disposer de réactifs sérologiques spécifiques présentant une très bonne affinité. Là aussi, *on ne peut donc espérer détecter que ce que l'on connaît.*

Les problèmes d'échantillonnage, de taux de détection, de pertinence se posent dans les mêmes termes.

Probabilité de détection (P) pour différents taux de contamination (T) en fonction de la taille de l'échantillon (n)

n \ t	0,0001	0,001	0,005	0,01	0,02	0,03	0,04	0,05
100			39,35	63,21	86,47	95,02	98,17	99,33
200		18,13	63,22	86,47	98,17	99,33	99,97	
300		25,92	70	95,02	99,75			
400		39,97	86,47	98,17				
500		39,35		99,33				
600		45,12						
700		50,34						
800		55,07						
900		59,34						
1 000	9,52	63,21	99,33					
2 000	18,13	86,47						
3 000	25,92	95,02						
4 000	32,97	98,17						
5 000	39,35	99,33						

DEUXIÈME PARTIE

Risques et chiffres

Le risque alimentaire toxicologique et infectieux

LIONELLE NUGON-BAUDON[*]
TRISTAN CORRING[**]

La toxicologie peut se résumer à une pharmacologie qui aurait dépassé les doses : bon nombre de substances intoxicantes à fortes doses peuvent être protectrices à plus faibles doses, celles que nous apporte en général l'alimentation. Parler d'une substance pharmacologiquement active implique de prendre quatre grands critères en considération : son activité, sa dose dans nos aliments, la fréquence à laquelle nous consommons ces aliments et bien sûr la biodisponibilité de cette substance dans l'organisme.

L'élucidation des causes d'intoxications alimentaires au sens large s'est beaucoup améliorée au cours des dernières décennies. Leur nombre est en nette régression depuis 1950. Les intoxications alimentaires dues à des bactéries demeurent les plus fréquentes. Les intoxications d'origine « chimique », dues à la présence dans l'aliment d'une substance n'ayant pas été produite par un microorganisme, sont en nombre relativement plus faible. Cependant, cette constatation ne signifie pas grand-chose. En effet, l'écrasante majorité des intoxications « chimiques » répertoriées résulte d'intoxications aiguës. Les intoxications d'accumulation, dont les effets peuvent se traduire après plusieurs décennies, sont beaucoup plus difficilement identifiables et

---

* Responsable de l'équipe MBS, UEPSD, département NASA, INRA.
** Chef du département Nutrition, alimentation et sécurité alimentaire, INRA.

quantifiables. Les conséquences au long terme de contaminations par les mycotoxines entrent dans cette dernière catégorie.

Ce chapitre ne prétendant pas être exhaustif faute de place, seuls les risques majeurs seront abordés, en prenant en compte notre mode d'alimentation. Il ne traitera que des aspects délétères engendrés par les micro-organismes, les toxiques naturels ou d'intervention, et les métaux lourds.

Intoxications/intoxinations dues aux micro-organismes

BACTÉRIES

Les intoxications bactériennes sont responsables de quelques dizaines de décès par an dans notre pays.

À quelques exceptions près, il s'agit de gastro-entérites. Presque toujours bénignes pour l'adulte en bonne santé, elles peuvent être catastrophiques voire létales chez l'enfant, la personne âgée, dénutrie, la femme enceinte ou le sujet immunodéprimé. Il est à souligner que des mesures d'hygiène simples comme le lavage des mains et des surfaces sur lesquelles ont reposé des aliments, ainsi que la cuisson permettent d'éliminer bon nombre de ces risques. Une proportion très importante des intoxications alimentaires résultent d'une contamination fécale. Dans le cas des produits animaux, elle peut survenir lors de l'éviscération, les matières intestinales de l'animal allant contaminer le muscle, ou par contact avec des mains sales. Les ruptures de la chaîne du froid, ou les chauffages insuffisants sont d'autres causes majeures.

Les « intoxications bactériennes » peuvent se classer en deux sous-groupes : les intoxinations, et les infections. Dans le premier cas, c'est la consommation de toxine bactérienne produite dans un aliment qui déclenchera la pathologie. En d'autres termes, la bactérie peut avoir été détruite, par exemple par chauffage, sans que cela ne change rien aux symptômes. Dans le deuxième cas, c'est la consommation d'un aliment contaminé par des bactéries vivantes qui est en cause. Il convient aussi de prendre en compte la thermorésistance des germes responsables des infections. Dans la plupart des cas, une simple pasteurisation ou un chauffage « domestique » permettent de les éliminer. Mais dans le cas de germes sporulants, seule une élévation importante de la température permettra de s'en débarrasser. La même difficulté peut survenir pour les intoxinations générées par des toxines thermorésistantes.

Salmonella (autres que *typhi*). On doit à ces germes thermosensibles une grande part de nos intoxications d'origine bactérienne. On en trouve dans les œufs infectés au passage de l'oviducte, dans les volailles à la suite des éviscérations et dans les produits laitiers. Presque toutes les intoxications sont dues à des contaminations fécales. L'apparition des premiers signes cliniques (quelques heures postingestion, dans la majorité des cas après vingt-quatre heures, parfois retardée de quatre à cinq jours) se caractérise par des douleurs abdominales et céphalées violentes, frissons, fièvres, vomissements, diarrhées fétides, somnolence, prostration, anorexie. La guérison, en général spontanée, survient en quelques jours.

Campylobacter jejuni : il est reconnu comme une des premières causes de diarrhées en Europe et aux États-Unis. Dans certains États américains, il occasionnerait plus de cas à lui seul que les shigelloses et salmonelloses réunies. Le germe est thermosensible. Les sources de contamination les plus fréquemment citées sont la volaille, la viande en général, les crustacés, le lait cru. Les symptômes débutent un à dix jours après l'ingestion du produit contaminé (en général deux à cinq jours). Ils se manifestent par des douleurs musculaires, des migraines, de la fièvre, une diarrhée, des douleurs abdominales et des nausées. Les infections du jeune enfant sont à prendre très sérieusement et peuvent associer méningite, septicémie et diarrhée. Les complications sont majoritairement dues à la déshydratation qui résulte de l'émission de matières fécales très aqueuses. On note également parfois des complications articulaires.

La *listériose* est due à *listeria monocytogenes*. C'est une pathologie redoutable chez la femme enceinte et le fœtus, chez l'enfant, les cancéreux, les immunodéprimés. Les aliments les plus souvent contaminés sont le lait, les fromages, les viandes, charcuteries, volailles. On la trouve également dans les produits de la mer, les salades et parfois les sandwiches préparés. Il existe un portage sain dans l'intestin des animaux d'élevage et de l'Homme[1]. Les symptômes sont très variables d'un individu à l'autre et débutent un jour à plusieurs semaines après ingestion. Chez l'adulte, ils se caractérisent par une sorte de syndrome grippal d'intensité variable (poussées de fièvre, frissons, migraines, lombalgies et parfois douleurs abdominales et diarrhées). Les complications possibles sont une septicémie, et une méningo-encéphalite. Des avortements spontanés sont à craindre chez la femme enceinte. Une antibiothérapie très efficace est disponible. La bactérie est détruite à la chaleur.

Escherichia coli est thermosensible. C'est un hôte classique du tube digestif des animaux à sang chaud et de l'Homme. À ce titre, les sources principales de contamination sont les produits carnés mais également le lait cru, les produits végétaux obtenus grâce à des fumures animales. La plupart des *E. coli* sont à l'origine de gastro-enté-

---

1. Homme avec une majuscule sous-entend « espèce humaine », avec une minuscule désigne le sexe masculin.

rites peu graves chez l'adulte. Cependant la souche toxinogène O157:H7 engendre des troubles beaucoup plus sévères et est responsable de plusieurs décès, notamment au Royaume-Uni. Les symptômes commencent par des douleurs abdominales violentes et une diarrhée profuse, trois à neuf jours après l'infection. Ils peuvent perdurer deux à neuf jours, davantage en cas de complications. Certains sujets développent une colite hémorragique avec nausées, vomissements, selles sanglantes. Cette colite peut dégénérer et aboutir à des anémies sévères et une insuffisance rénale aiguë, notamment chez l'enfant et la personne âgée. La fièvre est rare et discrète.

Staphylococcus aureus : il s'agit d'intoxinations, en général bénignes. La toxine est produite par la bactérie lors de son rapide développement dans les viandes, volailles, charcuteries, crèmes pâtissières, plats cuisinés, fromages, poissons. Elle résiste à l'acidité stomacale et est thermostable. L'apparition des symptômes est précoce (une à trois heures, voire au maximum six heures après ingestion) : sursalivation, nausées, vomissements violents, douleurs abdominales intermittentes, suées, maux de tête, parfois de la fièvre éventuellement associée à une prostration. Dans la majorité des cas, les symptômes ne persistent pas au-delà de vingt-quatre à quarante-huit heures. *S. aureus* est également responsable des furoncles, panaris et de l'infection des plaies (autre voie de contamination comme les sécrétions nasales, l'acné, la peau et les muqueuses en général). Il bénéficie d'un portage sain de la part de bon nombre d'humains.

Clostridium botulinum est présent dans l'intestin du porc et des poissons. Le botulisme est une intoxination. Moins de 1 µg de neurotoxine botulique suffit à tuer un adulte. Les cas de botulisme sont maintenant très rares en France, non seulement grâce à la surveillance des denrées alimentaires mais également à l'utilisation des nitrites qui inhibent le développement de la bactérie. Apparaissent en premier des troubles oculaires suivis parfois d'un bref épisode diarrhéique. L'atteinte du système nerveux se poursuit par une sensation de sécheresse dans la bouche et sur l'épiderme, puis une difficulté de déglutition et d'élocution, la dilatation des pupilles. Enfin, surviennent les troubles respiratoires qui évolueront jusqu'à la paralysie, cause du décès. Il existe des sérums anti-toxines. La bactérie résiste à la chaleur (105 °C pendant deux heures et 120 °C pendant dix minutes). Sa toxine est moins thermostable (quelques secondes à 100 °C). Les cas de botulisme surviennent donc toujours après la consommation d'aliments (mal) stérilisés ou peu cuits ou crus. Les conserves familiales posent un réel problème lorsqu'elles ne sont pas stérilisées de façon adéquate.

MOISISSURES

Le risque santé que représentent les mycotoxines doit être gardé en mémoire afin de relativiser la toxicité des pesticides utilisés pour les combattre.

On recense à l'heure actuelle près de deux cent mille espèces de moisissures. Si le risque alimentaire infectieux est mineur, tel n'est pas le cas de l'intoxication par les mycotoxines. Hydrophobes et thermo résistantes pour la plupart, une cuisson ou un lavage ne nous en débarrasse pas.

Hors cas d'intoxications aiguës provoquant immédiatement une pathologie voire la mort, il est pratiquement impossible de chiffrer les cas invalidants ou mortels qu'on leur doit à long terme. De l'avis des experts, ce chiffre doit cependant être considérable. Plusieurs raisons expliquent la difficulté de cette évaluation dont la principale est sans doute la durée d'évolution de certaines des pathologies dont les mycotoxines sont les agents.

La toxicité de bon nombre de ces mycotoxines est très importante, parfois à dose modeste. Leurs cibles sont multiples (système nerveux, sang, foie, reins, poumons, reproduction, etc.). De nombreuses sont cancérogènes et tératogènes chez l'animal. On signale leur présence dans de nombreux produits dont les céréales, le soja, les fruits frais ou secs, etc. Nous ne détaillerons ici que deux d'entre elles : l'aflatoxine, l'une des plus redoutables, et la patuline.

Aspergillus flavus : sécrète plusieurs aflatoxines. L'aflatoxine est cancérogène chez toutes les espèces animales testées. Elle est tératogène chez le rat. Depuis 1987, il est admis qu'elle est aussi cancérogène chez l'Homme (IARC[2], 1987b). Certaines études récentes poursuivies chez l'homme mettent en évidence un lien entre niveau d'intoxication par l'aflatoxine et infertilité, corrélant en cela les résultats obtenus sur rongeurs.

On trouve ces moisissures dans l'arachide, le maïs, le riz, le blé, le soja, le tournesol, les fruits secs, etc. L'aflatoxine est soluble dans les graisses et passe dans l'huile tirée des oléagineuses contaminées. La préparation industrielle des huiles réduit considérablement ce risque grâce à l'utilisation de solvants qui retiennent la mycotoxine. L'aflatoxine passe aisément dans le lait et dans les œufs. Deux tableaux parus dans *Sécurité alimentaire du consommateur* (Moll & Moll coordonnateurs, Éditions Lavoisier, Tec-Doc, 1995) résument les contrôles effectués sur des laits de différents pays. La fréquence de laits français contenant des doses décelables d'aflatoxine M1 est très largement inférieure à ce qui est observé dans d'autres pays européens. Depuis 1982

---

2. Agence internationale de recherches sur le cancer.

l'évolution toxicologique des laits français est favorable et se traduit par 95 à 100 % d'échantillons très satisfaisants.

Les *clavatoxines* dont la *patuline* sont produites par bon nombre de *Penicillium* et quelques *Aspergillus* et *Byssochlamys*. Ces moisissures peuvent se développer en surface des fruits (pommes, poires, cerises, abricots, etc.) et contaminer les jus de fruits que l'on en tire. Un contrôle espagnol de 1994 portant sur cent jus de fruits révèle que 82 % d'entre eux étaient contaminés.

La patuline est une neurotoxine puissante qui provoque, chez l'animal, des troubles moteurs, des œdèmes pulmonaires, des dommages du foie et des reins, et un œdème du cerveau. C'est également un cancérogène.

Toxiques naturels animaux et végétaux

ANIMAUX

Nous n'évoquerons dans ce chapitre que la *saxitoxine*. Les huîtres étant son principal vecteur (avec les coquilles Saint-Jacques), elles sont l'objet d'une extrême vigilance qui a conduit par exemple à leur interdiction à la vente en février 1993. Les services de contrôle redoutaient la présence de saxitoxine. Les symptômes de l'intoxication surviennent trente minutes après ingestion : sensation de fourmillement ou au contraire d'anesthésie dans les extrémités. Le phénomène se généralise et provoque une perte de la coordination musculaire. La mort survient par paralysie respiratoire (dose létale chez l'Homme adulte : 0,5 à 1 mg).

D'autres neurotoxines existent et sont responsables d'un grand nombre d'intoxications dans le reste du monde, notamment dans la zone Pacifique. Tel est le cas de la tétrodoxine (dose létale chez l'Homme = 1 mg) et des neurotoxines à l'origine du *NSP (neurotoxic shellfish poisoning)* dont les vecteurs sont les coquillages marins.

VÉGÉTAUX

Nombre des toxiques végétaux sont des systèmes de défense de la plante, et certains participent à l'arôme ou à la couleur des végétaux. Ces toxiques peuvent exister de façon constitutive, ou encore être produits ou surproduits à la suite d'une agression. Leurs modes d'action et leurs cibles sont variables. Les doses auxquelles ils produisent leurs effets délétères chez l'Homme également. Beaucoup de ces substances intoxicantes à hautes doses sont maintenant pressenties, à plus faibles doses, comme candidats protecteurs vis-à-vis de certaines pathologies. On distingue les substances antinutritionnelles des substances spécifiquement toxiques. Les premières agissent en réduisant la disponibilité de certains constituants de nos aliments, et donc en provoquant une perte pour notre organisme.

Les *antiprotéases* (perturbent l'assimilation des acides aminés) et les *anti-carbohydrases* (capables d'inhiber la dégradation des glucides complexes) ne représentent pas un problème majeur dans nos pays de pléthore. De surcroît, elles sont généralement détruites par la germination, le trempage et la cuisson.

Parmi les substances antiminérales ou antivitaminiques, les phytates contenus dans le son des différentes céréales (2 à 5 g par kilo de céréales), et le soja (5 à 8 g par kilo de protéines de soja), piègent le calcium. Cette fuite calcique peut devenir préoccupante chez l'enfant, la femme enceinte ou allaitante. Il est recommandé aux sujets privilégiant les céréales complètes de compenser cette perte en augmentant leur consommation de produits laitiers. Les phytates chélatent également le fer, le zinc, le magnésium, le sélénium et le cuivre. Ils sont partiellement détruits (30 à 60 %) par la fermentation et la germination. Mais certains auteurs suggèrent que l'acide phytique serait le principal facteur protecteur des fibres alimentaires vis-à-vis du cancer. L'hypothèse retenue est celle d'une élimination partielle du fer.

L'*acide oxalique* est un anticalcium, mais également un antisodium et un antipotassium. L'oseille en contient des quantités importantes (5 g à 12 g par kilo), comme la rhubarbe (8 g à 11 g par kilo), les épinards (9 g par kilo), le cacao (7 g par kilo) et certains thés (11 à 20 g par kilo en moyenne). L'acide oxalique forme des petits cristaux insolubles avec le calcium qui peuvent atteindre le niveau rénal.

Nous n'évoquerons pas *les anti-iode* puisque les problèmes qu'ils ont engendrés ont disparu dans notre pays depuis l'avènement du sel iodé et la généralisation de la consommation des produits de la mer.

Les anti-vitamines sont fréquents et l'acide ascorbique oxydase, une antivitamine C, mérite d'être mentionnée dans le cadre d'une alimentation française. Présente dans la peau des courgettes, melons, concombres, carottes, pommes, tomates, elle détruit leur vitamine C en présence d'air. Ces végétaux ne constituent donc pas une bonne source de vitamine C et il est souhaitable de les découper juste avant de les consommer. La chaleur ou un simple blanchiment détruisent l'antivitamine.

Les *tannins* des fruits et légumes piègent le fer, le cuivre et le calcium. Ils bloquent aussi l'assimilation des protéines. Leur pouvoir antivitaminique s'exerce contre les vitamines B12 et B1 (peut-être aussi contre la vitamine A). Les tannins du thé et du café bloquent la vitamine B1. Expérimentalement, ils sont responsables d'anémies sévères.

Certains alcaloïdes sont des molécules toxiques. Parmi eux, citons la *solanine et la chaconine* constitutives de la pomme de terre et surproduites en réponse à une agression, un mauvais stockage ou la lumière. Ceci explique les concentrations plus importantes trouvées dans les parties hors-sol de la plante par rapport à la chair (germes × 100, peau × 20). Ces alcaloïdes sont tératogènes chez quelques espèces animales. Chez l'Homme, les symptômes de l'intoxication par la solanine sont : apathie ou nervosité, somnolence, troubles oculaires. Des intoxications relativement rares et généralement bénignes sont rapportées en Europe.

Les *méthylxanthines du café, du cacao ou du thé*. Il s'agit, respectivement, de la *caféine*, la *théobromine* et la *théophyline*. Le café contient 1 à 2 % de caféine dans les grains. C'est un stimulant du système nerveux, de l'éveil et des processus de mémorisation. Son action se fait également sentir au niveau cardiaque : tachycardie, légère vaso-dilatation périphérique et activité modestement diurétique. Une analyse de Myers et Coll reprenant les résultats de onze études publiées entre 1977 et 1991, conclut qu'il n'existe pas de lien entre café caféiné et infarctus du myocarde et/ou décès dus à des problèmes coronariens (environ six tasses par jour). Une seule étude (menée entre 1960 et 1985, dix mille sujets masculins) montre une faible association entre caféine et maladies cardiovasculaires, voire mortalité toutes causes confondues. Concernant le cancer, les résultats sont contradictoires, et prennent rarement en compte le mode de préparation du café (filtre ou non) ou le degré de torréfaction des grains. Au contraire, plusieurs études récentes concluent dans le sens de la protectivité de la caféine vis-à-vis des processus de cancérisation. Deux d'entre elles suggèrent que la caféine pourrait contribuer à l'effet protecteur du café (et du thé) à l'égard du cancer du poumon chez le fumeur, mais il convient de rester prudent. Chez la femme enceinte, une nouvelle étude portant sur un large effectif et prenant en compte le tabagisme démontre l'absence de lien statistique entre l'« abus » de caféine et le poids des bébés. Toutefois, les propriétés excitantes de la caféine ingérée par la mère sont perceptibles sur le fœtus. Ceux de mères non ou faibles consommatrices passent moins de temps en période d'éveil, davantage en sommeil actif et autant en sommeil calme.

La *réglisse* contient un alcaloïde (la glycyrrhétine) responsable de cas sporadiques de faiblesses musculaires, de douleurs, d'engourdissement des extrémités. Quelques arythmies cardiaques (chez des patients présentant déjà une histoire cardiaque) lui ont été attribuées. Une consommation de 1 g par jour de glycyrrhétine pendant 10 jours provoque déjà des à-côtés toxiques chez l'Homme (cette dose correspond à 1,5 l par jour de certains sodas). À partir de 5 g par jour, les troubles musculaires s'accentuent, pouvant aller jusqu'à des convulsions, et des troubles cardiaques apparaissent. Les effets toxiques sont beaucoup plus sévères chez les hépatiques.

SUPPLÉMENTATIONS VITAMINIQUES

La mode est aux supplémentations, notamment vitaminiques. Beaucoup de travail reste à accomplir sur la dose optimale recommandable de vitamines en prenant en compte tous leurs effets.

De façon schématique, il est admis que les vitamines A et D sont les plus redoutables, leur dose toxique correspondant à une multiplication par 10 à 20 de la dose recommandée. Les suit de peu la vitamine B3 (dose toxique = dose recommandée × 50, soit environ 1 g). Le risque de toxicité par excès est moindre pour les vitamines B1, B2, C, E. Enfin, il est minime pour les vitamines B5, B8, B9, B12 et K.

La dose intoxicante de *vitamine A* est variable selon les effets et les auteurs. Les effets délétères de ces surdoses peuvent se prolonger après l'arrêt des supplémentations. L'hypervitaminose A aiguë se traduit par des céphalées, vomissements, troubles de la coordination et une hypertension intracrânienne. Elle est cependant rare. L'intoxication chronique est plus à craindre et se manifeste par des céphalées, des troubles digestifs, une desquamation cutanée, l'augmentation du volume du foie. Récemment le cas d'une cirrhose consécutive à une prise importante de suppléments vitaminiques a été détaillé chez un homme de trente-cinq ans. La vitamine A en excès est neurotoxique chez l'enfant ou l'adolescent, et l'intoxication chronique se traduit par une soudure prématurée des zones de croissance des os longs et donc un arrêt de la croissance. Selon les auteurs, ces problèmes surviennent avec des doses de vitamine A vingt à cinquante fois supérieures à la dose recommandée.

Des femmes enceintes ayant consommé des suppléments vitaminiques ont mis au monde des bébés porteurs de malformations, notamment oculaires. Cette tératogénicité de la vitamine A dépendrait de l'âge gestationnel.

Des hypervitaminoses D (calciférol) ont été décrites lors de consommation de doses dix à vingt fois supérieures aux recommandations. Elles se manifestent par l'apparition d'une soif inextinguible corrélée à l'augmentation du volume d'urines émises, des troubles digestifs, une perte de poids, une hypertension artérielle et une altération des fonctions rénales. En cas d'intoxication prolongée, des calcifications des vaisseaux sanguins et une insuffisance rénale sont à craindre.

Toxiques d'intervention

PESTICIDES

Les pesticides (produits phytosanitaires) sont classés en fonction de leur cible : insecticides (insectes), fongicides (moisissures), viricides (virus), herbicides (végétaux parasites), etc.

Les symptômes de l'intoxication aiguë aux pesticides, accidentelle, mais non alimentaire, chez l'Homme sont assez bien connus mais nous manquons de recul pour apprécier tous les effets des intoxications à long terme.

Une proscription pure et simple des pesticides n'est pas souhaitable. À titre d'exemple, le rendement d'un hectare en riz permet de nourrir cinq fois plus de gens au Japon qu'en Inde. L'emploi – respectueux des normes et raisonné – de pesticides (fongicides) est, à l'heure actuelle, l'arme la plus efficace contre la menace extrêmement sérieuse que représentent les mycotoxines.

(*Les nitrates :* sont traités ailleurs dans cet ouvrage.)

ADDITIFS

Un additif est une substance que l'on ajoute intentionnellement, ce qui sous-entend que l'on sait ce que l'on ajoute et en quelles quantités. Sont exclus de cette définition les supplémentations d'ordre nutritionnel en vitamines, minéraux, ou en acides aminés et les arômes qui possèdent un statut particulier.

Les additifs ne constituent pas un des dangers majeurs de notre alimentation, même si quelques-uns peuvent être à l'origine de troubles chez certains sujets, notamment les allergiques. Nombre d'entre eux sont indispensables au maintien de la sécurité alimentaire et des qualités organoleptiques et nutritionnelles des produits.

Seuls les additifs pour lesquels des résultats délétères voire ambigus ont été décrits seront mentionnés. Il convient de préciser que ces effets (hormis l'allergie) ont été obtenus chez l'animal en utilisant des doses très importantes d'additifs qu'aucune alimentation ne saurait apporter.

Colorants :

E127 : érythrosine. Mutagène. Augmente la formation de tumeurs thyroïdiennes chez le rat et induit des troubles neuro-physiologiques.

E102 : tartrazine, E160 a à f : caroténoïdes, E141 : chlorophylles : allergies mentionnées chez l'Homme.

Anti-oxygènes :

E320 : BHA (butylhydroxy anisol). Freinerait l'action cancérogène de certaines substances mais favoriserait celle d'autres (rongeurs). Provoque goitre et hypertrophie hépatique (rat, singe). Allergies mentionnées chez l'Homme.

E321 : BHT (butylhydroxy toluène). Ressemble au BHA en plus suspect. Hémorragies pulmonaires (rat).

Conservateurs :

E249, E250 : nitrites. Voir paragraphe.

E251, E252 : nitrates. Voir paragraphe.

E200 à 203 : acide sorbique et sels de sorbate. E201 (sorbate de sodium, peu utilisé) mentionné comme mutagène. L'acide sorbique peut réagir avec les nitrites pour donner des produits mutagènes.

E221 à E227 (pas de E225) : sulfites, disulfites. Antivitamine B1. Allergies mentionnées surtout chez les asthmatiques. Céphalées possibles. Interdits dans certains pays.

E280 : acide propionique. Dommages cellulaires pouvant dégénérer en tumeurs (rat, long terme).

E211 : benzoate de sodium. Rares allergies mentionnées : migraines, démangeaisons, urticaires. L'acide benzoïque et ses dérivés (E210 à E219) sont très surveillés.

Il paraissait intéressant de développer les *nitrites* puisque ces conservateurs (E 249, E250) sont communément utilisés. Leur intérêt majeur est d'inhiber le développement de *Clostridium botulinum.* Ils possèdent une toxicité non négligeable (DJA = 0,13 mg par kilo d'Homme). Une directive CEE de 1980 proscrit leur présence dans les eaux de consommation. Il s'agit d'antivitamines et ils ont été impliqués dans de fausses allergies alimentaires. On pense aussi qu'ils favoriseraient la rapidité d'apparition d'hypertension chez des sujets « naturellement » hypertendus (survenue des troubles beaucoup plus précoce). Des cas rares mais dramatiques d'intoxications aiguës ont été décrits chez l'Homme après consommation d'eau polluée ou de conserves carnées surdosées. Cette méthémoglobinémie (transformation de l'hémoglobine la rendant non fonctionnelle pour le transport de l'oxygène vers les cellules) se caractérise par une cyanose. Surviennent des céphalées, vertiges et crises de tachycardie. Dans les cas les plus sévères suivront des raideurs, des troubles de la conscience, des troubles oculaires et la mort. Le nourrisson, avant l'âge de quatre mois, est particulièrement sensible à cette toxicité.

La toxicité des nitrites peut aussi être la conséquence de la formation de nitrosamines.

Les *nitrosamines* : bien que non intentionnelles, nous avons classé ces substances dans ce chapitre puisqu'elles peuvent résulter de la conversion des nitrites et des nitrates. Les nitrates peuvent être transformés en nitrites *in vivo*, s'ajoutant à ceux que nous ingérons, et se complexer à des amines résultant de l'hydrolyse digestive des protéines alimentaires pour former des nitrosamines. On ignore combien l'Homme produit de ces substances.

On sait depuis 1956 que ces nitrosamines sont cancérogènes chez l'animal, mais leur impact est difficile à apprécier chez l'Homme. Certaines d'entre elles induisent des tumeurs du foie, du pancréas, de la langue, de l'œsophage, de l'estomac, des poumons chez l'animal. À dose plus élevée mais cependant modeste (200 µg par kilo de rat), quelques-unes provoquent la mort par nécrose hépatique en quelques semaines. En ingestion chronique et à faible dose, 90 % des rats développent en moins de un an des tumeurs rénales et pulmonaires dont presque la moitié sont métastasées.

Cette partie expérimentale engage à la plus grande prudence chez l'Homme d'autant que certains indices épidémiologiques vont dans le même sens. Ainsi, on soupçonne fortement un lien entre cancer de l'œsophage et nitrosamines.

La présence de nitrosamines dans les aliments est très variable d'un contrôle à l'autre. Les denrées carnées traitées pour la conservation semblent être la première source de contamination humaine, même si des efforts considérables ont été fait au cours de ces dernières années par les industries agro-alimentaires.

Métaux lourds

LE PLOMB

la dose tolérée en France pour un adulte est de 3 mg par semaine. Certaines estimations américaines considèrent qu'elle devrait être divisée par 6.

L'intoxication aiguë par le plomb se traduit par : coliques, nausées, sévère constipation, sensations anormales, et difficulté motrice. Apparaît rapidement une anémie. Le plomb est hémato-toxique et neurotoxique. Le symptôme le plus connu de l'intoxication saturnienne est la main « en griffe ».

Une étude de 1990 indique que les femmes ayant été exposées au plomb durant leur jeunesse connaissent plus d'avortements spontanés et accouchent plus souvent d'enfants morts-nés ou déficients intellectuellement. L'intoxication saturnienne chronique se manifeste chez l'Homme par un retard de croissance et une plus petite taille perceptible dès les premières années de la vie.

Un effet toxique sur l'immunité et la fécondité a été évoqué mais trop peu de données existent encore sur ce point. En revanche, aucun résultat ne permet de soupçonner le plomb d'être cancérogène ou tératogène chez l'Homme.

Le fœtus et le jeune enfant jusqu'à deux ans sont particulièrement sensibles à l'effet neurotoxique du plomb. Cette neuro-toxicité est caractérisée par une baisse peu ou pas réversible des facultés cognitives (d'apprentissage notamment).

Les aliments contaminés sont multiples. Des dosages poursuivis sur les abats et le lait des animaux qui pâturent en bordure d'autoroute révèlent des concentrations excessives de plomb. En dépit de résultats parfois contradictoires, il semble que le passage à l'essence sans plomb ait eu des conséquences favorables. Des études allemandes montrent une diminution du niveau de contamination des enfants. Un rapport français de 1992 comparant des repas types dans quatorze départements français, indique une baisse appréciable de l'apport alimentaire en plomb comparativement à ce qu'il était à la fin des années 1980, même si d'autres études tempèrent ce résultat.

Des contrôles français montrent que la contamination de la viande porcine, bien qu'en progression, demeure modeste (45 µg par kilo entre 1985 et 1988 et 76 µg par kilo en 1992). La viande bovine donne des résultats moins satisfaisants (51 µg par kilo entre 1985 et 1988, 218 µg par kilo en 1990, 180 µg par kilo en 1992). Globalement, relativement peu d'échantillons de viande dépassent la dose tolérée de plomb.

Il existe encore des cas de saturnisme hydrique dus à des canalisations d'eau en plomb. Entre 1980 et 1985, quarante cas de saturnisme hydrique ont été signalés dans les Vosges, dont quinze formes neurologiques graves.

LE CADMIUM

Il est strictement interdit d'utilisation dans le monde alimentaire en raison de sa toxicité, mais les contrôles réalisés reflètent un état préoccupant de contamination. La dose hebdomadaire tolérée pour un adulte est de 0,5 mg.

La contamination des sols provient des retombées atmosphériques mais la plus grande part revient aux engrais phosphates, boues d'épandanges et cadmium naturel[3]. L'analyse de quatre cent soixante

---

3. Numéro spécial INRA, *Cinquante années de recherches*.

surfaces cultivées, issues de quarante-quatre départements français, a révélé pour plus de 10 % d'entre elles des teneurs en cadmium jugées anormalement élevées.

La toxicité principale du cadmium se manifeste au niveau rénal (atteinte du tube proximal). Des études de mortalité poursuivies au Japon dans des zones industrielles fortement contaminées mettent en évidence une nette corrélation entre cette contamination et une élévation des décès dus à des perturbations rénales graves. Il semble que les dommages occasionnés sont durables voire irréversibles. Une récente étude réalisée à Singapour met en relation le haut niveau de cadmium trouvé dans le sang de sujets masculins et un abaissement du volume de sperme ainsi que des défauts des spermatozoïdes. Pour l'instant, aucun indice ne permet de conclure à un rôle direct du cadmium dans les processus de cancérisation.

Les denrées végétales (fruits, légumes, céréales et produits dérivés) représentent la source de contamination humaine la plus importante. Moins préoccupants sont les mollusques, les crustacés, les poissons (2,6 % de la contamination), les abats (5,5 %).

LE MERCURE

La toxicité des sels de mercure, organiques ou minéraux, est plus importante que celle du mercure métal. La dose maximale tolérée chez l'Homme est 0,3 mg par semaine, dont deux tiers sous forme de mercure organique.

Chez l'Homme, l'intoxication aiguë au mercure se caractérise par des diarrhées et des vomissements sanglants. Survient une anurie (diminution voire suppression de l'émission d'urine) et des troubles nerveux qui vont parfois jusqu'à une encéphalopathie avec coma prolongé irréversible. Au niveau rénal, l'intoxication par le mercure se signale par l'apparition d'une néphrite tubulaire aiguë.

L'intoxication chronique se manifeste par l'apparition du tremblement mercuriel. L'écriture se modifie, le champ visuel se rétrécit. L'ataxie (mauvaise coordination des mouvements) est la règle générale. L'atteinte rénale est moins fréquente. Le méthylmercure peut passer la barrière placentaire et il est tératogène. On pense que le fœtus pourrait être dix fois plus sensible à sa toxicité que l'adulte. On rapporte également des cas d'enfants, exposés *in utero*, souffrant de troubles du développement moteur.

La plus grande part de la contamination humaine provient des poissons et, dans une moindre mesure, des autres produits de la mer (un tiers de la contamination dont 70 à 95 % de méthylmercure). Il semble que les poissons d'eau douce soient moins contaminés que les poissons marins.

Si l'on prend en compte différents paramètres : la dose, la fréquence, la puissance mais également nos normes d'hygiène et notre législation, force est d'admettre que l'éventuelle présence d'une substance spécifique dans nos aliments ne représente sans doute pas le risque alimentaire le plus lourd de conséquences dans notre pays. À titre d'exemple, 40 à 60 % des cancers seraient influencés par notre alimentation, mais un dix millième serait imputable à une « substance » alors que les déviations de notre alimentation au sens large occasionneraient huit cancers sur cent. Parmi ces déviations, un consensus paraît atteint en ce qui concerne la suralimentation et le sur-poids, mais également la diminution de notre consommation en fruits et légumes même si les raisons de la protectivité de ces derniers ne sont que partiellement élucidées.

Aux vues des données toxicologiques, l'angoisse des consommateurs vis-à-vis de substances telles que les additifs n'est pas justifiée, aux doses auxquelles nous les consommons, même si certains pourraient être supprimés. Tel n'est pas le cas des polluants de « l'environnement » (comme les métaux lourds, etc.). Deux facteurs défavorables s'additionnent pour expliquer ce constat : nous ne maîtrisons pas leur diffusion dans les produits alimentaires et la plupart d'entre eux ont une durée de vie longue dans l'organisme animal et humain. Il convient également de mettre en garde les consommateurs contre des engouements ou des proscriptions dont certains ne sont pas justifiés et d'autres carrément dangereux en l'état actuel de nos connaissances. Nous avons évoqué le problème des supplémentations anarchiques de vitamines. Il en existe d'autres.

Gardons en mémoire que la longévité du Français a presque doublé en un siècle et que c'est l'une des meilleures du monde. L'accès à une nourriture plus abondante, plus variée et de meilleure qualité, la sécurité alimentaire et les progrès médicaux sont trois des raisons principales de cet accroissement.

Données sur le niveau et l'évolution de la mortalité en France

(mortalité générale et mortalité liée à la consommation d'aliments toxiques ou contaminés)

Éliane Michel[*]
Georges Péquignot[**]
Éric Jougla[***]

Indicateurs généraux de mortalité

L'espérance de vie[1] est un indicateur important pour apprécier l'état de santé d'une population. Les données présentées dans ce chapitre proviennent de l'INSEE (Institut national de la statistique et des études économiques) pour les données nationales et de EUROSTAT (service statistique de la Communauté européenne) pour les données par pays.

En ce qui concerne les données de mortalité par causes, la France, comme les autres pays européens, dispose d'un enregistrement exhaustif des décès survenus sur l'ensemble de son territoire. Pour

---

* Épidémiologiste au Service d'information sur les causes médicales de décès à l'INSERM, participe régulièrement aux analyses de la mortalité en France.

** Docteur en médecine, AIHP, ancien chef de clinique à la faculté de médecine de Paris, directeur de recherches honoraire à l'INSERM, ancien directeur de la section Nutrition de l'INSERM.

*** Épidémiologiste, directeur du Service d'information sur les causes médicales de décès à l'INSERM, spécialiste de l'analyse des causes de décès en France.

1. L'espérance de vie à la naissance est le nombre moyen d'années restant à vivre à un nouveau-né, si la structure de la mortalité par âge, telle qu'elle existe au moment de sa naissance, ne se modifie pas.

chaque décès, un certificat de décès doit être rempli par un médecin. Ce certificat indique les causes médicales de décès (cause initiale, cause immédiate et états morbides associés). Les certificats sont ensuite transmis, sous forme anonyme, au SC8 de l'INSERM (service d'information sur les causes médicales de décès de l'Institut national de la santé et de la recherche médicale) qui a en charge le codage des causes de décès selon les règles de la Classification internationale des maladies et l'élaboration des statistiques annuelles. L'INSEE fournit au SC8 de l'INSERM les caractéristiques socio-démographiques de chaque sujet. Les résultats présentés dans ce chapitre sont basés sur des analyses effectuées à partir de cette statistique nationale (en prenant en compte la cause initiale de la mort).

L'information de base est le nombre de décès total réparti par cause, âge et sexe. Les effectifs de décès ne sont directement utilisables ni pour les comparaisons entre pays, ni pour l'étude de l'évolution temporelle dans un pays donné, car le nombre de décès est évidemment très lié à l'effectif de la population et à sa distribution par âge qui varient d'un pays à l'autre et dans chaque pays en fonction du temps. C'est pourquoi on calcule des taux standardisés par âge que l'on nomme également taux comparatifs[2]. Un exemple simple montre l'effet pratique important de cette manière de procéder : en France de 1979 à 1995, le nombre d'habitants est passé de 53,5 à 58,1 millions d'habitants et le nombre de décès annuel de 541 805 à 531 618 (−1,9 %) tandis que le taux comparatif de décès calculé en standardisant selon la distribution par âge de la population en 1990 varie pour les mêmes années de 1 161,3 à 872,1 pour 100 000 habitants (−24 %). Une telle disproportion entre l'évolution du nombre de décès et des taux comparatifs est liée à la correction des effets de l'accroissement et du vieillissement de la population.

---

2. Les taux de mortalité standardisés par âge permettent de comparer la fréquence des décès entre plusieurs sous-groupes de population (sexe par exemple) en éliminant les différences dues aux structures d'âge de ces sous-groupes. Cet indicateur est également utilisé pour comparer les niveaux de mortalité observés sur plusieurs périodes, la structure de la population se modifiant au fil du temps. La méthode de standardisation retenue a été celle de la population type (standardisation directe) qui consiste à calculer les taux de décès que l'on observerait dans les sous-groupes considérés si ces derniers avaient la structure d'âge fixe d'une population de référence (population type). La population de référence choisie pour l'ensemble des calculs de taux standardisés effectués dans le cadre de ce chapitre est celle de la France-deux sexes, en 1990, par groupe d'âge quinquennal.

Causes de décès plus spécifiquement liées à la nocivité éventuelle de certains aliments

Les causes de décès plus spécifiques sélectionnées sont celles pouvant être attribuées à la nocivité de certains aliments naturellement toxiques ou contaminés par certains produits chimiques ou des micro-organismes pathogènes (tableau 1). Cette sélection ne prend pas en compte les risques nutritionnels pouvant éventuellement résulter d'une consommation globalement insuffisante, excessive ou mal équilibrée d'aliments non nocifs par eux-mêmes. Les aliments nocifs sont le plus souvent des aliments naturellement inoffensifs contaminés accidentellement par des micro-organismes pathogènes ou des produits chimiques toxiques. Il existe aussi des aliments naturellement toxiques en l'absence de contamination comme les champignons vénéneux, certains poissons ou certaines baies qui peuvent être accidentellement consommés. Mais, par rapport à ces aliments nocifs, où placer les boissons alcooliques qui sont des aliments naturellement toxiques, délibérément consommés pour leurs effets euphorisants, réalisés à partir de liquides d'origine végétale contenant des glucides dont on a provoqué volontairement la transformation en alcool par des micro-organismes ? Nous avons pris le parti de calculer d'abord les taux de mortalité liée à la consommation accidentelle d'aliments toxiques ou contaminés puis de les regrouper avec les taux de mortalité spécifiquement liée à l'alcool pour comparer leur importance respective. La mortalité par l'ensemble des aliments toxiques ou contaminés (alcool inclus) est ensuite comparée à la mortalité générale.

Les causes ainsi sélectionnées appellent les remarques suivantes : il est impossible d'évaluer la proportion des infections intestinales mal définies attribuables à une contamination par voie digestive et il est vraisemblable que la plupart des cas de listériose ne sont pas attribuables à des aliments contaminés. En ce qui concerne la maladie de Creutzfeld-Jakob, jusqu'à présent, un seul décès pourrait être attribuable à une origine alimentaire[3]. La sélection de ces causes entraîne donc une surestimation des risques. Nous avons retenu l'hépatite A parce que le virus pénètre généralement dans l'organisme par voie digestive. Les causes spécifiquement liées à l'intoxication alcoolique ne comprennent pas les accidents ; ce qui entraîne une sous-estimation des risques attribuables à l'alcool. Parmi les causes retenues, les cancers des voies aérodigestives supérieures sont alcoolotabagiques,

---

3. J.P. Deslys, C.J. Lasmezas, N. Streichenberg and coll., « New variant Creutzfeld-Jakob disease in France », *Lancet*, 4 janvier 1997, vol. 349, p. 30-31.

les deux facteurs agissant indépendamment suivant un modèle multiplicatif. Par ailleurs l'intoxication aiguë par l'alcool est définie par l'ivresse mortelle et l'intoxication accidentelle par l'absorption par erreur d'un alcool non éthylique.

Tableau 1 – Effectifs de décès pour les causes liées à la consommation d'aliments toxiques ou contaminés (alcool inclus) en 1995, par sexe

Causes de décès	*Hommes*	*Femmes*	*Deux sexes*
Causes de décès pouvant être liées à la consommation accidentelle d'aliments toxiques ou contaminés	308	429	737
• Maladies infectieuses intestinales	238	361	599
Toxi-infections alimentaires bactériennes[a]	48	47	95
Infections intestinales dues à d'autres micro-organismes	12	26	38
Infections intestinales mal définies	178	288	466
• Listériose	19	10	29
• Hépatite A	4	6	10
• Maladie de Creutzfeld-Jakob	41	49	90
• Intoxication accidentelle par ingestion de substances alimentaires nocives ou plantes vénéneuses[b]	6	3	9
Pathologies spécifiquement liées à l'imprégnation éthylique	18 745	4 768	23 513
• Cirrhose	6 136	2 739	8 875
• Dépendance et psychoses alcooliques	1 929	489	2 418
• Intoxication aiguë par l'alcool	57	14	71
• Intoxication accidentelle par l'alcool	4	3	7
• Cancers des voies aérodigestives supérieures	10 619	1 523	12 142
Ensemble des décès pouvant être liés à la consommation d'aliments toxiques ou contaminés (alcool inclus)	19 053	5 197	24 250
Total toutes causes	**275 106**	**256 512**	**531 618**

Source : SC8-INSERM

a. dont salmonelloses.

b. additifs et contaminants alimentaires, viandes, coquillages, crustacés, poissons, graines, baies, autres plantes, champignons, autres aliments.

Espérance de vie, mortalité générale et mortalité par grands domaines pathologiques [4]

ESPÉRANCE DE VIE

En 1996, l'espérance de vie de la population française s'élève à soixante-quatorze ans pour les hommes et à quatre-vingt-deux ans pour les femmes (tableau 2). De 1935 à 1996, deux sexes confondus, elle a progressé de vingt ans. Au cours de cette période, les femmes ont gagné deux ans de vie de plus que les hommes. L'augmentation de la durée de vie a été continue malgré un ralentissement durant les années 1960. Entre 1991 et 1996, on constate un gain moyen annuel de deux mois et demi pour les hommes et de deux mois pour les femmes. Sur cette période récente, on note à la fois l'écart très important qui subsiste entre les deux sexes et une légère tendance à la réduction de cet écart (7,9 ans en 1996 et 8,2 ans en 1991). La progression de l'espérance de vie observée durant le début des années 1990 a été légèrement moins marquée que celle observée au cours de la décennie 1980.

C'est en France que l'écart d'espérance de vie entre hommes et femmes est maximum par rapport aux autres pays de la Communauté européenne (huit ans contre cinq ans dans des pays tels que le Royaume-Uni, la Suède, le Danemark, l'Irlande ou la Grèce). Cet écart se traduit par une position très différente de l'espérance de vie pour les hommes et pour les femmes par rapport aux autres pays européens ; niveau moyen pour les hommes et espérance de vie la plus élevée pour les femmes françaises qui ne sont égalées que par les femmes suisses. Entre 1991 et 1996, on observe des gains d'espérance de vie, pour l'ensemble des pays européens. L'ampleur de ces gains varie cependant selon les pays. La France se caractérise par une progression moyenne (1,1 pour les hommes et 0,8 pour les femmes). Chez les hommes, les progrès les plus nets sont observés pour la Finlande, l'Islande, la Suède, la Suisse et l'Autriche. Les gains ont été moins marqués pour les femmes (0,9 en moyenne pour l'ensemble des pays et 0,8 pour la France). L'écart entre femmes et hommes est resté relativement stable entre 1991 et 1996 pour la plupart des pays (légère diminution pour la France).

Au niveau mondial, la durée de vie moyenne des Françaises est uniquement dépassée par celle des Japonaises. Par contre l'espérance

---

4. *La Santé en France,* Rapports du Haut Comité de la santé publique, La Documentation française.

de vie des hommes se situe au même niveau que celle des États-Unis mais derrière le Japon. L'importance de l'écart de durée de vie entre hommes et femmes constitue une spécificité française qui se traduit par un niveau particulièrement élevé de la surmortalité masculine dans notre pays en comparaison avec d'autres pays de niveau de développement comparable.

Tableau 2 – Évolution de l'espérance de vie à la naissance en France

	Hommes	*Femmes*	*Différence (femmes-hommes)*
1996	74,0	81,9	7,9
1991	72,9	81,1	8,2
1981	70,4	78,5	8,1
1935	55	61	6
Gain entre 1935 et 1996	19	21	
Gain annuel 1981-1991	0,25	0,26	
Gain annuel 1991-1996	0,22	0,16	

Source : INSEE

MORTALITÉ GÉNÉRALE

En 1995, on a observé 275 106 décès masculins et 256 512 décès féminins. Le taux brut de décès correspondant (effectif de décès rapporté à la population) s'élève à 972 pour 100 000 pour les hommes et à 860 pour 100 000 pour les femmes. Ces taux bruts rendent mal compte des risques de décès réels car la population féminine est nettement plus âgée que la population masculine. Pour tenir compte de cette différence de structure d'âge, on a calculé des taux de mortalité standardisés par âge. Entre 1980 et 1995, le taux de mortalité générale standardisé selon l'âge a baissé de 24 %. Cette diminution, un peu plus marquée chez les femmes (– 27 % contre – 23 % pour les hommes), a concerné la plupart des classes d'âge (figure 1). La baisse la plus importante s'observe chez les jeunes de moins de vingt-cinq ans. Par rapport à la tendance générale à la diminution, on constate cependant une exception concernant la classe d'âge 25-44 ans pour laquelle la mortalité a stagné chez les hommes et a peu diminué chez les femmes. Cette particularité s'explique essentiellement par l'apparition du SIDA mais d'autres causes y ont également contribué (cancer du poumon par exemple).

La baisse de la mortalité ne s'est pas produite au même moment pour toutes les classes d'âge. La mortalité a fortement diminué au début des années 1980 chez les sujets âgés de un à vingt-quatre ans, entre 1985 et 1990 chez les personnes de plus de quarante-cinq ans et plus récemment chez les moins de un an (forte diminution des morts subites du nourrisson). Chez les jeunes adultes, l'impact du SIDA est particulièrement perceptible dans l'évolution de la mortalité générale entre 1987 et 1994.

Lorsque l'on compare les niveaux de mortalité par sexe et âge de la France à ceux d'autres pays de niveau de développement semblable, on constate que notre pays se distingue par une surmortalité « prématurée » (avant soixante-cinq ans), que ce soit pour les hommes ou, dans une moindre mesure, pour les femmes. À l'inverse, après soixante-cinq ans, les taux de mortalité sont généralement plus bas en France que dans les autres pays.

MORTALITÉ PAR GRANDS DOMAINES PATHOLOGIQUES

• Poids des principales causes de décès au sein de la mortalité générale

En 1995, les maladies de l'appareil circulatoire représentent la première cause de mortalité (un tiers des décès). Puis viennent les tumeurs (un décès sur quatre) et les morts violentes qui regroupent accidents, suicides et homicides (8 %). Ces trois grands groupes de pathologies entraînent près de 70 % de la mortalité totale.

L'ordre des deux premières causes diffère selon le sexe. Chez les hommes, ce sont les tumeurs (depuis 1988) qui entraînent le plus de décès dépassant ainsi les maladies cardio-vasculaires alors que ces dernières arrivent toujours largement en tête chez les femmes. L'étude plus détaillée des causes de décès montre que les pathologies les plus fréquentes chez les hommes sont les infarctus (9 %), les cancers du poumon (7 %) et les maladies cérébro-vasculaires (7 %). Chez les femmes, ce sont les maladies cérébro-vasculaires (10 %), les infarctus (8 %) et le cancer du sein (4,2 %).

• Causes de décès selon le sexe et l'âge

En dehors de la mortalité infantile caractérisée par les affections périnatales, les anomalies congénitales et la mort subite du nourrisson, on peut distinguer trois classes d'âge. La première de un à quarante-quatre ans, regroupant enfants, adolescents et adultes jeunes est dominée par les morts violentes (accidents de la route et suicides). La deuxième allant de quarante-cinq à soixante-quatorze ans est la période où la mortalité tumorale devient prédominante avec un taux maximal de décès par cancer du sein chez la femme et du poumon chez l'homme. Aux âges les plus avancés, les maladies de l'appareil circulatoire (essentiellement infarctus et maladies vasculaires céré-

Figure 1 : Évolution des taux de décès par sexe et groupe d'âge de 1980 à 1995.*
Taux de décès standardisés selon l'âge.

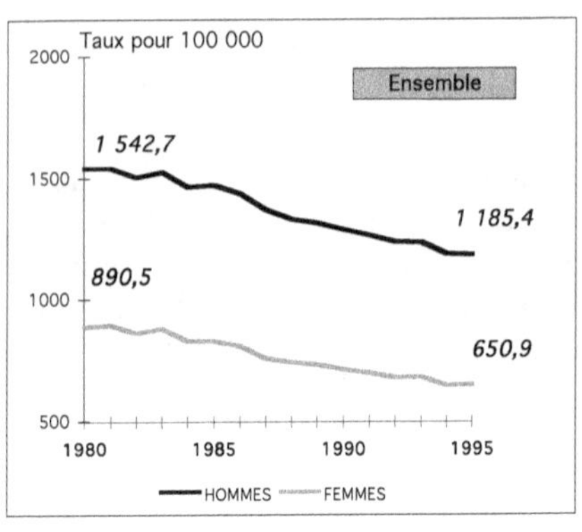

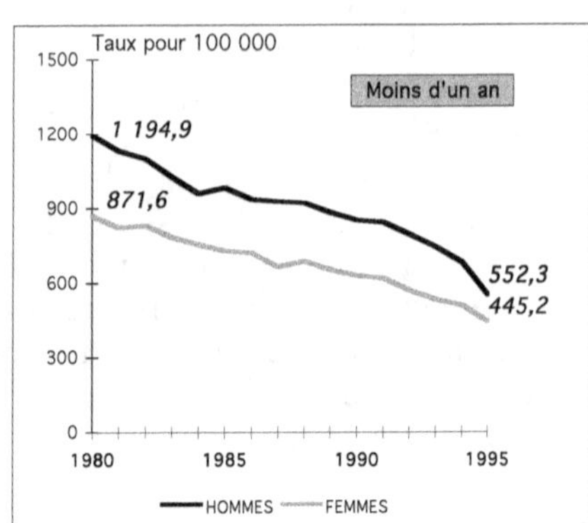

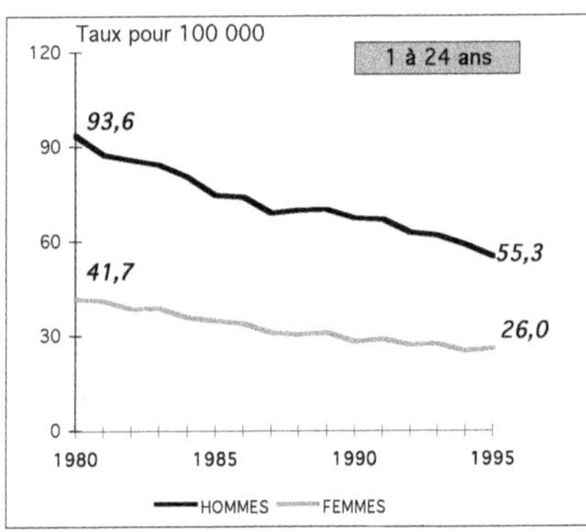

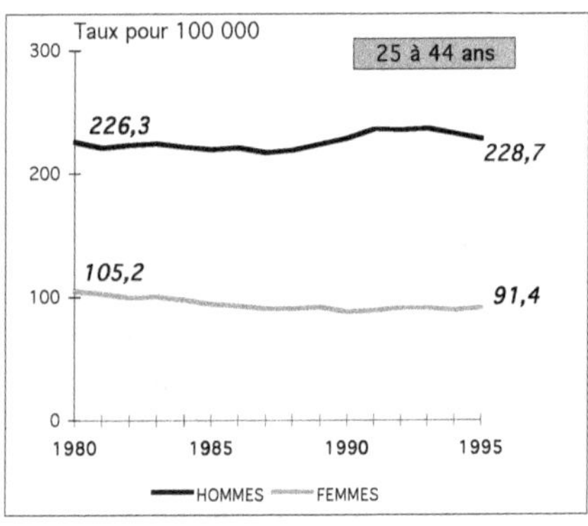

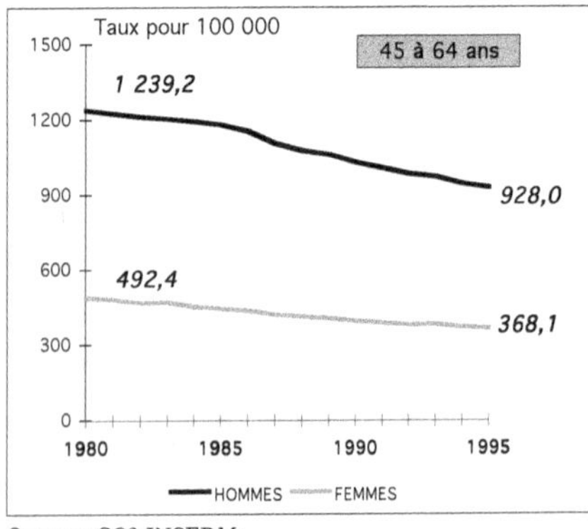

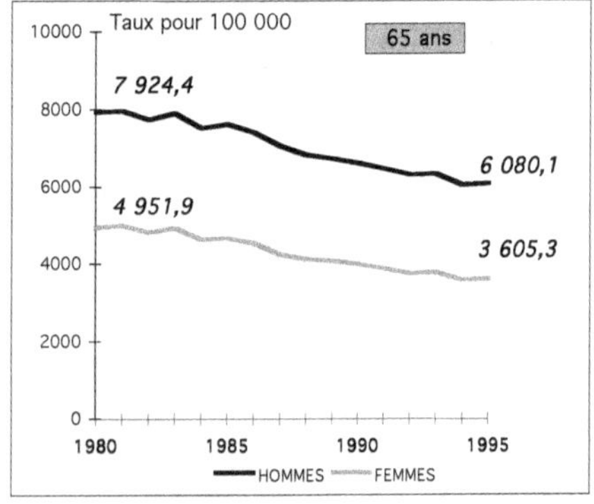

Source : SC8-INSERM

* Taux comparatifs standardisés par âge à l'intérieur de chaque tranche (réf : pop. France-2 sexes – 1990)

brales) affichent les valeurs les plus hautes. Cependant, on ne doit pas perdre de vue les niveaux très différents des risques de mortalité selon ces divers groupes d'âge. Quelle que soit la pathologie considérée, les risques de décès augmentent très nettement avec l'âge. Par exemple, si les accidents constituent la première cause de décès entre quinze et vingt-quatre ans, le taux de mortalité est beaucoup plus faible qu'entre soixante-quinze et quatre-vingt-quatre ans. En d'autres termes, entre quinze et vingt-quatre ans, on meurt surtout de morts violentes, mais on en meurt relativement moins qu'entre soixante-quinze et quatre-vingt-quatre ans.

Le rapport entre le taux de décès masculin et féminin montre qu'il existe également une surmortalité masculine à tous les âges de la vie. L'ampleur de cette surmortalité varie cependant selon l'âge en passant par deux maxima, l'un, très prononcé, autour de vingt ans avec une mortalité masculine trois fois supérieure à la mortalité féminine et l'autre vers soixante ans. Chez les adolescents, la surmortalité masculine est principalement liée aux morts violentes. Autour de soixante ans, l'excès de mortalité chez l'homme est dû à de multiples causes : alcool, maladies respiratoires et maladies cardiaques. C'est au niveau de certaines affections spécifiques que la surmortalité masculine est la plus élevée ; en 1995, le taux masculin est ainsi douze fois supérieur à celui des femmes pour les cancers des voies aérodigestives supérieures dans la classe d'âge 55-64 ans. On observe également des taux masculins huit fois plus élevés pour le SIDA dans la classe d'âge 45-54 ans et pour le cancer du poumon dans la classe d'âge 55-64 ans. Le type de causes impliquées indique clairement que la surmortalité masculine est essentiellement liée aux comportements à risque.

• Évolution des grands domaines pathologiques de 1980 à 1995

En quinze ans, ce sont les maladies de l'appareil circulatoire qui ont le plus diminué (– 40 %). Cette diminution a été du même ordre pour les deux sexes. C'est entre 1985 et 1990 que la baisse a été la plus importante. Le risque de décès par mort violente a également forte-ment régressé entre 1980 et 1995 (– 30 %). En revanche, la mortalité par maladies de l'appareil respiratoire a relativement peu diminué. Les courbes masculine et féminine ont évolué d'une manière semblable et l'on peut observer en particulier des pics de mortalité liés aux épidé-mies de grippe. La mortalité tumorale est restée assez stable ; on observe toutefois depuis 1990 une légère tendance à la baisse.

Mortalité pouvant être liée à la consommation d'aliments toxiques ou contaminés (alcool inclus)

EFFECTIFS DE DÉCÈS

Le tableau 1 présente par sexe les effectifs de décès pour les différentes composantes de la mortalité liée à la consommation d'aliments toxiques ou contaminés (alcool compris). Sur les 531 618 décès observés en France en 1995, on compte 737 décès pouvant être liés à la consommation accidentelle d'aliments toxiques ou contaminés (0,1 % de la mortalité générale) et environ 24 000 décès spécifiquement liés à l'imprégnation éthylique (4,5 %). Au sein de ces 737 décès, on observe 599 décès par infections intestinales (les infections intestinales mal définies étant prédominantes), 90 décès par maladie de Creutzfeld-Jakob, dont un possiblement dû à l'ingestion d'aliments provenant de bovins atteints d'encéphalite, 29 décès par listériose, 10 décès par hépatite A et 9 décès par ingestion accidentelle de substances alimentaires nocives ou plantes vénéneuses.

ÉVOLUTION DES TAUX DE DÉCÈS DE 1979 À 1995

Les taux de décès liés à la consommation accidentelle d'aliments toxiques ou contaminés (figures 2 et 3) ont relativement peu évolué (1,2 décès pour 100 000 en 1995 et 1,0 en 1979). Le niveau et les évolutions sont très semblables pour les hommes et pour les femmes. On note cependant une tendance à l'augmentation des infections intestinales expliquée par une progression des infections intestinales mal définies difficilement interprétable sans mener des enquêtes spécifiques auprès des médecins certificateurs sur les circonstances du diagnostic. On observe également une augmentation de la mortalité par maladie de Creutzfeld-Jakob, expliquée sans doute par l'intérêt récent porté à l'identification de cette cause de décès (la structure d'âge de la mortalité est restée stable ce qui n'est pas en faveur d'une explication étiologique infectieuse).

Figure 2 – Évolution des principales composantes de la mortalité pouvant être liée à la consommation accidentelle d'aliments toxiques ou contaminés. Taux de décès standardisés selon l'âge, 1979-1995.

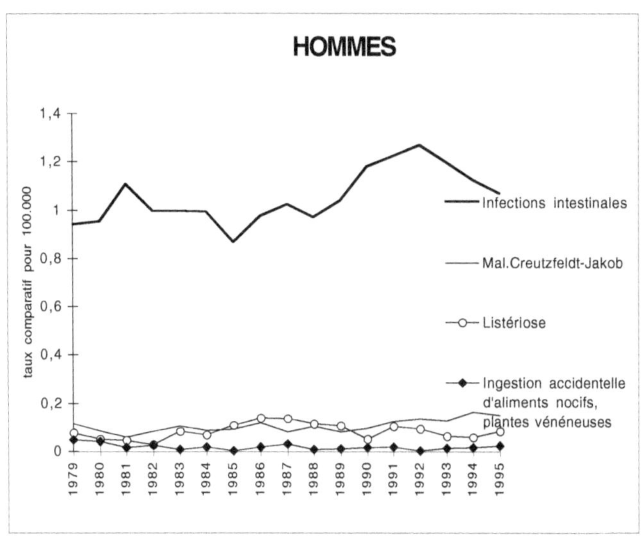

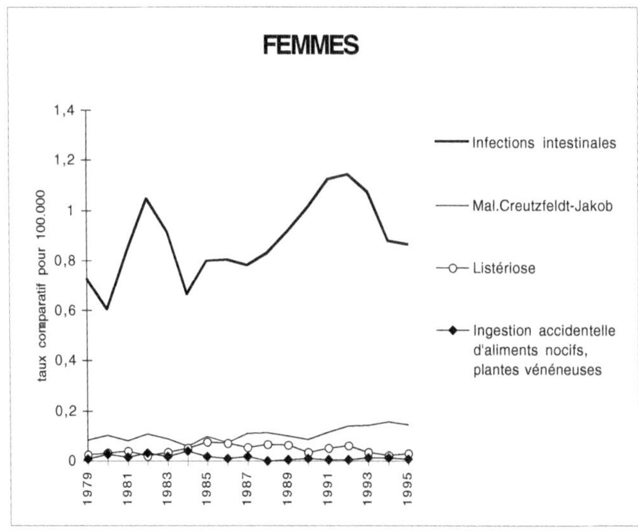

Source : SC8-INSERM

*Figure 3 – Évolution de la mortalité par maladies infectieuses intestinales
et de ses composantes.
Taux de décès standardisés selon l'âge, 1979-1995.*

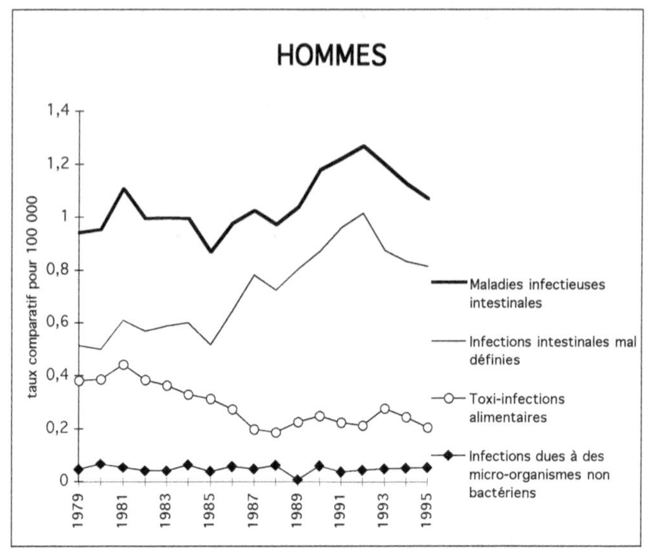

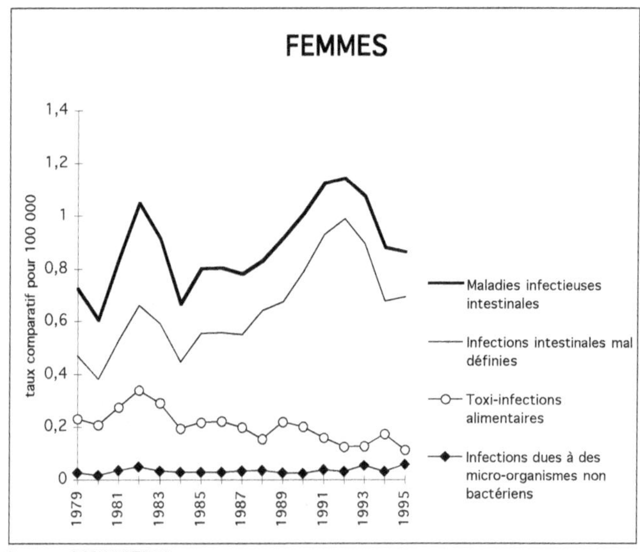

Source : SC8-INSERM

Concernant la mortalité spécifiquement liée à l'imprégnation éthylique, chez les hommes en 1995, il y a eu 69,6 décès pour 100 000 habitants par imprégnation éthylique en regard de 1,2 décès par consommation accidentelle d'aliments toxiques ou contaminés. Les taux de décès par l'alcool sont cinq fois plus faibles parmi les femmes et, pour les deux sexes, la diminution a été de 40 % de 1979 à 1995. La disproportion entre les taux de mortalité par imprégnation alcoolique et consommation accidentelle d'aliments toxiques ou contaminés apparaît de façon frappante (figure 4). En ce qui concerne les composantes de la mortalité par imprégnation éthylique, les femmes ont constamment des taux très inférieurs à ceux des hommes. Cependant, le classement des causes est différent selon le sexe : viennent en tête les cirrhoses pour les femmes et les cancers des voies aérodigestives supérieures pour les hommes. La diminution a été de 50 % pour les cirrhoses et de 40 % pour la dépendance alcoolique ; la diminution des cancers des voies aérodigestives supérieures a été de 35 % parmi les hommes et seulement de 6 % parmi les femmes ; cependant en 1995, le taux de décès masculin reste encore neuf fois plus élevé que le taux féminin.

*Figure 4 – Évolution de la mortalité pouvant être liée à la consommation d'aliments toxiques ou contaminés (alcool inclus).
Taux de décès standardisés selon l'âge, 1979-1995.*

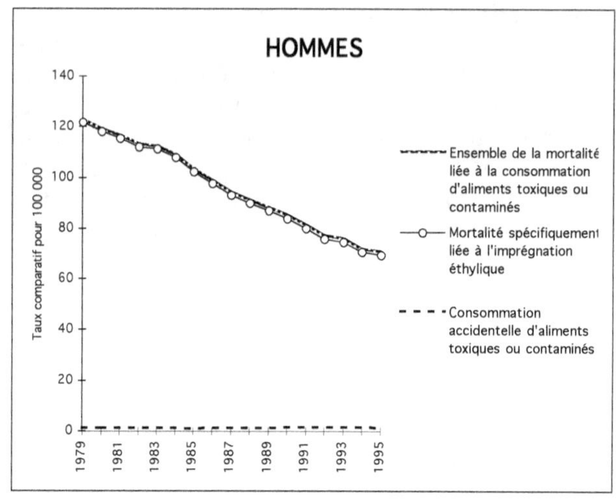

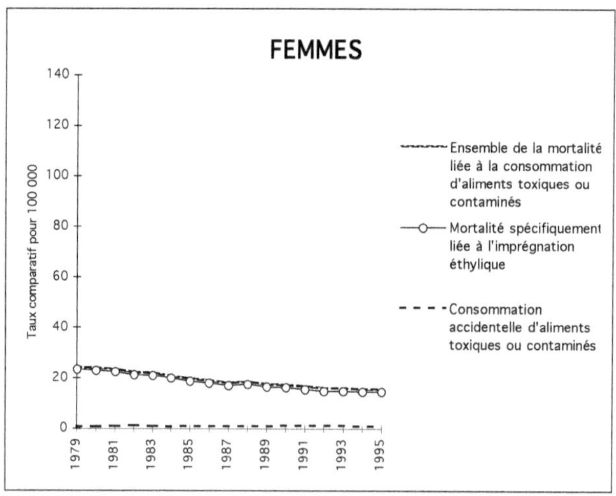

Source : SC8-INSERM

POIDS DE LA MORTALITÉ LIÉE À LA CONSOMMATION D'ALIMENTS TOXIQUES
OU CONTAMINÉS (ALCOOL INCLUS)

Le poids de la mortalité liée à la consommation d'aliments toxiques ou contaminés (alcool inclus) n'est pas négligeable par rapport à la mortalité générale et aux grands groupes de causes ; ceci est dû essentiellement à la mortalité spécifiquement liée à l'alcool qui représente de 1979 à 1995, 8 à 6 % du taux de mortalité générale chez les hommes et 2,6 à 2,2 % chez les femmes.

En conclusion, parmi les aliments toxiques ou contaminés, seules les boissons alcooliques ont un impact notable (mais régulièrement décroissant sur le taux de mortalité générale). Le taux de mortalité liée à la consommation accidentelle d'aliments toxiques ou contaminés inférieur à 2 pour 1 000 du taux de mortalité générale, peut au contraire être considéré comme négligeable.

Commentaire de Marian Apfelbaum

En 1996, il y a eu 414 foyers de toxi-infections alimentaires collectives (TIAC) impliquant 7 858 malades. Les salmonelles sont à l'origine de 70 % des foyers où l'agent a été identifié. Un tiers des foyers est attribué à la consommation d'œufs ou de produits à base d'œufs.

Au total, il y eut un seul décès.

Source : *Épidémiologie des maladies infectieuses en France*, Bulletin épidémiologique hebdomadaire, numéro spécial février 1998. Synthèse réalisée par S. Haghebaert, E. Delarocque Hastagneau, V. Vaillant, A. Gallay, F. Le Querrec, P. Bouvet.

Risques et peurs

Risques et angoisses alimentaires avant le XIXe siècle

JEAN-LOUIS FLANDRIN[*]

Depuis deux siècles une vision progressiste de l'Histoire donne du passé une image calamiteuse : il constituerait globalement une époque de misère, de saleté, d'épidémies, de barbarie, de violence, d'ignorance et de superstitions. Dans cet environnement, les risques alimentaires auraient donc été incommensurablement plus importants autrefois qu'aujourd'hui.

Mais cette religion du progrès est actuellement en perte de vitesse, tandis qu'avec le développement du mouvement écologiste se répandent des idées contraires : le risque alimentaire serait chose d'aujourd'hui ; il résulterait de la pollution galopante qu'engendrent la grande industrie et l'agriculture moderne, ainsi que des supercheries de l'industrie alimentaire. On a donc tendance à imaginer qu'au cours des siècles passés ce risque était insignifiant.

On ne peut se fier totalement à aucune de ces images antagonistes, quoiqu'elles contiennent chacune une part de vérité. Reprenons donc les choses dans le détail, en remarquant que les risques objectifs doivent être distingués de la conscience qu'en avaient les gens. Mais des risques dont on n'était pas conscient ont laissé peu de traces dans les archives de leur temps. Ils n'y sont apparus qu'au moment où l'on a commencé à en prendre conscience : souvent au XIXe siècle, voire au XXe.

———

* Professeur émérite d'histoire à l'université Paris VIII, directeur d'études à l'École des hautes études en sciences sociales.

Disettes

Tous les historiens s'accordent à mettre en tête des risques alimentaires, avant le XIXe siècle, les disettes cycliques. Rares étaient les décennies sans disette et ses corollaires : multiplication des prix des grains par deux ou trois ou davantage ; crise économique ; famine pour les pauvres – surtout les pauvres paysans. Ceux-ci, en effet, lorsqu'ils n'avaient plus de blé trouvaient dans leurs villages peu de secours et les quittaient donc pour tenter de bénéficier de l'aide des établissements charitables urbains. Mais ils se faisaient généralement expulser des villes qui réservaient leurs grains à leurs propres pauvres, et leur errance propageait dans le pays toutes sortes d'épidémies.

En France, ce risque de famine a été particulièrement fort pendant le règne de Louis XIV – avec les grandes crises de 1661-1662, 1693-1694, 1709-1710 – et nous en connaissons les effets par d'innombrables témoignages. Selon le registre du monastère de Saint-Germer-de-Fly, par exemple : « On tient qu'en la seule paroisse dite La Feuillie, près de Lions-en-Forêt [où il y avait environ deux mille personnes], il y en mourut bien environ douze cents de faim. Les autres quittèrent et allèrent cherchant leur vie, de sorte que ladite paroisse fut totalement déserte[1]. » De tels témoignages ont été confirmés par les historiens démographes. Voyez par exemple les pics des courbes de décès de Saint-Lambert-des-Levées (Maine-et-Loire), Breteuil, Clermont-en-Beauvaisis, ou Auneuil, étudiés par Pierre Goubert[2] ; ou encore la crise de 1693-1694 à Amiens, analysée mois par mois par Pierre Deyon[3].

Les crises de mortalités n'étaient pas toujours dues aux disettes, car des épidémies pouvaient frapper en dehors des années de mauvaise récolte de grain. Mais toutes les disettes importantes étaient des années de forte mortalité, que les décès soient dus directement à la faim, ou aux mauvaises nourritures absorbées à défaut de grains – glands, racines de fougère, fruits verts, cadavres d'animaux, etc. – ou aux attaques des maladies sur des corps affaiblis par la fatigue et la faim.

Les disettes n'ont pas eu les mêmes effets à toutes les époques ni en toutes les régions. En France, elles se sont atténuées fortement au

---

1. Cité d'après Lachiver, *Les Années de misère...*, Paris, Fayard, 1991, p. 486.

2. Pierre Goubert, *Beauvais et le Beauvaisis de 1600 à 1730*, SEVPEN, Paris, 1960, p. 45 *sq*. Et volume de cartes et graphiques, p. 48-49 et 60-61.

3. Pierre Deyon, *Amiens, capitale provinciale. Étude sur la société urbaine au XVIIe siècle*, Paris, Mouton, 1967, p. 498 et 500.

XVIIIe siècle et ont disparu au cours du XIXe. Dans d'autres pays d'Europe, y compris de proches de nous comme l'Italie, elles ont duré plus longtemps.

Carences

En plus des famines périodiques, il semble qu'il y ait eu avant le XIXe siècle beaucoup de gens frappés de malnutrition et de carences alimentaires. Certaines de ces carences dans les milieux paysans tenaient aux productions agricoles trop limitées de certaines régions, et, là encore, paradoxalement, les terroirs les plus riches pouvaient être les plus mal lotis. Ainsi les paysans de la riche Limagne : selon une enquête de 1774, non seulement ils étaient frappés par des épidémies beaucoup plus fréquentes que ceux des régions voisines, mais on les disait apathiques et souffreteux, de taille médiocre, sujets à de fréquentes malformations et ils avaient une longévité nettement inférieure à celle des montagnards, qui étaient par ailleurs plus grands, plus vigoureux et plus actifs. Ces caractères physiques et moraux différents paraissent explicables par la différence des régimes alimentaires. En Limagne, gros pain de seigle et fèves consommés dans des soupes d'herbes assaisonnées d'un peu d'huile de noix ou de chenevis et complétées – très rarement sans doute chez les paysans pauvres – de quelques œufs et d'une volaille. Comme boisson une eau plus ou moins polluée à peine rougie d'un peu de vin. Au contraire dans les terres pauvres de la montagne où ni les vaches ni les porcs ne manquaient, on mangeait des raves, des châtaignes, du sarrasin dont on faisait des crêpes et des bouillies au lait ; du pain de seigle avec du fromage, du beurre fort extrait du petit lait ; et, pour graisser la soupe, du saindoux et du porc salé parfois remplacé par de la chèvre ou de la vache salées ; enfin du gibier, du miel, des baies et autres ressources de la forêt.

Il arrivait aussi que les carences s'expliquent par l'idéologie ou une mauvaise conception de l'hygiène alimentaire. Ainsi les élites sociales, au Moyen Âge, considéraient-elles la plupart des légumes comme trop « grossiers » pour en consommer et manquaient-elles donc de fibres. On a d'autre part remarqué que les collégiens, au Moyen Âge, manquaient de laitages et de fruits parce que les anciens diététiciens les proscrivaient du régime des enfants et des adolescents.

Maladies

Certaines carences ont eu des effets bien visibles, comme les épidémies de *pellagre*. Cette maladie – caractérisée par des rougeurs puis des plaies purulentes sur les mains, la face et autres parties du corps, par des troubles digestifs et des troubles nerveux pouvant conduire à la folie et finalement à la mort – est due à la carence en niacine (vitamine S) qui a frappé dans plusieurs régions d'Europe, aux XVIIIe et XIXe siècles, des populations se nourrissant exclusivement de maïs. Cette carence est l'effet de l'importation d'une plante nouvelle sans importation concomitante des types de préparation et des associations alimentaires qui avaient permis aux indiens de l'utiliser impunément, pendant des millénaires – alors que les paysans européens ont cru pouvoir s'en servir comme du millet ou de l'orge, traditionnels dans l'Ancien Monde. Elle résulte aussi de l'ignorance des médecins de l'époque sur tout ce qui concerne les vitamines. Et c'est enfin une conséquence de la paupérisation du prolétariat agricole qui, dans ces régions où s'est développée la culture du maïs, a dû abandonner ses céréales traditionnelles et leurs compléments pour un régime beaucoup moins cher fondé sur le maïs seul.

Une autre maladie terrible, que nous appelons *ergotisme* et qui avait pour nom « mal des ardents », « mal Saint-Antoine » ou « feu Saint-Antoine », a caractérisé des époques plus anciennes. Nous savons aujourd'hui qu'elle est provoquée par l'ergot du seigle, champignon hallucinatoire qui parasite cette céréale. Mais on l'a longtemps prise pour une maladie contagieuse, qui embrasait en un rien de temps des régions entières. En 945 un chanoine de Reims, Flodoard, en signale pour la première fois l'apparition dans la région parisienne. La maladie est de nouveau signalée en 994 et en 997 en Touraine et en Limousin, puis durant le XIe siècle, et les siècles suivants. Le moine Raoul Le Glabre écrivait alors : « À cette époque sévissait parmi les hommes un fléau terrible, un feu caché qui, lorsqu'il s'attaquait à un membre, le consumait et le détachait du corps ; la plupart, en l'espace d'une nuit, étaient complètement dévorés par cette affreuse combustion[4]. » Contre ce mal, on avait recours à divers saints guérisseurs. Le plus important fut saint Antoine, particulièrement en son abbaye de Saint-Antoine-de-Viennois, à partir de 1070 ; et l'aire d'extension géogra-

---

4. *Histoires*, II, 2, V, 1 et II, 7. Cité d'après la traduction de Michel Rouch, dans Jean Delumeau et Yves Lequin, *Les Malheurs des temps. Histoire des fléaux et des calamités en France* Paris, Larousse, 1987, p. 76.

phique de l'ordre des Antonins en Europe témoigne des régions touchées par le mal[5].

Bien moins spectaculaire, le *saturnisme* aurait, selon certains historiens, frappé autrefois beaucoup plus de gens qu'aujourd'hui : non seulement en raison d'activités professionnelles ayant à voir avec le plomb – mineurs, fondeurs, plombiers, zingueurs, peintres, imprimeurs, marins, etc.– mais par le biais des aliments et des boissons. Voici, selon l'*Encyclopédie*, les symptômes de cette maladie : « Elle commence par une pesanteur sur l'estomac, & quelquefois par une colique vive dans les intestins ; les malades sentent un goût douceâtre dans la bouche, leur pouls est foible, leurs jambes s'affoiblissent & sont comme engourdies, ils éprouvent des lassitudes par tout le corps ; l'appétit se perd, les digestions se font mal ; quelquefois il survient une diarrhée qui peut soulager le malade, pourvu qu'elle ne dure point trop long-tems. Si l'on ne remédie à ces premiers symptômes, le mal augmente ; on sent une douleur fixe dans l'estomac & les intestins, surtout dans la partie inférieure de l'abdomen. On est fortement resserré, on sent ses entrailles comme déchirées, le pouls devient très-vif, la peau est brûlante, il survient un grand mal de tête accompagné d'un délire qui est suivi de tremblemens, de convulsions & d'une espèce de fureur qui fait que les malades se déchirent & se mordent aux bras & aux mains ; le pouls devient intermittent, & ils meurent dans une espèce de coma ou d'apoplexie[6]. » L'*Encyclopédie* attribuait ce mal à l'usage des casseroles de cuivre étamées (l'étain contenant généralement du plomb) et aux poteries de terre vernissées dont le vernis était « un véritable verre de plomb, sur lequel le vin, le vinaigre & les acides peuvent agir[7] ». Elle aurait dû mentionner aussi les couverts d'étain, très utilisés jusqu'au XVIIIe siècle. Les ouvrages du XIXe siècle ont aussi mis en cause les « conduits ou des réservoirs de plomb recouverts d'un alliage contenant une forte proportion de ce métal[8] ». Dénoncés depuis longtemps, il y avait encore les vins adoucis à la litharge.

Lorsqu'on aborde la question des risques alimentaires du temps passé, il y en a un dont tous les médecins vous parlent aussitôt : le *botulisme*. Il est défini comme une intoxication alimentaire grave, causée par un bacille anaérobie strict, le *Clostridium botulinum*, qui sécrète une toxine mortelle, la botuline, provoquant dans un délai de deux heures à deux jours une série de troubles neuroparalytiques à issue fatale. Il semble qu'aujourd'hui cette intoxication se communique surtout par la consommation de conserves familiales insuffisamment

---

5. Louis Moreri, *Le Grand Dictionnaire historique...*, Paris, 1725, article « Antoine », t. I, p. 549.

6. *Encyclopédie*, t. XIV (1765), article « Plomb », p. 776.

7. *Ibid.*

8. Larousse, *Grand Dictionnaire universel du XIXe siècle*, 1875, article « Saturnin », t. XIV, p. 253-254.

stérilisées. Celles-ci n'existaient évidemment pas avant le XIXe siècle. Mais on peut aussi l'attraper en mangeant des charcuteries avariées. Le mot *botulisme* a d'ailleurs été formé sur le bas-latin *botulus*, signifiant *boudin* ou *boyau*. Et si le mot n'a été créé qu'en 1922, le mal existait et a été mentionné dès la fin du XVIIIe siècle, quoique sans nom précis, et qu'il ait été imputé à d'autres causes que le *Clostridium botulinum*. Le *Grand dictionnaire universel du XIXe siècle*, paru entre 1866 et 1879, s'il ne connaît ni *botulisme* ni son synonyme *allantiasis*, a cependant un article *allantotoxicon* digne d'attention : « Poison qui se développe dans les viandes de charcuterie et dont la nature chimique est fort peu connue : il peut déterminer des accidents graves et même mortels. » La première observation en aurait été faite au Wurtemberg en 1793.

Les dangers de l'eau

Si l'on en croit les médecins actuels et les historiens, l'eau était autrefois *polluée* par quantité d'autres principes que le plomb : la lessive se faisait à la rivière, qu'utilisaient aussi teinturiers, tanneurs, foulons, et autres artisans ; jetés dans les rivières ou gisant par terre et rincés par la pluie, il y avait encore les cadavres et les déjections des bêtes et des hommes, les microbes et les virus des maladies dont ils étaient atteints. D'où la propagation de la *dysenterie*, de la fièvre thyphoïde et, au XIXe siècle, du choléra.

Pour ce qui concerne la fièvre *thyphoïde*, quoiqu'elle n'ait pas été vraiment bien décrite et distinguée des maladies voisines avant les années 1820-1830, il est clair qu'elle existe depuis l'Antiquité. Or, non seulement on a été, jusqu'à la fin du XIXe siècle, démuni de vaccin pour se prémunir contre elle, mais aussi très peu conscient du mécanisme de sa diffusion et ignorant des mesures prophilactiques simples comme la précaution de faire bouillir l'eau avant d'en boire, en temps d'épidémie.

L'absence d'hygiène – au sens où nous entendons aujourd'hui ce mot, c'est-à-dire l'absence d'action antiseptique – a eu des conséquences encore plus graves pour la vie des *bébés* que pour celle des adultes : la mortalité avant un an était comprise entre 100 et 200 pour 1 000 dans la moitié méridionale de la France, et entre 200 et 300 pour 1 000 dans la moitié septentrionale où la fécondité était plus forte et la durée de l'allaitement plus courte[9].

---

9. Jean-Louis Flandrin, *Familles. Parenté, maison, sexualité dans l'ancienne société*, 2e éd., Paris, Seuil, 1984, p. 192-198 et 248-255.

En vérité les gens d'autrefois n'étaient pas aussi insensibles à *la propreté de l'eau* qu'on le croit généralement. Contempteur des bières de Hambourg et de Delft, *Le Thresor de santé*, en 1607, prétend que « l'une et l'autre se fait de l'eau espoisse & roussastre qui passe par le milieu des villes, desquelles elle reçoit toutes les infections ». Ce n'est pas la réalité de la chose, qui nous importe ici mais l'attention à la pollution de l'eau. Autre témoignage de cette attention, la remarque de Louis Lémery, en 1702 : « On doit choisir l'eau de rivière qui soit éloignée des grandes villes : car celle qui passe par ces endroits est ordinairement chargée de toutes les immondices du lieu. » Ou encore, les nombreuses interdictions aux tanneurs, teinturiers, foulons et autres pollueurs des rivières de s'installer en amont des villes.

Allons plus loin : les Français du XVIIIe siècle étaient conscients qu'une eau de source parfaitement claire pouvait être mauvaise en raison des terrains qu'elle avait traversés. Dans son article « Eau », le *Dictionnaire de Trévoux*, note en 1704 qu'« il faut bien prendre garde d'où viennent les eaux qu'on destine à la boisson. Car si elles passent par des terrains qui ayent de mauvaises qualités, elles en prennent aussi ».

Mais d'un autre côté *on buvait l'eau des fleuves* qui traversaient les grandes villes, aussi polluée fût-elle. Selon *Le Thresor de santé*, « celle du Tybre, qui passe à Rome, est tenue pour tres-bonne [...] quoy qu'elle soit lesgoust des immondices de la ville. C'est merveille que l'eau n'en vaut de rien moins : elle en est atténuée & en vaut mieux[10] ». Même chose à Paris. Parlant de l'eau de Seine, l'Allemand Neimetz écrivait au début du XVIIIe siècle que « l'on s'en sert presque pour tout usage, puisqu'on en boit, on en brasse, on en fait cuire la viande [...]. Cependant les étrangers en gagnent ordinairement un flux de ventre, et c'est avec cela qu'on paye le tribut du pays, selon le langage des François[11] ».

En ville, on buvait rarement de l'eau pure, mais dans le nord de l'Europe on en faisait de la bière et dans les pays à vigne, on s'en servait pour couper le vin. Dans les campagnes, les choses sont moins claires : la plupart des historiens et beaucoup de témoins des siècles passés prétendent que les paysans ne buvaient que de l'eau ; mais si cela est admissible pour les montagnards – qui ne se faisaient d'ailleurs pas faute de boire du vin au cabaret – cela l'est beaucoup moins pour des régions viticoles comme la Provence ou le Languedoc, où chacun avait sa vigne et buvait son vin ; ou dans les grandes fermes où les valets buvaient généralement de la piquette. Restent, il est vrai, dans beau-

---

10. *Le Thresor de santé*, p. 58.

11. Neimetz, *Séjour à Paris, instruction fidèle pour les voyageurs de condition*, 1727, p. 475.

coup de régions, les femmes qui n'avaient droit qu'à un nuage de vin dans leur eau, et les enfants qui la buvaient pure.

Mais pour les adultes et plus encore les vieillards, l'ancienne culture estimait cela dangereux. Non pas en raison d'éventuelles pollutions chimique ou microbienne mais en raison de la nature même de l'eau, beaucoup *trop « froide » et trop « humide »*. « L'eau est de sa nature froide & terrestre, fascheuse à l'estomach, à ceux qui ne l'ont pas accoutumée. Elle engendre des cruditez à la longue, & des obstructions dangereuses par le moyen des humeurs froides & melancholiques. Elle produit aussi des vers. D'avantage elle retarde la digestion et rend le corps lasche & pesant. Ceux qui sont contraints d'en boire outre leur naturel, ou qui ont l'estomac foible, la feront bouillir avec du Garingal, du fenouïl, de l'anis & canelle ; ou s'ils la boyvent crue, doyvent manger cinq ou six grains de Poyvre, ou plus, incontinent après[12]. » Cette cuisine n'avait pas pour but – comme on pourrait le croire – de la stériliser mais d'*en corriger la froideur*.

Une autre représentation des risques alimentaires

Les gens d'autrefois n'étaient pas toujours conscients des risques alimentaires dont nous venons de parler et, au contraire, ils pouvaient avoir des craintes que nous jugeons vaines. Laissons les crises céréalières, qui les terrorisaient bien. Mais était-ce le cas de *l'ergot du seigle* ? Des historiens médiévistes estiment que ses effets étaient connus seulement dans les pays germaniques où le seigle était d'usage très ancien. Pour cette raison, le mal ne se serait manifesté qu'à l'ouest du Rhin, dans les parties de l'Europe où cette céréale était de culture plus récente[13]. La relation entre le mal et l'ergot du seigle paraît encore inconnue des Français cultivés au début du XVIIIᵉ siècle.

Pour qu'on admette sa responsabilité, il fallut les découvertes de Salerne en 1755 puis de l'abbé Tessier en 1777. Quant aux paysans, ils ne se décidèrent pas aussitôt à séparer le seigle de son ergot. En 1762, l'agronome Duhamel du Monceau écrivait : « Les paysans de Sologne font cette séparation dans les années où le grain n'est pas cher ; mais dans les années de disette, ils se gardent bien de perdre les grains ergotés : et c'est alors qu'ils sont attaqués d'une gangrène sèche qui leur fait tomber les extrémités du corps[14]. » C'est d'ailleurs de manière fort

---

12. *Le Thresor de santé, op. cit.*, p. 59.
13. Dans Delumeau & Lequin, *Les Malheurs des temps*, p. 141.
14. Cité d'après Charles Poitou, *La Mortalité en Sologne orléanaise de 1670 à 1870*, Annales de démographie historique, 1978, p. 248.

vague que les gens éclairés expliquaient les épidémies par « *la mauvaise qualité des grains* [15] ».

Les *effets du plomb*, eux, étaient dans une certaine mesure connus depuis l'Antiquité. Mais on a mis longtemps à découvrir toutes les voies par lesquelles il pouvait s'introduire dans le corps de l'homme : les vins lithargés étaient communs et tous ceux qui en faisaient n'avaient sans doute pas conscience d'être des assassins. D'autant que jusqu'à la fin du XVIIIe siècle les médecins ont soigné des malades avec des sels de plomb en usage externe et même interne. Ce n'est aussi qu'au XIXe siècle que les *coliques de Normandie, coliques de Poitou, coliques du Devonshire, coliques de Madrid* et les coliques des marins de la marine nationale s'avèrent être des manifestations de saturnisme. On s'est, jusqu'au XIXe siècle, aussi peu méfié des risques chimiques que des risques microbiens.

Les premiers efforts d'explication des *intoxications botuliques* montrent qu'au cours du siècle précédant les découvertes de Pasteur, c'est quand même l'interprétation chimique qui dominait. Voyez ce qu'en disait le *Grand Dictionnaire universel du XIXe siècle* (1866-1879) : « On a cru d'abord pouvoir attribuer l'altération des charcuteries, soit à quelque sel de cuivre dû à l'action des condiments acides sur le métal des vases culinaires, soit à de l'arsenic introduit dans un but coupable ; mais l'analyse chimique n'a découvert aucune trace de poison métallique, aussi bien dans les résidus des substances ingérées que dans les déjections des victimes. Force a donc été de chercher ailleurs la cause de l'intoxication. Emmert a prétendu la trouver dans de l'acide hydrocyanique, qui, d'après lui, se formerait de toute pièce dans les boudins fumés... »

N'exagérons cependant pas l'impensabilité des *microbes* avant Pasteur : il en avait déjà été question au XVIe siècle. Un médecin nommé Levine Lemne, par exemple, pourrait avoir vu les plus gros, amibes et tréponèmes, un siècle avant que Leuwenhoeck ne fabrique ses microscopes. Il pensait que « les viandes sont quelquefois viciées & envenimées par l'attouchement d'aucuns petits bestions », et expliquait : « Nous avons vu vomir à d'aucuns des vers ayant fort longue queue, et de petits bestions de forme moult estrange et inaccoustumée ; principalement à ceux qui estoyent infectez de maladie contagieuse : en l'urine desquels par plusieurs fois j'ay veu nager de petites bestes, principalement que l'on voit en Esté en l'eau de pluye : lesquelles personnes estoyent infectez de la verole. Et pour ce, tout cestuy nostre présent discours tend là qu'un chacun se donne bien garde de manger aucune viande sale, et qu'elle ne soit bien lavée

---

15. Voir Françoise Hidelsheimer, *Fléaux et société : de la Grande Peste au choléra, XIVe-XIXe siècle*, Paris, Hachette, 1993, « Carré histoire », p. 40-41.

et bien nettoyée des ordures dont elle pourrait être extérieurement contaminée [16]. »

Mais cette représentation des choses a été ultraminoritaire avant Pasteur, tant parmi les savants que le vulgaire. Malgré Paracelse et ses disciples les uns et les autres pensaient moins que nous aux risques de pollution chimique, et moins encore aux risques de pollution microbienne. Ils liaient certes les maladies à l'alimentation, et même bien davantage qu'aujourd'hui. Mais dans le cadre des *représentations hippocrato-galéniques* qui ne faisaient place ni à la chimie ni aux microbes.

Pour l'ancienne médecine, toute maladie individuelle était attribuée à une incompatibilité entre le tempérament du malade et quelque chose qu'il avait mangé. On se représentait la digestion comme une cuisson des aliments dans l'estomac et l'indigestion comme un défaut de cuisson. La plupart des maladies étaient attribuées à des « crudités », résultant d'une « cuisson » insuffisante des aliments. Les nourritures « froides » étaient pour cela réputées dangereuses. On vient de voir la crainte que l'on avait de l'eau.

Les *maladies épidémiques* constituaient un autre modèle qui paraît plus proche du nôtre mais ne doit cependant pas être confondu avec les représentations pastoriennes de la maladie. L'archétype en était la peste pulmonaire de 1427-1428. On avait compris qu'elle était contagieuse, mais on l'attribuait à une corruption de l'air provoquant des « odeurs pestilentielles ». Pour lutter contre elles on brûlait des parfums, on multipliait les règlements d'hygiène publique sur le ramassage des ordures, etc. Cette représentation valait aussi pour le mal des ardents – qui survenait généralement en temps de famine, comme beaucoup de pestes, et frappaient un grand nombre de personnes avec la même rapidité.

L'idée de corruption était également forte dans les représentations du risque alimentaire – mais une corruption qui se produit sans microbes. Ambroise Paré, au XVIe siècle, pensait que toutes sortes d'épidémies survenaient « après avoir beu vins poulsez et corrompuz et eaues mauvaises et putrides, ou après avoir mangé meschantes viandes comme grains pourrys, herbes, fruicts sauvages et autres alimens altérez ». Et il conclut : « Telles nourritures engendrent obstructions et pourriture d'humeurs dont s'ensuivent galles, aposthèmes, ulcères et fièvres putrides qui sont préparatifs à prendre la peste [17]. » En 1769 encore Vigier de Landerneau avait une image analogue de la putréfaction, attribuant les maladies qui désolaient les campagnes bretonnes à un blé humide qui « s'est échauffé, a germé, a

---

16. Levine Lemne, *Les Secrets Miracles de nature*, Lyon 1566, chap. 40.

17. Cité d'après Françoise Hidelsheimer, *Fléaux et société : de la Grande Peste au choléra, XIVe-XIXe siècle, op. cit.*, p. 40.

pris un goût de mois [...] s'est gâté, [...] s'est corrompu en grande partie[18] ».

Les risques alimentaires qu'on envisageait autrefois étaient finalement moins détournés, plus immédiats qu'aujourd'hui. Il ne s'agissait pas d'un défaut de fibres engendrant à la longue un cancer intestinal ; d'une croissance arrêtée par un défaut de calcium ; d'un manque de vitamines favorisant diverses maladies graves ; ou d'un excès de graisses responsable d'accidents cardio-vasculaires. Mais on craignait que des aliments ou boissons trop froids n'engendrent des crudités qui en quelques jours provoqueraient toutes sortes de maladies individuelles ; ou que des fruits verts ne suscitent des vagues de dysenterie ; ou que des céréales corrompues ne fassent naître des épidémies pestilentielles. Le risque alimentaire était imaginé autrement qu'aujourd'hui. Mais il n'était pas moins angoissant.

---

18. Voir note 14.

Les risques alimentaires :
approches culturelles
ou dimensions universelles ?

MATTY CHIVA[*]

> « Les aliments sont à la fois, et simultanément, *la* source de nutriments, des vecteurs qui véhiculent des micro-organismes dangereux, une source potentielle de toxines, une grande source de plaisirs et satisfactions, et un moyen d'expression de valeurs et des relations sociales. Il n'est pas étonnant, dès lors, que les humains dépensent beaucoup de temps à travailler pour obtenir ces aliments, à les sélectionner, à les préparer et à les manger. »
>
> P. Rozin, *The Acquisition of Food Habits and Preferences*, 1984.

La vie même de l'individu et de l'espèce est tributaire de plusieurs activités indispensables ; parmi celles-ci la prise alimentaire occupe une place de choix. Comme le souligne Rozin, l'aliment a par définition un statut ambigu : indispensable, source de plaisirs et élément de socialisation, d'une part, mais tout autant source potentielle de dangers et de maladies, d'autre part.

Cette dualité dans la vision de l'aliment est constante et apparaît nettement dans les discours contemporains et dans les préoccupations quotidiennes de nos proches. Est-elle pour autant nouvelle ? spécifique à nos sociétés ? tributaire des progrès de la science ? Si la question est vaste, la réponse, tout en étant nuancée, est à la fois simple et vaste aussi : elle est consubstantielle à la nature humaine et à la manière dont se construit la perception de l'aliment.

Pour tenter d'y répondre trois notions doivent être évoquées d'emblée, car nécessaires pour comprendre la perception même du risque alimentaire.

---

* Université de Paris X-Nanterre.

L'aliment, la perception et le risque

L'aliment et sa définition sont un premier aspect du problème. Dans le sens biologique strict du terme, il n'y existe aucun interdit alimentaire. En tant qu'omnivore, notre espèce peut consommer un éventail très large de produits différents. Plus que cela : l'état d'omnivore implique la nécessité impérative de manger des aliments variés, compte tenu de l'incapacité de notre organisme à fabriquer certaines substances qui lui sont indispensables.

Toutefois, dans la réalité, ce qui est « aliment pour moi » est un répertoire plus ou moins limité à l'intérieur de tous les aliments possibles. Ce répertoire, mis en place au cours des temps par les différentes cultures, est appris individuellement par chacun à l'intérieur de son groupe d'appartenance.

Apprendre ce qui est aliment, culturellement parlant, est un processus qui joue un rôle majeur dans la construction de l'identité : identité individuelle mais aussi sociale et culturelle. Apprendre à manger, tout comme apprendre la langue parlée, est un des éléments majeurs permettant la construction de l'appartenance à un groupe, un moyen de communication et de partage de croyances collectives et aussi un élément de distinction par rapport à d'autres groupes culturels. Bien que les mécanismes biologiques jouent un rôle majeur dans la régulation de la prise alimentaire, il n'y a pas d'aliment spécifique qui soit inscrit dans l'organisme : dans ce domaine l'appris prend toujours le pas sur ce qui est inscrit dans l'organisme. Et cet apprentissage joue un rôle majeur dans l'apaisement de l'anxiété liée à l'état même d'omnivore : obligé de manger varié, l'individu doit ingérer des substances diverses qui peuvent être bénéfiques ou dangereuses. L'inclusion dans un répertoire donne une qualité positive au produit, reconnu ainsi comme aliment.

La *perception* est un processus psychologique général. En simplifiant, on peut dire qu'elle consiste en l'octroi d'une signification aux données apportées par les sens, elle permet leur sémantisation.

En effet, au départ les messages sensoriels n'ont, *a priori,* de signification. La signification est attribuée au niveau des centres supérieurs du système nerveux central. Elle s'obtient par apprentissage, par la répétition des messages et surtout par leur intégration, à travers les associations qui se font avec d'autres signaux, par la mise en relation avec les conditions externes et par leurs conséquences.

La perception, à partir des significations ainsi apprises, permet également la construction de catégories. Or le processus de catégorisation est important d'un double point de vue :

— D'une part, il permet la mise en place d'une pensée classificatoire. Cette construction, abstraite, de catégories, facilite largement l'adaptation de l'individu. Le fait de pouvoir identifier instantanément un objet nouveau et l'inclure dans une catégorie dont les caractéristiques sont déjà connues, permet une adaptation rapide par assimilation aux caractéristiques déjà connues. Cela permet non seulement de reconnaître les aliments, mais aussi de mettre en place des règles concernant les rapports entre les catégories et, au-delà, les conduites de consommation.

— D'autre part, ce processus de catégorisation (très important durant l'enfance, et qui dure tout au long de notre vie) se fait à partir de critères qui s'éloignent de plus en plus des simples données sensorielles. Il prend en ligne de compte aussi bien des données symboliques que des normes culturelles.

Enfin, interviennent dans le processus de construction de la perception, à côté des systèmes de pensée logique, rationnelle, d'autres modes de pensée, tels les attitudes ou croyances ou plus globalement les aspects *idéels*. On désigne sous ce vocable ce que l'on pense à propos de l'aliment, ses vertus, qualités, défauts ou dangers. Il est important de souligner que ces aspects peuvent être basés sur des données objectives, scientifiques ou sur des croyances. Il n'en reste pas moins que dans les deux cas ils jouent un rôle dans les conduites alimentaires.

Le *risque*, dans sa définition la plus commune s'entend comme « un danger éventuel, plus ou moins prévisible », comme « l'éventualité d'un événement ne dépendant pas exclusivement de la volonté des parties et pouvant causer la perte d'un objet ou tout autre dommage », enfin comme « le fait de s'exposer à un danger (dans l'espoir d'obtenir un avantage) »[1].

Ces définitions font apparaître simultanément la notion de danger possible mais aussi le fait qu'il ne soit pas inéluctable. C'est la troisième acception qui est ici la plus intéressante, pour autant qu'elle implique l'exposition volontaire, sinon calculée, à un danger potentiel dans l'espoir d'en tirer avantage. Pour comprendre toute la portée de cette attitude il est nécessaire de tenir compte de deux paramètres :

— Le premier est celui du danger potentiel, sa nature et surtout sa gravité. Ainsi, dans le cas d'un danger alimentaire, un simple mal de ventre passager consécutif à l'absorption d'un aliment est certes différent de l'éventualité d'un empoisonnement mortel.

— Le second est la prise en considération de la probabilité d'occurrences de conséquences négatives. En effet, une conséquence grave, mais peu probable peut, d'un point de vue scientifique, être acceptable. C'est le propre même de l'utilisation des médicaments et, plus généralement, de toute thérapie : toute prescription prend en

---

1. Dictionnaire Le Robert, 1993.

compte simultanément, avant d'être proposée, les bénéfices escomptés en regard des effets secondaires indésirables. Les deux paramètres ne peuvent être dissociés lorsque l'on parle de « prise de risque », quelle qu'elle soit.

Or, les populations de consommateurs n'ont pas l'habitude de prendre en considération les deux éléments à la fois et le plus souvent l'attention est attirée par le danger potentiel, sans tenir compte de son occurrence possible. Telle, par exemple, la réaction des consommateurs allemands à la suite d'une émission télévisée, en 1987, concernant la contamination, chez l'homme, par un parasite du hareng. À la suite de cette émission, le marché s'est écroulé et les ventes au détail ont baissé de 50 à 80 % selon les régions. Pourtant, un expert de la pêche attirait l'attention sur le fait qu'en dix-huit ans on n'avait constaté que soixante cas humains de contamination par ces vers, alors que sept milliards et demi de repas de poissons ont été consommés pendant cette même période. D'un point de vue de la santé publique, le parasite ne pouvait être considéré comme un risque majeur ! (Fischler, 1998).

Aliments pour tous, aliments pour moi...

On vient d'affirmer plus haut que, d'un point de vue biologique, il n'existe pas d'interdit alimentaire (à l'exception des véritables poisons : toutefois ces derniers ne sont pas interdits, mais évités). Or un simple regard porté sur les habitudes alimentaires de nos contemporains suffit pour mettre apparemment en cause cette affirmation.

Ainsi les Français, qui ont pourtant une alimentation variée, ne consomment pas des insectes ; pourtant les insectes sont d'excellentes sources de protéines et sont largement consommés dans des nombreux groupes culturels en Afrique, en Amérique du Sud ou en Asie. De la même façon, on ne mange pas en France ni chien, ni rongeurs, ni renards, ni blaireaux, ni serpents. Or les rongeurs sont consommés à travers le monde et le chien est élevé expressément pour la cuisine en Asie du Sud-Est, tout comme les serpents. Les délices que représentent pour nous les grenouilles ou les escargots sont abomination outre-Manche ou aux États-Unis, ainsi que le lapin ou le lièvre, d'ailleurs. Les cafards et leurs sécrétions sont des ingrédients très recherchés pour la cuisine vietnamienne ou mexicaine et les araignées sont très prisées (cuites en feuilles sous la cendre, par exemple) chez les indiens d'Amazonie, en Thaïlande, à Madagascar, et ailleurs. Nos fromages, fleuron de la gastronomie française, sont immangeables pour une large part de l'humanité, notamment la Chine et le Sud-Est asiatique ; en revanche le durian, un fruit originaire de Malaisie, considéré comme un délice suprême dans ces contrées, est vivement rejeté par les Européens.

On peut ajouter à cette liste, qui est loin d'être exhaustive, les interdictions justifiées à première vue par des raisons religieuses. Entrent dans cette catégorie les multiples interdits, complexes et subtils, régissant l'ensemble de la société hindoue, où l'alimentation joue un rôle central dans l'organisation même de cette société. Plus près de nous, et mieux connue, est l'interdiction formelle de consommer du porc chez les juifs et les musulmans croyants.

Comment expliquer ces choix et rejets, vivement ressentis au niveau individuel ? On peut affirmer, en reprenant la formulation de Fischler, que si nous, individus ou groupes culturels, ne consommons pas tout ce qui est biologiquement comestible, c'est que tout ce qui est biologiquement mangeable n'est pas, culturellement parlant, comestible. En d'autres termes, pour que le produit proposé puisse être « notre aliment » il convient qu'il puisse être conçu et perçu comme tel.

Un exemple permet de mieux illustrer comment se construit la notion d'aliment « pour nous » : celui des règles alimentaire juives, dont l'interdiction du porc n'est qu'un des aspects. Le choix de cet exemple se justifie pour deux raisons : l'existence d'une codification écrite, datant de plusieurs millénaires et qui continue à régir actuellement l'ordre alimentaire des croyants ; les différentes interprétations de cette série de règles, qui illustre la difficulté d'expliquer de façon simplement logique les permis et, surtout, les interdits.

La codification des règles alimentaires juives est évoquée pratiquement dès le départ de l'Ancien Testament, dès le livre de la Genèse (et est reprise et développée par la suite dans le Lévitique, l'Exode et le Deutéronome). Elle peut se résumer en trois règles principales :

— Le respect de la vie, et il est à noter que, dès le départ, le vivant est représenté par l'homme et les animaux ; les végétaux ne sont pas compris dans la catégorie du vivant. La vie, l'esprit de l'animal, se trouve notamment dans son sang. Si l'animal doit être tué pour pouvoir être consommé, l'abattage doit obéir à deux règles majeures : interdiction de faire souffrir inutilement l'animal et interdiction de consommer le sang.

— La définition détaillée des animaux autorisés à la consommation. Il s'agit d'une véritable liste, spécifiant ce qui est consommable et ce qui ne l'est pas parmi les oiseaux, animaux terrestres et ceux qui vivent dans l'eau. Parmi les interdits figure, bien entendu, le cochon.

— Une interdiction, plus tardive, énoncée sous la forme « tu ne feras pas cuire le chevreau dans le lait de sa mère ». Cela se traduit par l'interdiction de mettre en contact, au cours d'un même repas, dans la préparation ou dans l'assiette, des laitages et des produits carnés.

Ces règles culinaires, véritables règles de vie, ont fait l'objet de nombreuses exégèses, dont les multiples essais faits pour comprendre ou pour expliquer ces interdits et notamment celui de la consommation du cochon. Pour comprendre leur portée il convient de situer les divers types d'explication dans les deux perspectives utilisées dans les approches interculturelles : *l'approche étique*, c'est-à-dire extérieure à la culture, fonctionnaliste, visant à faire apparaître éventuellement des universels, et *l'approche émique*, soit la compréhension des données d'un point de vue interne à la culture étudiée.

D'un point de vue *étique* on a fourni plusieurs explications fonctionnelles à l'interdiction de la consommation du porc.

Ainsi on a voulu voir dans cette interdiction la sagesse et le souci des dirigeants du « peuple élu » d'un point de vue de la santé publique. Il s'agit d'une viande doublement dangereuse : d'une part, elle se conserve difficilement, notamment sous des climats chauds, d'autre part, elle est porteuse de parasites. Or cette explication est hasardeuse et peu fondée. De nombreuses populations, vivant dans des conditions climatiques tout aussi défavorables, sinon plus, pour la conservation des viandes élèvent et consomment des cochons depuis toujours ; c'est le cas notamment de toutes les cultures du Pacifique et de nombreuses régions de l'Asie. De même on a appris depuis que la trichinose est véhiculée par d'autres viandes également, et non seulement par le porc.

Une autre explication *étique* a un caractère économique : le porc, animal en partie omnivore, est intéressant d'un point de vue économique tant qu'il n'entre pas en compétition directe avec les ressources destinées aux humains. Ainsi, tant que l'animal pouvait se nourrir de glands aisément disponibles dans les forêts, il était également intéressant d'un point de vue économique. L'interdiction de la consommation de porc aurait été introduite avec la déforestation du Moyen-Orient, situation qui mettait en concurrence directe l'homme et l'animal devant survivre à partir d'un même pool de ressources. Pour séduisante qu'elle soit, cette hypothèse n'a pas été plus validée que la précédente.

Mais que se passe-t-il d'un point de vue *émique* ? L'analyse des textes bibliques et leur interprétation met en évidence une tout autre logique. Le classement des animaux en comestibles ou pas se fait en fonction de l'ordre et des caractéristiques de la Genèse. En effet, après la séparation des cieux, de la terre et des eaux, les trois espaces ont été peuplés d'espèces vivantes. Par la suite, lors de la classification des animaux en purs et impurs, permis ou interdits à la consommation, on retrouve la même logique : seuls les animaux prototypiques de chaque espace sont autorisés. De surcroît tous les carnivores et les charognards sont interdits, car ayant consommé eux-mêmes d'autres animaux et leur sang (voir la première interdiction).

Ainsi sur terre seuls les ruminants à sabot fendu sont autorisés ; parmi les oiseaux seuls ceux qui ne consomment pas d'autres espèces vivantes sont autorisés. Enfin parmi les animaux aquatiques sont consommables ceux qui ont écailles et nageoires. Cet ensemble représente les modèles animaux peuplant les trois espaces du monde. De ce fait les chimères ou les bâtards sont interdits : c'est le cas du porc, qui a le sabot fendu, mais n'est pas ruminant.

L'interdiction se comprend dès lors d'une autre façon : l'acceptation du pacte divin, entre le Créateur et son peuple, implique l'adoption également d'un pacte social, d'un ordre donné. Ce qui entre dans cet ordre est de ce fait perçu comme pur, comestible, « bon à penser » selon l'expression de Lévi-Strauss.

Cet exemple montre, si besoin était, combien la seule approche utilitariste est insuffisante pour expliquer l'adoption d'un produit comme aliment : ce n'est pas elle qui est à l'origine de l'interdiction du porc (d'autant plus importante qu'empruntée, ensuite, par l'islam au judaïsme), mais bel et bien une approche idéelle. C'est en fonction de cette dernière que le cochon n'est pas un « aliment pour nous » pour une partie de l'humanité !

Approches culturelles ou dimensions universelles ?

De tout temps l'homme a dû envisager la conduite alimentaire comme un prise de risques. Cette approche a existé même lorsque le risque majeur était la famine. La conjuration de ce risque passe par l'adoption de certaines règles de conduite, dont la plus connue est celle des tabous.

L'apparition des tabous, qui ne sont en fin de compte que le reflet des règles adoptées par un groupe social et culturel, est particulièrement marquée dans les sociétés de chasseurs. Elle est régie par une double règle initiale : d'une part, la proie n'est pas un ennemi mais bel et bien un semblable ; d'autre part, l'adoption d'un totem, qui est le plus souvent un animal, ayant souvent le rang d'ancêtre de la tribu et de protecteur. Les tabous sont les règles qui doivent à la fois assurer le pardon pour la mort du « semblable » mais aussi l'interdiction de tuer l'ancêtre protecteur.

On trouve ainsi des partages cérémoniels, des interdictions de consommer sa proie par celui qui l'a tuée et qui doit l'offrir à l'autre (comme chez les pygmées Aka de Centrafrique), etc. L'ordre culinaire ainsi instauré vise non seulement à prévenir des risques pour la santé, mais aussi à assurer l'identité du mangeur, sa nature intrinsèque en tant que membre du groupe. L'adoption des règles, dont certaines peuvent être très strictes, ont caractérisé et caractérisent encore les sociétés dites traditionnelles, sociétés dont notre Occident vient seulement de sortir. La caractéristique d'une telle position réside dans le fait que les pratiques alimentaires sont régulées au niveau du groupe, au nom de préceptes religieux, moraux ou autres. Une telle situation est confortable sur le plan individuel, malgré son aspect contraignant : le choix individuel est relativement limité, des cadres existent et rassurent l'individu, les aspects à la fois idéels et moraux servent de toile de fond pour justifier et conforter tout un chacun dans ses pratiques.

Or la situation actuelle de nos sociétés a radicalement changé. Ces changements se situent à des niveaux différents :

— C'est probablement la première fois dans l'histoire de l'humanité que des groupes humains importants (d'abord les États-Unis et depuis un demi-siècle environ d'autres pays, occidentaux surtout) ne connaissent plus la pénurie alimentaire.

— C'est aussi la première fois que les moyens de communication et de transports permettent des échanges multiples. Tout voyage : les hommes, les produits et les modèles de société. Au-delà de l'enrichissement que cela implique, il y a aussi le revers de la médaille : les cadres traditionnels connus volent en éclats, les produits disponibles sur le marché sont de plus en plus nombreux et indépendants des saisons et des conditions locales.

— En même temps, les modèles sociaux, les modèles de référence et d'apprentissage, familiaux notamment, sont profondément modifiés, avec l'avènement de l'urbanisation et de cellules familiales restreintes.

— Enfin, les connaissances dans le domaine de la santé en général, de la nutrition en particulier, ont fait des progrès considérables. Les bénéfices pour tous sont bien connus. Mais en même temps, ils contribuent directement pour mettre la santé au premier plan des préoccupations, de façon quasi paradoxale.

Dans cette perspective, la crainte de la pénurie n'existant plus pour la majorité de ces populations, l'aliment est de plus en plus recherché pour ses vertus médicales, préventives ou curatives au détriment du plaisir ou de la convivialité par exemple. C'est ainsi que l'on voit se diffuser de plus en plus le modèle des sociétés « diététiques » (dont l'exemple classique est celle des États-Unis) au détriment des sociétés « culinaires » (la France, comme d'autres pays méditerranéens, étant un exemple).

La conjugaison de ces facteurs entraîne un changement de préoccupation : la question actuelle dans nos sociétés n'est plus « aurai-je à manger ? » mais « que vais-je manger pour ne pas être malade ? ». Avec une question subsidiaire : « Où trouver la réponse à mes questions ? »

En effet, la disparition des règles traditionnelles, des tabous, des conseils familiaux, a entraîné un transfert de responsabilité. Ce n'est plus la loi du groupe culturel qui guide, mais la responsabilité individuelle qui est en jeu, à la fois pour soi et pour les siens. Les conseils sont le fait des spécialistes, relayés par les médias, ce qui pose une autre question : qui croire ? comment choisir entre différentes affirmations non seulement contradictoires, mais aussi changeantes dans le temps ? Comment dépasser la « cacophonie alimentaire », selon le terme de C. Fischler, qui assaille le consommateur tous les jours ? Car derrière toutes ces inquiétudes on retrouve ce besoin universel qui est la quête de règles, d'interdits et de permis, qui structurent le monde et le rendent intelligible pour l'individu.

Malgré les différences culturelles, la démarche générale observée est universelle. Et il convient de ne pas oublier que dans cette démarche, apparemment logique, le statut des savoirs des individus est ambigu. La manière de penser l'aliment, les facteurs idéels, placent sur un même plan les connaissances objectives, subjectives et magiques.

Ainsi, dans un travail portant sur les indiens Nahuas du Mexique, Goloubinoff a étudié la modification des pratiques culinaires traditionnelles par l'introduction d'aliments industriels, notamment le coca et les aliments transformés (mais adaptés en partie pour pouvoir être acceptés par les cultures locales, tels les chips au piment par exemple). Ces derniers ne connaissent pour l'instant qu'un succès mitigé ; ils sont d'ailleurs surnommés *chatarra*, terme qui a pris le sens de « nourriture poubelle » car considérés comme peu nutritifs, voire nocifs. En revanche le coca a connu un beau succès commercial. Toutefois quinze ans après l'introduction de ces produits, on observe chez les Nahuas un sursaut, avec désir de défendre leur cuisine traditionnelle et apparition de toutes sortes de rumeurs. Le décryptage, aisé au demeurant, de ces rumeurs indique la crainte de l'anéantissement culturel tout comme la crainte de l'extérieur, des villes et des gens des villes. C'est là également qu'habite une sorte de diable, ambigu, riche et corrompu.

Le nom de ce diable en langue nahuatl est *amo cualli*, traduit habituellement par « mauvais ». Or une étude plus poussée de l'étymologie du mot est intéressante : *amo cualli* signifie littéralement « celui qui n'est pas bon ». Mais le mot *cualli* viendrait en fait de *cua*, manger. Le diable serait donc mauvais car étant l'*immangeable*. Ainsi, une nourriture peut être à la fois bonne, riche, attirante et rejetée, car sur un plan idéel inacceptable ou impensable : c'est le diable que l'on y trouve.

Ceci n'est pas le propre des nahuatl seulement...

Sources

Chiva, M., « Le mangeur et le mangé : la complexité d'une relation fondamentale », *in Identités des mangeurs, images des aliments*, Giachetti, I. (éd.), Paris, Polytechnica, 1996, p. 11-30.

Douglas, M., *De la souillure*, Paris, Maspero, 1971.

Fischler, C, *L'Homnivore. Le goût, la cuisine et le corps*, Paris, Odile Jacob, 1990.

Giachetti, I. (éd.), *Identités des mangeurs, images des aliments*, Paris, Polytechnica, 1996.

Goloubinoff, M., « Coca et sauterelles grillées », *in Cuisines. Reflets des sociétés*, Bataille-Benguigui, M.-C., Cousin, F. (éd.), Paris, Éditions Sépia–musée de l'Homme, 1996, p. 199-215.

Réflexion sur l'alimentation
et ses risques.
Perspectives psychologiques
et culturelles[*]

PAUL ROZIN[**]

Manger est rarement un acte neutre qui nous laisse indifférent. Manger est une activité chargée d'affect ; nous sommes extrêmement attentifs à ce que nous introduisons dans notre bouche. Un aliment peut nous procurer un immense plaisir ou un immense dégoût, il peut être bon ou mauvais pour notre santé. La croyance que « l'on est ce que l'on mange », dont nous avons démontré l'existence même parmi les Occidentaux instruits[1], génère une intimité toute particulière entre l'être humain et son alimentation.

Bien entendu, se nourrir est un besoin impératif pour tous les animaux, donc pour l'homme, mais il faut en payer le prix. Le prix au sens propre du mot, en dollars ou en francs, mais également le prix

---

* L'élaboration de cet article a fait l'objet d'une aide de la NIDA, bourse R21-DA10858-0, qui m'a été accordée et a été effectuée sous les auspices du Centre européen des sciences du goût et du comportement alimentaire à Dijon, où j'ai eu l'occasion de travailler comme chercheur du CNRS pendant l'été 1998. La bibliographie complète peut être demandée à l'OCHA, 34, rue de Saint-Pétersbourg, 75382 Paris cedex 08.
** Professeur de psychologie à l'Université de Pennsylvanie (États-Unis).
1. C. Nemeroff, P. Rozin, « "You are what you eat". Applying the demand-free "impressions" technique to an unacknowledged belief », *Ethos, The Journal of Psychological Anthropology*, 17, 1989, p. 50-69.

en temps passé, en risque de surcharge pondérale, ou en conséquences éventuelles sur la santé. Manger est un risque. Mais s'abstenir de manger est un risque bien plus important.

Révolution épidémiologique et explosion médiatique

Le statut de la nourriture dans la vie humaine a considérablement changé durant le XXe siècle, tout au moins dans le monde occidental. La révolution épidémiologique et ses conséquences en ont été une des raisons principales. Le progrès médical, notamment dans le contrôle des maladies infectieuses, a permis d'accroître l'espérance de vie de façon spectaculaire. Les causes principales de mortalité se sont déplacées des maladies infectieuses aiguës, qui frappaient souvent nourrissons, enfants et jeunes adultes, aux maladies dégénératives comme les cancers ou les maladies cardio-vasculaires. Aujourd'hui les principales causes de mortalité peuvent être associées à des modes d'alimentation et, dans certains cas, à un problème de quantités consommées. L'intérêt porté actuellement aux effets à long terme des régimes alimentaires est donc tout à fait légitime.

Cet intérêt sur les effets à long terme des régimes alimentaires a donné lieu à la mise à disposition du grand public d'une masse d'informations sur les liens entre alimentation et santé. Conséquence du développement de l'épidémiologie au XXe siècle, la production de données sur l'incidence des diverses pathologies dans les divers groupes de la population et le nombre considérable d'expérimentations en milieu médical sur les effets de divers régimes alimentaires se sont traduits par une « overdose » d'informations que le mangeur, anxieux par nature à propos de son alimentation, est bien incapable de gérer.

Il ne se passe pas de jour sans que le consommateur moderne instruit entende parler, que ce soit par les informations dans les médias ou par des publicités vantant les bienfaits de tel ou tel produit alimentaire, de nouvelles interactions positives ou négatives entre alimentation et santé. Le problème est que le grand public n'est pas « outillé » pour assimiler ces informations. Maladies ou longévité dépendent d'une multitude de facteurs qui sont interactifs, si bien qu'il est extrêmement difficile et long d'arriver à établir une relation de cause à effet réellement significative entre un aliment et une pathologie. Or le grand public préfère penser les relations entre alimentation et santé (ou maladie) en termes simples. D'ailleurs, bien des représentants du monde de la science et de la médecine font de même pour promouvoir leurs propres découvertes ! Le grand public se fait une idée assez naïve de la science et prend facilement un résultat isolé pour une réalité scientifique. Il ne se rend pas compte qu'en règle générale des dizaines d'années d'études et d'expériences sont requises pour établir une réalité scientifique. Enfin, le grand public n'est pas formé à la mise en balance des risques et des bénéfices, pas plus qu'aux raisonnements probabilistes et à la causalité multifactorielle. Il n'est pas question de l'en blâmer. Nos systèmes d'éducation n'enseignent pratiquement rien ni de la probabilité, ni de l'analyse coûts-bénéfices, ni de la nutrition ni de la nature des sciences. Ces manques sont souvent exploités par la publicité, la presse et aussi, il faut le dire, par un certain nombre de chercheurs et de praticiens en médecine. Toutes les conditions sont réunies pour que les relations alimentation-santé deviennent obsédantes au point de détruire notre joie de manger, un des grands plaisirs de la vie humaine.

C'est par rapport à cette préoccupation alimentation-santé de la fin du XXe siècle que je passerai en revue certaines de nos connaissances sur la psychologie du risque et sur la prédominance du risque alimentaire dans le contexte socio-culturel d'aujourd'hui.

Mécanismes de la pensée, biais de jugement et pensée magique

Les mécanismes de base de la pensée profane constituent un sujet d'intérêt majeur depuis quelques décennies. Diverses tendances de la pensée profane, qu'on appelle heuristiques[2] et biais cognitifs en particulier, ont été dégagées, notamment par Daniel Kahneman, Amos Tversky et leurs collaborateurs[3]. Beaucoup de ces tendances ont des applications directes sur la façon de penser le risque, étudiée en particulier par Paul Slovic[4] et dans le domaine de l'alimentation par Shepherd *et al.*[5]. D'autre part, plus récemment, l'attention a été portée sur la pensée magique qui est un mode de pensée fondamentale,

---

2. Heuristique, de même origine étymologique qu'« eurêka », vient du verbe grec qui signifie « trouver ». On peut définir une heuristique comme un raccourci mental inconscient approximatif qui semble concerner la quasi-totalité de la population et qui affecte notre capacité à décider. On est là dans le domaine de l'« inconscient cognitif » qui n'est lié ni à des émotions ni à des préjugés. Pour en savoir plus, lire *La Réforme du jugement ou comment ne plus se tromper*, de Massimo Piatelli Palmarini aux éditions Odile Jacob, qui fournit de nombreux exemples concrets qui aident à comprendre ces notions abstraites. N.D.L.R.

3. D. Kahneman, P. Slovic, A. Tversky, *Judgment under Uncertainty : Heuristics and Biases*, Cambridge University Press, 1982. J. Baron, *Thinking and Deciding*, 2e édition, Cambridge University Press, 1997. R. Nisbett, L. Ross, *Human Inference : Strategics and Shortcomings of Social Judgment*, Englewood Cliffs, New Jersey, Prentice Hall, 1980.

4. P. Slovic, « Perception of risk », *Science*, 236, 1987, p. 280-285.

5. R. Shepherd, M.M. Raats, « Attitudes and beliefs in food habits », in H.L. Meiselman, H.J.H. MacFie (eds), *Food Choice, Acceptance and Consumption*, Londres, Blackie Academic and Professional, 1996, p. 346-364.

souvent « non rationnelle[6] ». La pensée magique diffère de l'heuristique en ce sens qu'elle est plus automatique, plus difficile à modifier et qu'elle ressemble davantage à ce que Freud a appelé la pensée primaire. Bien que pensée magique, heuristique et biais de jugement puissent entraîner des erreurs dans la façon de penser, ils ont globalement leur utilité. Mais en l'occurrence nous avons affaire à des informations sur le risque, qui se chiffrent souvent en termes d'augmentation ou de diminution de quelques unités pour un million et sont le résultat d'événements qui dépassent de loin l'expérience vécue par tout être humain. Notre système de traitement d'informations n'est pas conçu pour traiter de telles informations.

LES DISTORSIONS DE LA MÉMOIRE

On sait depuis longtemps que les souvenirs sont souvent inexacts. Cela pose un véritable problème en matière d'évaluation du risque. En effet, quand nous sommes placés devant un choix impliquant un risque potentiel, nos décisions sont généralement influencées par la mémoire que nous avons d'expériences et d'informations antérieures. En règle générale, nous avons un souvenir plus précis des événements concrets et vivants que de chiffres statistiques. La mémoire semble également plus performante pour des événements inhabituels et moins performante pour les longues périodes comportant peu de changements. Ainsi une douleur constante sur une période prolongée et la même douleur ressentie pendant quelques minutes seulement laissent un souvenir équivalent[7].

SIMPLIFICATION EN TOUT OU RIEN

Confronté à des situations complexes où interviennent de nombreux facteurs, l'être humain a tendance à les simplifier. Notre esprit a une forte tendance naturelle à penser les relations de cause à effet de façon univoque. Appliqué à l'alimentation, ce phénomène se traduit par une tendance à classer les aliments en deux catégories, bons ou mauvais pour la santé.

---

6. P. Rozin, C.J. Nemeroff, « The laws of sympathetic magic : A psychological analysis of similarity and contagion », *in* J. Stigler, G. Herdt, R.A. Shweder (eds), *Cultural Psychology : Essays on Comparative Human Development*, Cambridge University Press, 1990, p. 205-232.
7. D. Kahneman, P.P. Wakker, R. Sarin, « Back to Bentham ? Explorations of experienced utility », *The Quarterly Journal of Economics*, 112, 1197, p. 375-405.

PENSÉE MAGIQUE

Les lois de la magie sympathique décrites par des anthropologues du début du siècle[8] cherchaient à décrire le modèle de la pensée « primitive » considérée comme étant le propre des individus appartenant à des cultures traditionnelles. Or, il s'avère que ces lois semblent constituer des traits courants de la pensée humaine[9]. De ce fait, il est important de les comprendre, notamment la loi de contagion, car elle influence la pensée de l'être humain en matière d'alimentation, de maladie et de nutrition.

La loi de contagion tient que « ce qui a été en contact restera en contact ». Si deux entités entrent en contact, il y a transfert de propriétés de l'une à l'autre. Cet échange s'opère dans un temps très bref et devient définitif. Ainsi, si un cafard a été en contact avec ma purée de pommes de terre, même pour un moment seulement, j'aurai le sentiment que la purée de pommes de terre a été « cafardisée » à jamais. Au bout d'un an, si je sors de la purée du congélateur, je ressentirai le même dégoût car j'aurai gardé le souvenir de la contamination de la purée. Notre incapacité à appréhender la notion de dose et ce caractère définitif que prend la contamination ont de multiples conséquences dans notre vie quotidienne dans le domaine de l'alimentation et dans d'autres domaines. Ainsi s'expliquent par exemple la répugnance fréquente à porter des vêtements d'occasion et la répugnance pratiquement universelle à consommer de la nourriture déjà goûtée par une autre personne.

MÉDICALISATION DE LA PENSÉE MAGIQUE

Les Occidentaux instruits préfèrent les justifications biologiques à celles relevant de la psychologie. Si vous demandez à quelqu'un pourquoi il ne veut pas consommer un jus de fruits ayant été en contact avec un cafard, il vous citera presque toujours le cafard comme un vecteur de maladie, rarement comme une agression en soi. Si vous

---

8. E.B. Tylor (1871), *Primitive culture : Researches into the Development of Mythology, Philosophy, Religion, Art and Custom*, New York, Gordon Press, 1974. J.G. Frazer (1890), *The Golden Bough : A Study in Magic and Religion*, New York, Macmillan (reprint of 1922 abridged edition, edited by T.H. Gaster), 1959. M. Mauss (1902), *A General Theory of Magic* (R. Brain, Trans.), New York, W.W. Norton, 1972, « Esquisse d'une théorie générale de la magie », *L'Année sociologique*, 1902-1903.

9. P. Rozin, L. Millman, C. Nemeroff, « Operation of the laws of sympathetic magic in disgust and other domains », *Journal of Personality and Social Psychology*, 50, 1986, p. 703-712. P. Rozin, C.J. Nemeroff, « The laws of sympathetic magic : A psychological analysis of similarity and contagion », *in op. cit.*

répétez l'expérience avec un cafard stérilisé (absence de microbes garantie), les gens constatent à leur propre surprise que leur aversion n'a diminué que légèrement. Il semble donc que les Occidentaux instruits présument en général que ce qui est transféré par contact avec un aliment est une substance toxique. Or, nos travaux de recherche suggèrent que, dans de nombreux cas, ce qui est transféré est plutôt d'essence spirituelle que matérielle ; il semble souvent impossible d'en éliminer les effets par lavage ou cuisson[10]. À une tout autre échelle, les chercheurs spécialisés dans l'étude des habitudes alimentaires et culinaires ont nettement tendance à donner des explications liées aux fonctions biologiques et nutritionnelles de ces comportements plutôt qu'à leurs fonctions sociales. C'est pour cette raison qu'il a fallu des siècles pour convaincre la plupart des chercheurs que l'interdit du porc chez les juifs n'avait pas la fonction biologique qu'on lui prêtait (protection contre la trichinose) mais une fonction sociale. Il est vrai que la médicalisation est probablement un phénomène culturel.

JE CROIS CE QUE JE VOIS

D'une manière générale, nous nous laissons davantage impressionner par des événements tangibles que par des données statistiques[11]. Ainsi, il suffit qu'un seul gros fumeur de notre connaissance arrive à l'âge de quatre-vingt-quinze ans pour que nos opinions sur la nocivité du tabac soient influencées par cet exemple de façon tout à fait disproportionnée. La capacité de mémorisation est probablement plus grande quand il s'agit d'exemples concrets dont on a soi-même été témoin.

TENDANCE À CONFONDRE CORRÉLATIONS ET RELATIONS DE CAUSE À EFFET

L'être humain est toujours en quête de relations (éventuellement simplificatrices) de cause à effet et semble détester tout ce qui est aléatoire. Il perçoit souvent une corrélation là où il n'y a que des événements sans aucun lien entre eux. Il a une mémoire sélective et mémorise les événements se produisant en même temps, établissant des liens entre eux sans exercer son esprit critique, par exemple sans chercher à regarder les cas où chacun de ces événements se produit de façon indépendante de l'autre. Ainsi, quand une personne tombe malade, la tentation est grande d'en attribuer la cause à un événement

---

10. C. Nemeroff, P. Rozin, « The contagion concept in adult thinking in the United States : Transmission of germs and interpersonal influence », *Ethos. The Journal of Psychological Anthropology*, 22, 1994, p. 158-186.

11. R. Nisbett, L. Ross, *Human Inference : Strategics and Shortcomings of Social Judgment, op. cit.*

antérieur, par exemple à ce que la personne a mangé, même si l'aliment en question a été consommé de nombreuses fois auparavant.

ESTIMATION DU RISQUE : FACTEURS DE PERCEPTION AGGRAVANTS

Paul Slovic et ses collègues ont entrepris d'importants travaux de recherche visant à comprendre le fonctionnement mental des Américains en matière de risque[12]. Un résultat particulièrement significatif de ce travail est que la perception du risque par le grand public est fortement influencée par les situations de type « catastrophe » et par le sentiment d'être le jeu de forces invisibles et incontrôlables. Les voyages en avion, qui peuvent se terminer en catastrophe et où le passager ne peut exercer le moindre contrôle, sont perçus comme plus dangereux qu'ils ne le sont en réalité par rapport au ski ou à la conduite automobile. Pour les mêmes raisons, des événements tels que épidémies ou tremblements de terre font l'objet d'une perception aggravée par rapport à leur réalité.

FRAMING

Le trait peut être à la fois le plus puissant et le moins compris de la pensée humaine, qui conditionne nos réflexions sur tout, y compris sur le risque, est ce que l'on appelle le *framing* ou cadrage mental[13]. C'est le contexte dans lequel nous plaçons une situation ou une décision, la façon dont chacun, de façon naturelle, situe tout événement. Il est évident que le *framing* peut varier énormément d'un individu à l'autre, que ce soit au sein d'une même culture ou, à plus forte raison, d'une culture à une autre.

AVERSION AUX PERTES

Dans de nombreuses situations, l'être humain accorde plus d'importance à éviter une perte fixe qu'à rechercher un gain équivalent[14]. Dans une situation où risques et avantages s'équilibrent, on a tendance à surévaluer les risques et à prévoir une perte nette. En matière de risque, on a démontré que nous sommes prêts à payer davantage pour éviter qu'un risque augmente (aversion aux pertes) que pour réduire dans les mêmes proportions un risque que nous subissons déjà (ce qui serait un gain).

---

12. P. Slovic, « Perception of risk », art. cité.
13. D. Kahneman, P. Slovic, A. Tversky, *Judgment under Uncertainty : Heuristics and Biases, op. cit.* J. Baron, *Thinking and Deciding, op. cit.*
14. *Ibid.*

Tous ces processus se conjuguent de diverses manières pour produire des distorsions supplémentaires dans notre évaluation des risques du fait de cette aversion aux pertes. Les sujets prennent plus de risques pour éviter une perte certaine que pour assurer un gain certain. Lorsque ce comportement de prise de risque pour perdre se combine avec le *framing*, on peut obtenir des décisions extrêmement différentes.

Penser notre alimentation : quelques problèmes spécifiques

Tous les processus exposés ci-dessus, pris séparément ou ensemble, ont des effets sur la façon de penser en matière de régime alimentaire et de santé. En même temps que certaines distorsions de la pensée spécifiques à l'alimentation, ils contribuent à mettre le mangeur de la fin du XXe siècle en quête d'un régime alimentaire sain dans de très grandes difficultés.

COMPRENDRE LES MÉCANISMES DE LA SCIENCE

Comme on l'a vu, on ne peut pas interpréter valablement le nombre considérable de résultats scientifiques portés à la connaissance du grand public sans un minimum de culture scientifique. Or les écoles américaines ne dispensent pas le minimum d'enseignement sur les méthodes scientifiques. Il est donné de la recherche scientifique une image simplifiée et caricaturale où l'on passerait de l'ignorance à une compréhension complète avec une seule étude. Il n'est donc pas étonnant que le grand public prenne trop au sérieux les derniers résultats publiés, sans s'interroger sur leur portée réelle, sans les situer dans le contexte particulier dans lequel l'étude s'est déroulée, ni sans les mettre en perspective avec les résultats d'autres études disponibles. Pire, il arrive parfois que les auteurs d'une étude manquent de ce minimum d'esprit critique sur leur propre travail ! Ainsi, le public profane prend des résultats d'essais cliniques pour des résultats définitifs au lieu de les voir comme une des nombreuses recherches nécessaires, chaque fois dans des conditions et à des doses différentes, pour faire progresser notre compréhension des capacités et des limites d'une thérapeutique.

COMPRENDRE LA NUTRITION

La nutrition ne fait pas partie des disciplines enseignées de façon systématique dans les écoles américaines. Par ailleurs, en l'absence d'un minimum de compréhension des méthodes scientifiques, il n'est pas possible d'évaluer ce qu'on peut considérer comme la « sagesse » actuelle en matière de nutrition. J'entends par là la meilleure synthèse par les experts en la matière des connaissances disponibles à un moment donné, connaissances par définition incomplètes. Autant dire que c'est beaucoup mieux que rien, mais loin d'être parfait. En tout cas, ce type de « sagesse » ou de synthèse du savoir est difficilement compatible avec la tendance de l'esprit humain à simplifier en « vrai » ou « faux ». Ainsi, il y a quelques dizaines d'années, le sucre dans un régime était considéré comme mauvais pour la santé ; aujourd'hui le cholestérol semble représenter pour la plupart d'entre nous un risque bien moindre qu'il n'était perçu auparavant.

L'absence de connaissances spécifiques en matière de nutrition est exacerbée par les mécanismes de la pensée, les biais de raisonnement et la pensée magique dont je viens de parler. Par exemple, nous avons constaté dans un récent sondage[15] qu'une minorité importante d'Américains (de 10 à 45 % en fonction des sujets et des questions) croit que des aliments de base, tels que le sel et les matières grasses, sont des toxines. En fait, ces gens-là sont convaincus que le régime alimentaire idéal devrait exclure totalement ces substances, et ils ne se doutent absolument pas que leur recette de régime idéal les mènerait tout droit à la mort ! Cette façon de penser s'inscrit dans la tendance au « tout ou rien » mentionnée plus haut, de même qu'elle est liée à l'idée de contagion : une quantité minime de matière grasse dans un aliment suffit à le transformer en aliment gras (notons que le principe de contagion est totalement insensible à la notion de dose). De même, approximativement les mêmes pourcentages de personnes croient que de petites quantités d'aliments à haute teneur calorique (comme le beurre ou l'huile) contiennent plus de calories que de grandes quantités d'aliments à faible teneur calorique. Ainsi, nombreuses sont les personnes qui pensent qu'une cuillerée à café de crème glacée contient plus de calories que 250 g de fromage blanc frais à 40 % de matière grasse[16]. Nous avons là un nouvel exemple de mécanisme mental de simplification ou de la loi de contagion. Ces croyances conduisent de nombreux Américains à exclure de leur

---

15. P. Rozin, M.B. Ashmore, M. Markwith, « Lay American conceptions of nutrition : Dose insensitivity, categorical thinking, contagion, and the monotonic mind », *Health Psychology*, 15, 1996, p. 438-447.

16. *Ibid.*

alimentation tout aliment riche en calories au lieu de les consommer en quantité modérée.

En définitive, une grande majorité des personnes interrogées pensent que les aliments qui sont actuellement considérés comme des aliments sains (par exemple, fruits ou légumes) sont aussi les aliments les plus complets : c'est le résultat du principe du « tout ou rien » qui fait qu'un aliment considéré comme sain se voit attribuer de ce fait toutes les qualités nutritionnelles. Ainsi, nous avons demandé à nos sujets américains de s'imaginer seuls sur une île déserte pendant six mois et n'ayant droit pour survivre qu'à de l'eau et à un seul aliment. Cet aliment supposé leur donner les meilleures chances de survie était à choisir dans la liste suivante : pêches, bananes, épinards, germes d'alfalfa, chocolat au lait ou saucisses de Francfort. Pratiquement aucune des personnes interrogées ne choisit le chocolat au lait ou les saucisses, qui étaient pourtant les plus complets de tous les aliments proposés et les seuls sur lesquels on pouvait compter pour avoir une chance de survie [17].

ÉVALUER L'IMPORTANCE DE L'ALIMENTATION POUR LA SANTÉ OU LA MALADIE

Quelles que soient la culture ou l'époque, il y a toujours des opinions dominantes dans le corps médical et dans le grand public en matière d'alimentation et de santé. À une époque antérieure ce qui importait le plus pour les Américains était surtout de pouvoir disposer d'aliments en abondance et sûrs sur le plan microbiologique. L'avènement de la révolution épidémiologique a mis l'accent sur la réduction de l'apport calorique global et sur la réduction de la consommation de certaines substances particulières comme les matières grasses et le sel. La société américaine contemporaine croit fortement à une corrélation étroite entre santé et longévité et régime alimentaire. Je pense personnellement (à confirmer par des données dont la collecte est en cours) que les Américains considèrent que l'alimentation est plus importante pour la santé que la génétique ou le style de vie. Il est évident que le fait de se concentrer de plus en plus sur son régime alimentaire afin d'améliorer son état de santé contribue à exacerber les craintes devant les risques alimentaires.

LE MYTHE DU « NATUREL »

Les Américains semblent croire que la nature est bienveillante et que les êtres humains sont malveillants. Plus un aliment a subi de transformations, plus il est susceptible de réduire la longévité. De là l'omniprésence des labels « produit naturel » sur tous les produits dans

---

17. *Ibid.*

les magasins d'alimentation et les rayons spécialisés dans les « produits biologiques » dans de nombreux supermarchés. J'avoue être déconcerté à l'idée que la nature qui fait de nous des êtres mortels, qui nous donne des ouragans, des raz-de-marée, des hivers froids et des épidémies, serait plus bienveillante que des producteurs agro-alimentaires qui ne cherchent qu'à vendre leurs produits. Si les pesticides qu'ils utilisent introduisent un risque cancérigène dans notre alimentation, ce risque est bien plus faible que celui qu'ils préviennent en combattant les parasites de nos végétaux[18]. Mais personne ne semble y attacher la moindre importance.

AMBIVALENCE PAR RAPPORT À LA VIANDE ET AUX PRODUITS D'ORIGINE ANIMALE

La viande et les autres produits d'origine animale (produits laitiers, œufs) ont été la cible préférée de ceux qui s'inquiètent de leur régime alimentaire et de leur santé. Cette question soulève de nombreux et d'intéressants problèmes psychologiques. La viande est à la fois l'aliment favori de l'espèce humaine et celui qui fait l'objet du plus grand nombre de tabous. Elle constitue un exemple parfait de l'ambivalence. Nous hésitons à tuer des animaux de peur de nous approprier leurs caractéristiques (selon l'idée « on est ce qu'on mange ») mais le goût de la viande est très attrayant et les aliments d'origine animale sont les aliments les plus complets. Le végétarisme a deux origines principales, la morale et la santé, et les deux motifs réunis peuvent provoquer un puissant rejet. La conséquence est qu'il y a une tendance beaucoup plus grande à accorder foi aux doutes émis sur le potentiel santé de produits d'origine animale que lorsqu'il s'agit de fruits ou de légumes.

PERSPECTIVES CULTURELLES

Mes références concernent pratiquement seulement les Anglo-Saxons. Certes, il est très vraisemblable que la plupart des mécanismes de la pensée, magique ou non, sont communs à tous les êtres humains. Néanmoins, leur forme d'expression et leur prédominance varient largement parmi les Américains et certainement également à travers chaque culture.

Si l'on regarde simplement les différences entre Français et Américains, les différences culturelles sont considérables. Les Américains s'inquiètent plus de leur nourriture, y prennent moins de plaisir et pensent davantage à ses effets sur la santé et au contenu nutritionnel des aliments que les Français.

---

18. B.N. Ames, R. Magaw, L.S. Gold, « Ranking possible carcinogenic hazards », *Science*, 236, 1987, p. 271-280.

SEXE, ALIMENTATION ET SANTÉ

C'est un fait bien connu, dans nos sociétés occidentales, la préoccupation du corps et les régimes concernent davantage les femmes que les hommes des classes moyennes et de la haute société. Notre travail croisé des différentes cultures révèle également que les femmes, d'une manière générale, se soucient plus de leur santé et de leur régime que les hommes, dans les quatre pays considérés[19]. Les femmes s'inquiètent plus de leur cholestérol et pensent plus à la nourriture dans un contexte nutrition-santé que le font les hommes. Nous avons récemment achevé une enquête similaire sur six campus universitaires aux États-Unis[20]. Ce sont les étudiantes qui s'inquiètent plus de leur alimentation à tous points de vue et cela rend leur vie moins agréable. En bref, les hommes américains ressemblent beaucoup aux Français mais ce n'est pas le cas des femmes américaines.

ALIMENTATION ET MORALE

Jusqu'ici j'ai abordé ce qui fait obstacle à des décisions rationnelles en matière de risques alimentaires du point de vue des limites du traitement de l'information dans l'esprit humain. Cependant, les choix alimentaires font intervenir également des valeurs qui ajoutent singulièrement à la complexité. Par exemple, si l'on veut comprendre la régression du tabagisme dans l'Amérique contemporaine, il faut tenir compte du fait que fumer est devenu une activité immorale. Elle est immorale, entre autres, parce que c'est une activité individuelle considérée comme nuisible à la santé d'autrui (tabagisme passif). Fumer est devenu ces dernières décennies un problème moral particulièrement important alors que, à l'origine, ce n'était qu'une préférence individuelle laissant les autres plutôt indifférents[21]. L'invocation de raisons morales pour interdire telle ou telle substance a une longue histoire, en particulier en Amérique[22]. Les raisons morales autorisent les individus à la censure, appellent des actions juridiques, publiques et gouvernementales et aboutissent à rendre la prohibition vraiment effective. Par conséquent, ce processus de moralisation a une influence

---

19. P. Rozin, C. Fischler, S. Imada, A. Sarubin, A. Wrzesniewski, *Attitudes to food and the role of food in life : Comparisons of Flemish Belgian, France, Japan and the United States*, 1998.

20. P. Rozin, R. Bauer, D. Catanese, *Food as pleasure and foof as poison : food attitudes and beliefs in both genders of college students in four regions of the United States*, 1998.

21. P. Rozin, L. Singh, *The Moralization of Cigarette Smoking in America* (submitted manuscript), 1998.

22. A. Brandt, P. Rozin (eds), *Morality and Health*, New York, Routledge, 1997, D.T. Courtwright, « Morality, religion and drug use », *in ibid.*

majeure sur le libre choix[23]. Il y a une forte interaction entre moralisation et risques alimentaires car la raison principale pour évoquer des considérations morales, au moins dans les pays développés occidentaux, est le fait de porter préjudice aux autres. À notre époque, comme c'est le cas pour le tabagisme, le risque n'est pas aigu et immédiat, il porte sur la longévité.

La conséquence de tout cela est la tendance à moraliser tout risque perçu dans un contexte où la morale exerce une telle puissance qu'elle peut en définitive décider de la mise à disposition ou non de certains aliments et se substituer ainsi aux choix individuels.

UN BREF EXEMPLE : LA MALADIE DE LA « VACHE FOLLE »

Je voudrais conclure avec quelques brèves réflexions sur les inquiétudes à propos de la maladie de la « vache folle » du point de vue des mécanismes de la pensée que je viens d'évoquer. La maladie de la vache folle est indétectable aux stades précoces et son issue est catastrophique. Elle s'inscrit donc dans l'analyse de Slovic des risques qui affectent l'être humain au plus haut degré. Le porteur de la maladie est la viande, une substance hautement ambivalente que l'esprit humain associe facilement avec des conséquences négatives. Notre tendance à accorder plus d'importance aux événements corrélés qu'aux événements isolés et aléatoires nous conduit à ignorer les milliards de cas où la viande est consommée sans qu'il y ait manifestation de la maladie. Notre mode de pensée en tout ou rien nous amène à classer la viande bovine (ou la viande de bœuf britannique) dans la catégorie des produits dangereux et nos fausses idées sur la science nous amènent à penser que le lien entre prion, vache et consommation de viande est systématique et toujours mortel. Pas étonnant que le tollé soit si grand !

---

23. P. Rozin, « Moralization », *in* A. Brandt, P. Rozin (eds), *Morality and Health, op. cit.*, p. 379-401.

L'information sur la santé et la sécurité est-elle condamnée à être anxiogène ?

WILLIAM DAB[*]

L'émergence du droit à l'information

L'information sur les risques sanitaires est de plus en plus reconnue comme un droit. Plusieurs dispositifs législatifs et réglementaires récents ont traduit cette exigence sociale. Il en est ainsi de la récente loi sur l'air et l'utilisation rationnelle de l'énergie. Dans le domaine alimentaire au sens large, la responsabilité des maires est engagée s'ils ne mettent pas à la disposition de leurs administrés les résultats des contrôles de qualité des eaux distribuées. Une partie du débat social sur les organismes génétiquement modifiés porte sur l'obligation d'étiquetage, les opposants comptant bien sur l'effet repoussoir de cette information pour conduire à un fiasco commercial. Les grands distributeurs l'ont bien compris lorsqu'ils exigent de leurs fournisseurs des produits « non OGM », ce qui suppose une traçabilité quasi impossible à garantir. Mais quel est le contenu informationnel réel, en termes de santé des consommateurs, d'une étiquette portant la mention « contient des produits issus d'OGM » ?

Comme tout outil de santé publique, l'information sanitaire comporte des bénéfices et des inconvénients. On attend idéalement de l'information des citoyens qu'elle les responsabilise, qu'elle en fasse des

---

* Délégué général de l'Association pour la prévention de la pollution atmosphérique. Enseignant à l'École nationale de santé publique.

acteurs éclairés, qu'elle leur donne des éléments de choix dont aucune alternative n'est dépourvue de risques. C'est le fondement de la pratique du « consentement éclairé », un des piliers du contrat entre le malade et son médecin. D'un autre côté, l'information peut entraîner des effets indésirables et, notamment, créer ou accroître une sourde angoisse que le progrès technologique a de tout temps suscitée. Ainsi, dans les pays où l'information sur les conséquences de la catastrophe de Tchernobyl a été largement diffusée, ne dit-on pas qu'elle a eu comme effet de provoquer une épidémie d'interruptions volontaires de grossesse ? Quel peut être l'impact émotionnel d'une information, obligatoire dans certains États américains, comme l'Utah, présentée ainsi : *Use of this product may be hazardous to your health. This product contains saccharin which has been determined to cause cancer in laboratory animal* ?

Le débat sur le droit à l'information est donc au cœur des nouveaux enjeux de la sécurité sanitaire. Refuser ce droit, au nom par exemple du secret industriel, serait heurter une forte demande sociale et créerait vraisemblablement une situation d'illégitimité rendant impossible l'innovation. À l'heure où Internet transforme la planète en un « village », où les médias écrits et audiovisuels jouissent d'une puissance inégalée, s'opposer à cette tendance est de toute façon impossible. Et c'est heureux et nécessaire pour la démocratie.

Cela ne doit pas dispenser, au contraire, de réfléchir aux conditions dans lesquelles l'information sanitaire peut être utile, constituer autre chose qu'une mode passagère ou un alibi commode, servir la cause de la santé publique plutôt que celle des intérêts économiques en concurrence, garantir que pauvres ou riches auront un accès égal aux produits ne menaçant pas la santé, permettre un véritable débat sur la hiérarchie des risques sanitaires. Pour cela, il faut d'abord en finir avec la sempiternelle affirmation que nos concitoyens sont des incompétents irrationnels. Il faut ensuite comprendre le contexte sanitaire dans lequel a émergé la question du droit à l'information et celle, connexe, du principe de précaution. Il faut enfin poser les conditions dans lesquelles peut revenir la confiance sociale sans laquelle l'information créera plus de crises qu'elle ne permettra d'en résoudre.

Un faux débat : la soi-disant irrationalité des profanes

Il est fréquent d'entendre des discours dissertant sur l'incompétence, l'incohérence et l'irrationalité de la population. Alors que les experts nous disent que les vrais dangers sont ceux du tabac et des autres toxicomanies, des accidents de la circulation et des méfaits de l'alcool, nos concitoyens semblent s'émouvoir pour des chimères, des faux problèmes, des risques dérisoires comparés à ceux que nos comportements individuels nous font prendre dans la vie quotidienne. À partir de là, on entend deux propositions, qui sont contradictoires.

Pour les uns, il est urgent d'éduquer, avec l'idée qu'une information « objective » rectifiera les fausses représentations que se fait l'opinion. Bien entendu, la priorité est alors de rentrer dans les écoles pour que nos jeunes générations soient correctement formées avant d'être déformées par les médias irresponsables.

Pour les autres, l'information ne fait qu'attirer inutilement l'attention du public sur de faux problèmes. L'information sur les risques est trop complexe pour être correctement comprise par le plus grand nombre. Il faut d'une part rassurer et, d'autre part, éclairer les décideurs et les élites par des expertises indiscutables.

Les uns comme les autres ne comprennent pas pourquoi l'importance de l'émoi dans la population ne semble pas proportionnelle à l'ampleur des risques. C'est un paradoxe fréquent que de nombreux travaux de sciences sociales permettent d'éclairer. Ce qui fait peur est, en réalité, moins l'ampleur du risque que l'incertitude sur l'existence d'un risque, dans le contexte d'une exposition invisible et indécelable par tout un chacun. Dès lors, il ne sert à rien et il est même contre-productif de vouloir tout faire pour rassurer. Si les scientifiques ne peuvent pas se prononcer formellement, il est d'une certaine façon normal que la population s'inquiète. Si les autorités disent que cette inquiétude n'est pas fondée et qu'en même temps les incertitudes sont patentes, c'est la confiance qui est ébranlée.

L'incertitude est véritablement un dénominateur commun à ces questions de santé environnementale. Car ces risques présentent des caractéristiques intrinsèques qui rendent difficiles leur mise en évidence et leur quantification.

Recherche risque désespérément

Avec l'amélioration globale de la qualité de l'environnement et l'efficacité des mesures de prévention contre la pollution dans les pays industrialisés, les problèmes de toxicité aiguë dus à des expositions à de fortes doses de contaminants sont maintenant relativement bien maîtrisés. L'essentiel des problèmes à gérer concerne la toxicité chronique, provoquée par de faibles doses d'exposition, répétées dans le temps. Les risques sont ici plus difficiles à objectiver pour des raisons méthodologiques : l'intensité des effets est faible ; la caractérisation de l'exposition est délicate (surtout en rétrospectif) quand celle-ci est constituée d'un mélange complexe de contaminants à faible concentration ; les signes apparaissent après un délai qui peut atteindre plusieurs dizaines d'années pour des maladies comme le cancer ; les maladies provoquées par ces contaminants ne sont pas spécifiques ; elles sont multifactorielles avec une intrication de facteurs endogènes et exogènes ; l'affirmation, dans ce contexte, d'une relation de causalité prête souvent à discussion, pour ne pas dire à spéculation.

Corrélativement, on constate la faiblesse du système d'information actuel et son incapacité à éclairer la relation environnement-santé. Le décideur est donc quasiment toujours condamné à agir sous incertitude avec le double risque permanent de sur-réagir ou de sous-réagir.

Les déterminants de la perception sociale des risques sont multiples, mais l'incertitude joue constamment un rôle amplificateur et cela, quel que soit le modèle théorique auquel on se réfère. La peur est moins liée à l'objectivité du risque qu'aux imaginaires induits. L'incertitude scientifique est donc la donnée de base de cette problématique.

Dans la gestion de situations incertaines, la confiance est un paramètre clé sans lequel le décideur est paralysé. Il est alors conduit, dans une logique de rachat, à surdimensionner sa réponse pour démontrer qu'il prend ses responsabilités. Le coût social, humain, politique, diplomatique et économique d'un tel enchaînement funeste a atteint, avec l'affaire de la vache folle, une dimension encore inconnue qui menace l'économie agricole et le développement de l'Europe.

*Un contexte sanitaire marqué
par une succession impressionnante de crises*

La santé publique, en tant que champ d'action visant à protéger et à améliorer la santé des populations grâce aux outils des politiques publiques, est devenue un enjeu central dans le débat social, alors que jusqu'à tout récemment, il suffisait de vanter la qualité et le nombre de nos médecins et de nos hôpitaux pour pouvoir affirmer que notre système de santé était le meilleur du monde.

Le souci de santé et de qualité de vie est désormais une valeur sociale forte. Qualité de l'air, de l'eau, des aliments sont des affaires de proximité qui font l'objet d'une attention soutenue des médias. Avec l'affaire de la vache folle, la seule hypothèse d'un risque sanitaire lié à un agent infectieux non conventionnel a suffi à bouleverser l'élevage britannique (et incidemment à permettre l'arrivée des travaillistes au pouvoir), à ébranler le secteur de la viande bovine et à mobiliser des budgets européens qui auraient pu être consacrés à la lutte contre le chômage.

Cela doit être interprété dans un contexte de crises médiatiques retentissantes qui ont ébranlé la confiance de la population dans la capacité des pouvoirs publics à préserver la santé face aux intérêts industriels, économiques et commerciaux. L'affaire du sang contaminé et celle de Tchernobyl marquent ici un tournant historique, au cours des années 1980. Plus récemment, celle de l'amiante, de l'hormone de croissance, de l'hépatite C, n'ont pas fini de marquer les esprits. Elles viennent s'ajouter à une longue liste qui va de Seveso à Bhopal, en passant par l'huile toxique de Madrid, la décharge de Montchanin, les incinérateurs de déchets accusés de contaminer le lait des vaches par de la dioxine. Ces affaires présentent à l'analyse un certain nombre de régularités frappantes :

— Elles sont mises sur la place publique à la suite d'une dénonciation juridique et/ou médiatique comportant une accusation de négligence et de non-prise en compte des connaissances scientifiques disponibles pour préserver la santé.

— La réaction immédiate habituelle des responsables a été d'affirmer que l'inquiétude n'était pas justifiée, que l'émoi était irrationnel, que les risques étaient limités et que les mesures nécessaires avaient été prises.

— Les incertitudes scientifiques ont mis en porte-à-faux ces discours rassurants.

— Les signaux faibles n'ont pas été mis en valeur et n'ont pas alerté le système décisionnel. Ainsi, dans le cas de l'ESB, dès 1993, des grandes revues médicales internationales avaient soulevé l'hypothèse d'une transmission possible à l'homme. Il ne fallait dès lors pas être grand clerc pour anticiper le fait que tôt ou tard le problème surgirait de façon dramatique sur la place publique. Cela d'autant plus que ni les décideurs, ni l'opinion avaient été préparés et que la question n'était débattue que dans un cercle restreint de spécialistes.

— La santé semble sacrifiée sur l'autel des intérêts économiques ou catégoriels.

— L'expertise apparaît difficile à organiser de façon crédible.

Le résultat est patent : un effondrement de la crédibilité des services en charge de la protection sanitaire et une méfiance des citoyens envers les autorités et les experts. Or, en l'absence de confiance, la gestion de ce genre d'affaires conduit inévitablement à de fortes déstabilisations sociales.

C'est ce qui explique que l'exigence de précaution soit devenue si forte dans notre pays, en dépit d'une réaction de certains scientifiques, majoritairement des physiciens, qui ont signé l'appel dit de Heidelberg dans lequel on lit : « Il n'est pas raisonnable, il n'est pas prudent, que des décisions politiques majeures soient prises sur des présomptions qui doivent certes être examinées, voire prises en compte, mais ne sont, en l'état actuel de nos connaissances, que des hypothèses. » Mais à l'autre extrême, il y a la formule utilisée par le commissaire du gouvernement du Conseil d'État dans l'affaire de la transmission transfusionnelle du SIDA : « En situation de risques, une hypothèse non infirmée devrait être tenue provisoirement pour valide, même si elle n'est pas formellement démontrée. »

C'est dans ce contexte qu'émerge le droit à l'information. Mais en situation de perte de confiance de l'opinion, l'information, sans qu'elle soit accompagnée de véritables mécanismes de médiations, ne peut qu'exacerber les tensions sociales. C'est ainsi qu'on lit souvent dans la presse militante des raisonnements comme : « Imaginez si c'est grave. Même pour le sang contaminé, ils n'ont pas parlé. Alors, s'ils parlent cette fois, c'est qu'on est vraiment à la veille d'une énorme catastrophe. »

Les conditions du retour de la confiance

Nous plaidons ici que le droit à l'information et le principe de précaution appliqués à la santé publique ne peuvent se réduire à un catalogue de recettes technocratiques. C'est un véritable état d'esprit à développer, permettant de traiter les problèmes complexes de façon transparente et cohérente grâce à un nouveau dispositif de santé publique qui doit comporter des dispositions en termes d'expertise, d'organisation, de médiation, de formation.

EXPERTISE DE CRISE ET CRISE DE L'EXPERTISE

Faute d'une expertise organisée pour faire face aux craintes et aux incertitudes, notamment en situation de crise, on peut désormais parler d'une crise de l'expertise. Les capacités d'expertise sont trop dispersées pour être efficaces. Conseil supérieur d'hygiène publique de France, Haut Comité de la santé publique, Inspection générale des affaires sociales, Académies de médecine et des sciences, INSERM, CNRS, Comité de la prévention et de la précaution récemment créé par le ministre de l'Environnement, sans compter les nombreuses commissions sectorielles. Aucune de ces instances n'a les moyens de fonctionner correctement. La quantité de travail nécessaire à produire une expertise de qualité est largement sous-estimée et l'ensemble manque de crédibilité.

On constate ainsi que les experts sont de plus en plus souvent mis en cause, moins pour avoir nié l'existence de risques, que pour ne pas avoir su convaincre les autorités de prendre des mesures de précaution. Ils sont accusés de complicité de négligence. Par définition, l'expert est celui qui, dans une situation d'incertitude relative, exprime un avis, une opinion pour tenter de dégager le vraisemblable dans une situation qui laisse place à des interprétations contradictoires. C'est un exercice délicat et risqué qui requiert expérience, compétence et indépendance.

Deux conséquences possibles peuvent découler de cette crise de l'expertise. Soit, il pourrait y avoir une pénurie d'experts, compte tenu des risques judiciaires encourus. Soit, les experts tenteront de se prémunir de toute accusation de négligence en rendant des avis systématiquement alarmistes.

L'indépendance des experts est certainement le point qui appelle le plus à controverses. Personne n'est totalement indépendant vis-à-vis des influences liées à l'argent, au prestige, aux nécessités des carrières, aux relations personnelles et familiales, à l'idéologie, etc. Il faut donc réfléchir aux conditions dans lesquelles l'expertise scientifique est mobilisée et aux responsabilités exercées par les différents acteurs. Si l'expert est toujours dépendant, le processus d'expertise peut être rendu véritablement indépendant, s'il est organisé de façon contradictoire. De plus en plus, s'impose l'idée que sur des sujets complexes et controversés, la valeur de l'expertise réside en ce qu'elle est collective. Il faut donc organiser un processus qui permette aux différentes dépendances de se neutraliser. L'indépendance n'est pas une qualité individuelle, mais un construit organisationnel. Une réflexion structurelle incluant peut-être la définition d'un statut de l'expert est donc nécessaire.

RÉFORMER L'ORGANISATION DU SYSTÈME DE SANTÉ PUBLIQUE

Plus l'incertitude est grande et plus le processus décisionnel doit être formalisé, consigné et débattu publiquement. Il faut être bien conscient des bouleversements que cela suppose par rapport aux habitudes en vigueur en matière de décisions de santé publique dans notre pays. Il est désormais crucial d'expliciter les critères quantitatifs et qualitatifs utilisés pour asseoir les décisions, organiser les débats et accroître leur lisibilité. Le plus inacceptable n'est donc pas que le décideur se trompe alors qu'il fait face à l'incertain, mais que la démarche décisionnelle sur laquelle il s'est appuyé ne soit ni transparente, ni cohérente, ni explicite. Dès lors, le décideur prend le risque d'être accusé d'avoir délibérément sacrifié la santé sur l'autel de la compétitivité économique ou des contraintes budgétaires et si ses critères de décision n'ont pas été débattus, argumentés puis consignés, alors il perd toute crédibilité et c'est le règne de la crise.

C'est dire l'importance des changements organisationnels nécessaires dans notre système de santé publique, caractérisé par une grande dispersion des responsabilités. Cette dispersion n'est pas en soi un obstacle, à la condition qu'existe un pôle sécréteur de doctrines de santé publique. Le véritable problème du principe de précaution et du droit à l'information appliqué à la santé publique, c'est qu'aucun organisme n'est le dépositaire déclaré de sa définition et de son application.

Notre pays ne se réforme que dans la douleur des crises. Chaque fois qu'il a dû faire face à de graves menaces sanitaires, il a fallu procéder à des changements structurels. L'hygiène publique fut la conséquence de l'épidémie de choléra de 1849. La création du ministère de la Santé fut liée à la pandémie de grippe de 1918-1919, qui tua plus que la Grande Guerre. Le temps est évidemment venu d'accorder à la sécurité sanitaire l'organisation qui correspond aux énormes enjeux socio-économiques sous-jacents.

Les éléments clés de cette réforme concernent le développement de la recherche et de l'évaluation des risques, la mise en place d'outils de veille scientifique et technique pour dépister des connaissances nouvelles et en comprendre les implications. Et surtout, l'organisation d'un vaste débat social sur le souhaitable et le faisable au sein duquel l'information va jouer un rôle clé.

Concernant l'évaluation des risques, la question récurrente est celle de leur acceptabilité. Le vrai problème, ici, est moins le niveau de risque, que le processus décisionnel aboutissant au choix d'une option de gestion du risque. La démarche d'évaluation des risques force à passer en revue l'ensemble des connaissances disponibles, ce qui est en soi un facteur de confiance. En bornant l'incertitude, l'évaluation des risques contribue à maîtriser l'incertitude qui est un facteur premier de l'inquiétude. Seule cette démarche permet de hiérarchiser les différents risques.

Cependant, c'est moins le résultat de l'évaluation des risques qui compte que la transparence de son processus. En rendant plus lisible les données scientifiques, en faisant en sorte que ce ne soit pas la dernière étude publiée qui ait systématiquement raison, l'évaluation des risques force les décideurs à devoir expliciter à leur tour leurs critères de gestion. C'est elle qui doit fonder l'information délivrée au public, sachant qu'un risque quantifié, même approximativement, sera toujours moins inquiétant qu'un risque totalement incertain.

Le développement de l'évaluation des risques n'a d'intérêt qu'inséré dans un dispositif de négociation sociale. Elle fournit alors un vocabulaire et une grammaire qui peut faciliter la révélation des enjeux, des priorités et l'explicitation du jeu des acteurs. Son véritable rôle social est de fournir les bases d'un dialogue, donc d'une information sanitaire qui soit lancée autrement que sous la forme d'alertes dramatisées.

Dans une situation d'incertitude scientifique sur les effets sanitaires des facteurs d'environnement, il revient aux pouvoirs publics de créer les conditions d'un tel débat permettant aux acteurs sociaux de confronter les données objectives sur les risques sanitaires, les prévisions sur l'efficacité réelle des actions de prévention et l'expression des besoins ressentis par la population. Cette dimension sociale fait partie intégrante d'un principe de précaution manié avec raison.

Cela suppose une meilleure structuration des missions que les services de santé publique doivent assumer dans le domaine de la santé environnementale :

— être doté d'une capacité d'alerte sanitaire et scientifique ;

— mettre en œuvre une démarche systématisée d'évaluation des risques sanitaires, permettant de situer leur importance les uns par rapport aux autres ;

— programmer les actions nécessaires en définissant leurs objectifs ;

— assurer une fonction de médiation sanitaire, afin que les problèmes et les solutions fassent l'objet d'une information dans le cadre d'un véritable débat public.

Les citoyens ont besoin d'interlocuteurs bien identifiés auxquels ils peuvent s'adresser en cas de menaces ressenties. Il doit s'agir de professionnels détenteurs d'une responsabilité universelle de santé publique, valable quelle que soit la source de la menace. Mais, dans notre pays, il n'existe pas d'autorité unique qui soit clairement responsable de la protection sanitaire. Créer la confiance passe nécessairement par l'instauration d'une organisation qui soit porteuse d'une telle responsabilité dans le cadre d'un dispositif interministériel.

C'est tout ce dispositif social, organisationnel et scientifique qui est nécessaire pour que l'information sanitaire génère autre chose qu'une inquiétude paralysante. La leçon est donc que le droit à l'information est irréversiblement inscrit dans les textes juridiques. Qu'une information sanitaire délivrée en situation de crise, sous la pression des événements et de façon défensive, ne peut qu'être anxiogène. Que pour faire en sorte que le champ de la santé publique soit autre chose qu'un champ de crises, il faut en changer les modalités organisationnelles et décisionnelles de sorte que l'information sanitaire puisse nourrir le débat sur la hiérarchie des risques. Reste à savoir le temps et la quantité de crises qui seront nécessaires pour aller dans ce sens, qui n'est que le bon sens.

Risque alimentaire et désinformation

Jean-Jacques Duby[*]

Selon un sondage mené en 1997 par le European Science and Environment Forum (ESEF), trois Anglais sur quatre sont d'accord avec l'affirmation que l'eau est un produit chimique dangereux et que son utilisation doit être réglementée, voire interdite. Ce sondage avait trait au dihydrogène monoxyde, « un composé chimique utilisé en très grandes quantités par l'industrie, connu pour être à l'origine de fuites et d'infiltrations fréquentes et que l'on retrouve régulièrement dans les rivières et dans la nourriture animale et humaine ». Le sondage rappelait « plusieurs effets scientifiquement établis de ce composé sur la santé et l'environnement : c'est un composant majeur des pluies acides ; à l'état gazeux, il contribue à l'effet de serre ; il peut être mortel s'il est inhalé accidentellement ; on l'a identifié en quantités significatives dans les tumeurs cancéreuses ».

Il posait enfin la question : « Estimez-vous que ce composé chimique est dangereux et que son utilisation doit être réglementée, voire interdite dans l'Union européenne ? » Résultat : 76 % des personnes interrogées ont répondu oui, 19 % ne se sont pas prononcées, 5 % seulement ont éventé le piège et reconnu qu'il s'agissait de l'eau.

* Conseiller scientifique de l'Institut national de l'environnement industriel et des risques, il siège au conseil de l'Institut national des sciences et techniques nucléaires. Il dirige actuellement l'École supérieure d'électricité.

Information, désinformation et perception du risque

Car c'est évident qu'il s'agissait d'un piège, et que le sondage de l'ESEF, sans prétention scientifique (aucun effort n'a été fait pour assurer la représentativité des personnes interrogées, mais le résultat eût-il été bien différent sur un échantillon parfaitement stratifié ?), n'avait d'autre but que de montrer combien il est facile, en jouant sur l'ignorance du public, de susciter sa peur par une présentation fallacieuse de faits parfaitement avérés. On imagine d'autant mieux ce qu'il est possible de faire à partir d'informations erronées, voire fabriquées.

Les spécialistes des cindyniques [1] ou sciences du danger ont établi qu'un risque a tendance à être sous-estimé lorsqu'il est connu, maîtrisable ou perçu comme tel, et qu'on s'y expose volontairement. À l'inverse, un risque est d'autant plus surestimé qu'il est mystérieux, qu'on ne peut le contrôler et qu'on y est exposé *volens nolens*. L'archétype du risque sous-estimé est le risque automobile : c'est un risque familier, chacun est persuadé d'être un excellent conducteur, et personne n'est forcé de monter dans une voiture. À l'opposé, comme le montrent les exemples de la « vache folle » et des OGM, les risques nouveaux introduits par les développements de l'industrie agro-alimentaire ont toutes les aptitudes à la surestimation : leur nature et leurs mécanismes sont mal connus du grand public (voire des scientifiques), les consommateurs n'ont aucun contrôle sur l'innocuité des produits qu'ils achètent et, sauf à se laisser mourir de faim, ils n'ont d'autre choix que d'être exposés aux effets nocifs éventuels de ce qu'ils ingèrent. Un facteur supplémentaire vient renforcer cette tendance à la surestimation du risque alimentaire : il s'agit du sophisme, implicite mais universellement répandu, selon lequel la nature est inoffensive et seul l'homme crée des nuisances. Quelles autorisations administratives auraient dû obtenir les industriels de l'alimentation animale, quel opprobre populaire n'auraient-ils pas subi, si au lieu d'incorporer dans les farines pour bétail des cadavres d'animaux – substance naturelle s'il en est – ils avaient voulu y ajouter telle ou telle molécule chimique ?

L'étude de la perception sociale du risque alimentaire, tout comme l'exemple caricatural du sondage de l'ESEF, montre que l'information est l'élément clé qui conditionne la juste évaluation des dangers par le public, mais aussi par les décideurs. L'information, et son revers la désinformation, car si une information exacte, complète, accessible fait partie des conditions d'exercice du libre marché et tout simplement de la démocratie, une information erronée, tronquée ou présentée d'une

---

1. Du grec *kindunos*, danger.

manière trompeuse peut être utilisée pour servir des intérêts économiques ou politiques. L'utilisation par les industries de l'alimentation de technologies directement issues de la recherche comme l'ingénierie génétique, la complexité et parfois la méconnaissance des phénomènes mis en cause comme la contamination par le prion, font que, de plus en plus souvent, l'information ne peut venir que des scientifiques. Et comme ceux-ci ne communiquent essentiellement qu'entre eux, à travers les fameuses revues à comité de lecture, le rôle d'intermédiaire des médias prend toute son ampleur pour la diffuser à l'ensemble des consommateurs. Dans ce grand jeu de l'information et de la désinformation, on a ainsi campé les quatre acteurs : les scientifiques, les médias, les décideurs et le public. Qui est à l'origine de la désinformation, comment se construit-elle, quels en sont les effets, comment peut-on la prévenir ? C'est ce que nous nous proposons d'illustrer à partir de quelques exemples pris dans le domaine de l'alimentation.

LES YAOURTS

Il arrive que les scientifiques soient à l'origine de la désinformation, même si c'est à leur insu et indépendamment de leur volonté, comme le montre le cas suivant issu d'utilisation posthume de publications scientifiques, par ailleurs erronées.

Dans les années 1950, l'industrie alimentaire, alors en plein essor, s'est appuyée sur de vieux résultats du biologiste Elie Metchnikoff qui, travaillant au début du siècle sur la flore microbienne intestinale, avait élaboré une théorie du vieillissement mettant en cause les métabolites produits par cette flore, dont il affirmait qu'elles étaient fortement toxiques. Il recommandait de remplacer les bactéries intestinales, qu'il appelait « putréfiantes », par les bactéries « acidifiantes » responsables de la fermentation du lait, en ingérant de grandes quantités de yaourt. Metchnikoff étayait sa théorie en faisant état d'une prétendue longévité exceptionnelle chez les Bulgares grands consommateurs de lait de jument fermenté. On sait depuis que la prolifération de centenaires en Bulgarie était surtout due à l'absence de registres d'état civil, ce qui n'a pas empêché les producteurs de yaourt de s'appuyer sur les conclusions erronées de Metchnikoff pour vanter les bienfaits de leurs produits...

LES DIOXINES

Le cas des dioxines n'est en relation qu'indirecte avec le risque alimentaire, puisqu'il s'agit en fait d'un risque de pollution de la chaîne trophique par des effluents industriels, mais il est exemplaire du rôle des médias dans la perception sociale du risque.

Le 10 juillet 1976 à midi, une explosion dans une usine de Seveso relâche dans l'atmosphère un nuage contenant quelques centaines de grammes de dioxines qui retombent sur une vingtaine de kilomètres carrés. Les riverains ressentent rapidement des lésions cutanées (chloracné) et constatent la mort de nombreux petits animaux – souris, oiseaux, poulets, lapins... Les autorités font évacuer, puis décontaminer la zone. Aucun décès humain n'est à déplorer, et le suivi sanitaire pendant dix ans des cinq mille cinq cents personnes exposées n'a permis de constater aucun excès de morbidité hormis les cas initiaux de chloracné, tous rapidement résorbés. La presse se saisit de l'affaire qu'elle présente comme un désastre environnemental, « la plus grande catastrophe écologique depuis Hiroshima », engendrant la panique chez les victimes (trente jeunes femmes, persuadées de devoir mettre au monde un enfant mal formé, se font avorter) et surtout déclenchant dans toutes les populations des pays industrialisés une véritable phobie de « la dioxine » – englobant sans discrimination sous ce vocable devenu lourd de menaces soixante-quinze isomères de dioxines et cent trente-cinq isomères de furanes, dont pourtant seuls quelques-uns sont sérieusement toxiques. Le rôle des médias dans l'apparition de cette phobie est essentiel : la toxicité des dioxines était connue depuis les années 1950, suite à plusieurs accidents dans des usines chimiques, sans que nul ne s'en soucie hormis les spécialistes de l'industrie. À l'inverse, on peut se demander pourquoi l'isocyanate de méthyle, responsable de trois mille morts à Bhopal, n'a pas bénéficié de la même attention...

Qu'en est-il aujourd'hui ? On sait depuis les études de Hans E. Müller, directeur du Laboratoire de santé publique de Braunschweig, que la toxicité des dioxines varie considérablement d'une espèce à l'autre : la DL_{50}[2] de l'isomère le plus dangereux varie d'un milligramme par kilogramme pour le cobaye à un gramme par kilogramme pour le hamster, et est estimée à plusieurs grammes par kilogramme chez l'homme. On sait aussi que l'homme ingère quotidiennement une moyenne de vingt picogrammes de dioxines, tous isomères confondus, provenant pour deux tiers de lait, viande, poissons ou œufs provenant d'animaux ayant été exposés à la pollution. On sait enfin que les dioxines sont stockées préférentiellement dans les tissus graisseux, mais qu'elles peuvent en être mobilisées en cas de lactation, ce qui explique la présence de dioxine dans le lait, avec toute l'argumentation qu'une presse avide de sensationnalisme catastrophiste peut en tirer en raison de la symbolique qui y est culturellement attachée. Devant l'émoi ainsi entretenu dans le public, les pouvoirs publics, plutôt que d'informer et d'expliquer, ont choisi d'édicter des normes draconiennes sur les fumées d'incinérateurs, limitant la proportion de dioxines à un dixième de nanogramme par mètre cube, soit une concentration de 10^{-13}, à la limite de la détectabilité : il faut plusieurs heures d'échantillonnage, des chromatographes en phase gazeuse et des spectromètres de masse à haute résolution pour vérifier

---

2. Dose létale 50, qui tue 50 % des sujets exposés.

la conformité d'une installation. Pourtant, un rapide calcul montre que les rejets annuels pour cette norme sont d'une fraction de gramme par année, limite qu'aucune nécessité de santé publique ne justifie si on la rapporte aux doses toxiques des dioxines, même des plus dangereuses. Les coûts élevés (plusieurs centaines de milliers de francs par an et par installation) sont supportés en dernier ressort par la collectivité.

LES NITRATES

Dans le cas des nitrates, ce sont les politiques eux-mêmes qui sont à l'origine de la désinformation et qui l'ont entretenue tout en reconnaissant que les résultats scientifiques ne permettaient pas de mettre en évidence un risque quelconque.

La concentration maximale admissible en ions nitrates de cinquante milligrammes par litre d'eau destinée à la consommation humaine a été décidée par la Commission européenne en 1980 sans qu'aucune étude scientifique ne soit citée pour justifier cette limite. Pourtant, cette valeur de cinquante milligrammes par litre, relayée par les groupes de pression et les médias, allait devenir un seuil mythique, au-delà duquel le public est convaincu que sa santé est en jeu. On sait aujourd'hui que moins de 10 % des nitrates ingérés par l'homme proviennent de l'eau de consommation ; que certains légumes contiennent plusieurs grammes de nitrates par kilogramme ; que les personnes suivant un régime végétarien, pourtant soucieuses en principe de leur santé, ingèrent près de trois cents milligrammes de nitrates par jour, soit plus que la dose journalière admissible selon l'OMS[3]. Le comité chargé par la Commission européenne d'examiner cette affaire a reconnu lui-même en 1995 que les nitrates sont « de toxicité relativement faible », que les expériences animales ne montrent aucun effet carcinogène et que des études épidémiologiques approfondies n'ont pas réussi à mettre en évidence une association avec le risque de cancer chez l'homme. La Commission a néanmoins maintenu la norme de cinquante milligrammes par litre, confortant ce qu'elle savait pourtant être de la désinformation.

Prévenir le risque de désinformation

Les exemples précédents montrent que la désinformation peut trouver son origine aussi bien chez les scientifiques que chez les politiques. Dans quelques cas, il semble même que l'opinion publique engendre sa propre désinformation selon un mécanisme de « rumeur »,

----

3. J. et J.-L. L'Hirondel, *Les Nitrates et l'homme, op. cit.*

comme on l'a vu dans les années 1970 avec la fameuse « liste de Villejuif » des additifs alimentaires. Mais en général, la désinformation a besoin d'un facteur amplificateur, qu'elle trouve le plus souvent dans les médias, et parfois dans l'intervention de groupes de pression, qu'ils soient d'opinion ou d'intérêt. Quant aux conséquences de la désinformation, ce sont principalement des modifications d'attitudes et de comportements sociaux et/ou des mesures gouvernementales d'ordre législatif ou réglementaire : la consommation de yaourt, la phobie des dioxines, la réglementation des teneurs en dioxines ou en nitrates. Certaines de ces conséquences peuvent être neutres, voire positives, sur le plan de l'utilité sociale : manger du yaourt n'a jamais fait de mal à personne – certains diront : au contraire... D'autres, par contre, aboutissent à des allocations suboptimales des dépenses de la collectivité : les sommes consacrées à la réduction du taux de nitrates dans les eaux de consommation ou de dioxines dans les effluents d'incinérateurs le seraient plus utilement et plus efficacement à la prévention de risques objectivement plus réels, même s'ils sont subjectivement moins perçus. C'est en ce sens que la désinformation est nuisible pour la société et qu'il importe de la réduire. La valeur qu'à juste titre nos sociétés modernes attachent à la liberté d'expression interdit toute action à cette fin sur les médias et les groupes de pression. Mais il est possible de faciliter le rôle que peuvent avoir les scientifiques et les politiques à l'encontre de la désinformation.

Les scientifiques sont ceux qui savent, donc qui peuvent dire. Encore faudrait-il qu'ils ne s'exposent pas en énonçant des faits scientifiques à des risques de poursuites judiciaires. On peut à cet égard s'alarmer de l'évolution de la demande sociale et de la jurisprudence qui la reflète. En effet, lorsqu'elle est en situation de crise, la société a tendance aujourd'hui à chercher non plus seulement des responsables, mais des coupables. Et de plus en plus souvent les coupables désignés se trouvent être les scientifiques qui ont donné leur avis : c'est ce qu'on a vu par exemple dans l'affaire de l'amiante, où les auteurs du rapport de l'Académie nationale de médecine sont sous le coup de poursuites judiciaires pour « diffusion de fausses nouvelles ». Les conclusions[4] à un arrêt récent du Conseil d'État vont encore plus loin en énonçant qu'« en situation de risque, une hypothèse non infirmée devrait être tenue provisoirement pour valide, même si elle n'est pas formellement démontrée ». Cette lecture de la jurisprudence, dont la logique est pour le moins surprenante, est d'autant plus menaçante pour la recherche scientifique, et particulièrement dans le domaine de l'alimentation, qu'en l'occurrence (il s'agissait de définir les responsabilités dans un cas ancien de SIDA post-transfusionnel, antérieur à la découverte du virus),

---

4. Commissaire du gouvernement dans le cadre d'un arrêt rendu le 9 avril 1993 (cas de M. D.).

l'hypothèse était non validée pour l'excellente raison qu'elle était *non exprimée*. En d'autres termes, ce n'est plus seulement l'erreur scientifique qui serait répréhensible, mais l'ignorance scientifique ! On voudrait inciter les chercheurs à se cantonner dans la sécurité de leur tour d'ivoire et à refuser d'éclairer les débats de la société et les décisions des politiques qu'on ne s'y prendrait pas autrement. Non qu'un scientifique ne doive encourir aucune responsabilité ni respecter aucune obligation. Ce devrait être une obligation non pas de fin mais de moyens, à savoir de faire tout ce qui est en son pouvoir pour exprimer son meilleur jugement compte tenu de l'ensemble des connaissances disponibles – ce que les Anglais appellent *due diligence*. Il pourrait devenir urgent d'infléchir la jurisprudence, et peut-être même la législation, dans ce sens.

La situation des politiques est différente : ils doivent à leurs mandants de prendre une décision pour protéger leur santé et leur bien-être même en l'absence de certitude scientifique. C'est ce qu'on appelle le principe de précaution, qui a été formulé officiellement pour la première fois en janvier 1991 par les ministres de l'Environnement de l'OCDE en des termes dépourvus de toute ambiguïté : « L'absence de certitudes scientifiques ne servira pas de prétexte pour ajourner des mesures. » Le problème, c'est que dans le domaine alimentaire comme dans celui de l'environnement, le principe de précaution peut engendrer une désinformation et fixer des normes intangibles, même si l'on découvre avec les progrès ultérieurs de la connaissance qu'elles sont superflues (voir les cas des dioxines et des nitrates). Les politiques ne devraient-ils pas s'imposer la discipline, lorsqu'ils sont amenés à édicter une législation de précaution, de lui fixer une limite dans le temps, au bout de laquelle cette législation serait réexaminée à la lumière des connaissances nouvellement acquises, et même de financer des programmes de recherche spécifiquement orientés pour déterminer si elle était nécessaire et justifiée ? De telles décisions devraient être accompagnées d'une campagne d'information et non plus de désinformation du public, expliquant que la genèse de la connaissance scientifique peut être un processus long, aléatoire, conflictuel, au cours duquel la demande de certitudes de la société ne peut être satisfaite.

QUATRIÈME PARTIE

Gestion économique et industrielle des risques

Notre système économique alimentaire est-il facteur de risque ou de sécurité sanitaire ?

FRANÇOIS GUILLON[*]

> « ... Du point de vue économique, la justification d'un système commercial ouvert fondé sur des règles convenues au plan multilatéral est fort simple et relève essentiellement du bon sens commercial... »
>
> *Un commerce ouvert sur l'avenir,*
> Organisation mondiale du commerce, 1995.

La FAO nous informe que la faim est directement responsable de trente-cinq mille décès par jour dans le monde[1]. Soixante-dix pour cent des humains sont dans un état d'insuffisance alimentaire plus ou moins grave. Inversement, pour un observateur global, notre organisation, celle des pays à économie alimentaire développée, est incontestablement garante de sécurité alimentaire : notre système est en effet caractérisé par la production régulière de surplus agricoles et alimentaires dont la conservation et le stockage sont organisés dans de bonnes conditions de fiabilité. En outre l'Organisation mondiale du commerce, suite aux derniers accords du GATT, organise et surveille la progression programmée des flux d'échanges internationaux en vue d'alimenter convenablement les populations...

Donc la discussion que nous abordons s'inscrit dans un contexte dichotomique aigu où les notions de sécurité et de risques alimentaires n'ont pas du tout la même signification pour 70 % et pour 30 % de l'humanité. Le risque alimentaire dont nous parlerons dans ce chapitre n'est pas celui de mourir de faim. N'oublions pas cependant que la peur de la disette est inscrite à jamais dans notre cerveau. Les

---

[*] Responsable des enseignements d'économie, de stratégie et de mercatique alimentaires au CNAM. Maître de conférences au groupe HEC.

[1]. Cité dans *L'équilibre alimentaire mondial. Quels enjeux géostratégiques pour l'Europe ?* Rapport au Conseil économique et social, Paris, 1996, p. 47.

événements notables de surachat et de surstockage concomitants à l'approche de la guerre du Golfe en 1991 en furent un signe tangible.

Nous développons ci-dessous une analyse du système alimentaire des pays à économie développée, ici même où se sont développées ces dernières années des peurs liées au caractère supposé dangereux de l'alimentation. Nous examinons les caractéristiques et les évolutions majeures du système économique agro-alimentaire qui influencent le niveau de risque réel ou perçu.

Contrairement à un paquet de lessive, l'aliment est ingéré et participe au métabolisme du corps humain. De nombreux auteurs ont développé la réalité et la magie de cette relation entre l'individu et son alimentation. Soulignons un fait commun à l'ensemble de ces développements et analyses : l'aliment acheté-consommé est muni d'« attributs[2] » dont les seuls « attributs fonctionnels », à savoir nutritionnels et sensoriels, ne sont que la « partie émergée de l'iceberg ». Car l'aliment porte aussi en lui des attributs socio-culturels, écologiques, esthétiques, éthiques, etc., qui représentent désormais pour le consommateur une bonne partie de sa valeur.

Du fait de l'importance de l'acte (l'ingestion), de sa portée individuelle et collective, l'aliment est sujet à évaluation par le mangeur sur tous les plans, aussi bien sur le plan de ses attributs fonctionnels que des autres. C'est par rapport à l'ensemble des attributs de l'offre alimentaire qu'il faut identifier les risques et les besoins de sécurisation. Nous avons donc pris l'habitude[3] de classer les risques et peurs liés au système alimentaire en cinq familles principales comme suit :

— le risque sanitaire lié aux contaminations, empoisonnements, etc. ;

— le risque nutritionnel (dégâts dus un déséquilibre alimentaire) ;

— le risque identitaire (perte d'identité liée à l'alimentation) ;

— le risque sensoriel (lié à la déception organoleptique) ;

— les risques écologique et éthique (dus à la production alimentaire).

Ce texte se limite au risque sanitaire. Rappelons cependant que les autres risques sont aussi touchés par les mouvements du système économique alimentaire.

L'évolution du système fait varier le niveau des risques objectifs et celui des risques perçus. Les deux effets ne vont pas obligatoirement dans le même sens.

---

2. Dans le vocabulaire mercatique, un produit peut être considéré comme un « panier d'attributs » et, par exemple, sa valeur-consommateur peut être calculée par l'évaluation séparée et/ou conjointe de ses attributs.

3. F. Guillon, *Sécuriser les acheteurs et les consommateurs : enjeux, objectifs et stratégies économiques*, communication aux entretiens Franklin : *Le malaise alimentaire*, Paris, 1998.

Aux États-Unis les importations de nourriture ont doublé entre 1993 et 1997 du fait de la libéralisation du commerce international liée aux accords du GATT. Ceci a provoqué chez de nombreux Américains une hausse du niveau de risque perçu, alimentée par quelques faits et de nombreuses rumeurs concernant les fruits, les légumes et la viande, pour des risques objectifs allant de la diarrhée à l'accident rénal dans certains cas mortels.

Mais le risque objectif n'est probablement pas supérieur pour les nourritures importées que pour les nourritures domestiques : en effet, du fait du manque d'inspecteurs à la Food and Drugs Administration, les cinquante-trois mille usines agro-alimentaires des États-Unis sont inspectées en moyenne une fois tous les dix ans. De ce point de vue la libéralisation des échanges ne joue que marginalement sur le risque objectif, la protection sanitaire des Européens de l'Ouest est bien meilleure... et le nombre de cas mortels est notablement supérieur aux États-Unis ces dernières années[4].

Nous identifions dans le système économique agro-alimentaire actuel sept caractéristiques qui le décrivent à grands traits et qui, à notre sens, influencent réellement à la hausse ou à la baisse le niveau de risque sanitaire :

Phénomène économique	*Accroît (+)* *ou réduit (−)* *le risque sanitaire*
Croissance du taux d'ingénierie industrielle des produits	+ et −
Fractionnement des responsabilités	+
Concurrence vive entre les opérateurs	+
De grandes entreprises industrielles et de distribution	−
Croissance de la restauration professionnelle hors domicile	−
Ouverture des frontières au commerce des produits	+
Émergence d'un système mondial de normes alimentaires	−

Reprenons pour chacun de ces points leur impact tendanciel sur les risques.

---

4. Un rapport de 1994 du Council for Agricultural Science and Technology, organisme privé, estimait qu'il y avait par an aux États-Unis de 6,5 à 33 millions de cas et 9 000 morts dus à des intoxications alimentaires.

Croissance du taux d'ingénierie industrielle des produits (+) et (–)

D'après nos calculs de 1993, fondés sur les Comptes nationaux des branches économiques, pour cent francs dépensés au domicile ou hors foyer pour se nourrir, le mangeur français ne payait que vingt-cinq francs de produits agricoles. Le reste était de la valeur industrielle et de services, logistique, distribution, restauration, communication, etc. La quotité agricole diminue d'année en année depuis quarante ans. Cette tendance est sociologiquement irréversible car elle participe de la sécurité alimentaire au plan quantitatif.

En termes de risque objectif, l'ingénierie industrielle des produits augmente généralement le nombre d'ingrédients et les fragilise, sur le plan de leur résistance aux contaminations, par une déstructuration primaire (il s'agit de matières vivantes). L'industrialisation augmente aussi le nombre des sources, le nombre des opérations, le nombre de « points critiques » et augmente donc les risques par simple composition arithmétique. Les technologues ont été obligés de parer à cela en portant une attention accrue aux méthodes d'analyse et de prévention sanitaire : d'où, entre autres, le développement et la mise en œuvre de la méthode HACCP.

D'un autre côté, l'« épicerisation » des produits – néologisme par lequel nous faisons référence à l'allongement des durées de conservation – est un facteur de diminution du risque perçu par le consommateur et d'augmentation de sa confiance. Comme l'indique M. Boudrant[5], directeur de recherche au CNRS : « ... le but essentiel du traitement des aliments reste leur conservation. »

Par conséquent il y a dans l'industrialisation de l'alimentation à la fois la source du problème et sa solution : elle fragilise les produits de base mais stabilise voire améliore leur statut hygiénique dans le même processus (nonobstant l'adage américain : *garbage in, garbage out...*).

---

5. J. Boudrant, « La technologie au service de l'évolution de l'aliment » *in Les Visions du futur : l'alimentation.* Actes du colloque tenu à l'Assemblée nationale, janvier 1997, M & M Conseil, Paris.

Fractionnement des responsabilités (+)

Contrairement aux schémas du type « santé-médicaments », les filières agro-alimentaires sont faites de nombreux opérateurs industriels et de prestataires de services qui se vendent la « matière première » alimentaire. Le schéma « idéal » de l'ensemblier à responsabilité intégrée où l'on « rentre » du foin et des concentrés de nutrition animale et d'où l'on « sort » des boîtes de pâté, ce schéma n'existe que rarement. La plupart du temps, il y a l'agriculteur, l'éleveur, la coopérative ou le négociant, un ou plusieurs industriels puis le cas échéant le grossiste, le restaurateur ou le distributeur alimentaire.

La croissance à part entière du secteur industriel des produits intermédiaires (arômes, levures, protéines du lait, etc.) confirme le schéma d'une filière faite de « métiers » séparés.

Il y a donc multiplication des responsabilités dans le système[6]. C'est un facteur mécanique d'accroissement des risques. Ces dernières années, en revanche, la solidarité des acteurs n'était pas organisée. Il y avait seulement les dispositifs publics de contrôle de chacun des opérateurs chez lui. Depuis quelque temps cependant, le principe de contrôle se verticalise avec l'objectif de « traçabilité » des produits et des données, de l'embouchure *(sic)* jusqu'à leur source. Le concept de traçabilité fait l'objet de la norme ISO 8402. La traçabilité est certainement une réponse adaptée au problème posé par le fractionnement économique des responsabilités.

Par ailleurs l'objectif permanent de protection des consommateurs par les autorités de l'Union européenne a pour conséquence l'émergence de projets juridiques convergents visant d'une part à étendre le régime de responsabilité sans faute aux matières premières agricoles, d'autre part à mettre en cause la responsabilité du « détenteur de la marchandise » que celui-ci la transforme ou non[7].

Concurrence vive entre les opérateurs (+)

La dynamique concurrentielle est vive sur les marchés agricoles et alimentaires et provoque une pression intense à la baisse du prix des produits. La pression résulte du mécanisme itératif des relations

---

6. F. Guillon, « L'image de la science au regard des responsabilités de chacun », *in Les Visions du futur : l'alimentation, op. cit.*
7. *Cf.* proposition pour l'ensemble du secteur émanant de la directive 85-374 ; règlement 2200-96, art. 3 pour les fruits et légumes frais.

entre les offreurs (industriels et agriculteurs), les distributeurs et les acheteurs-consommateurs. Par ailleurs le système économique alimentaire induit un taux rapide de diffusion d'innovations, difficiles à protéger, entre les concurrents. C'est un phénomène qui permet à l'un d'empêcher que l'autre acquière et conserve un avantage compétitif durable par l'innovation.

En conséquence l'alternative évidente est la course à la baisse des coûts de production. La dureté de la compétition pousse alors certains opérateurs à ne pas prendre toutes les précautions nécessaires ou bien, s'ils doivent se plier à un cahier des charges, à se positionner à la limite inférieure des spécifications : recherche d'ingrédients moins coûteux à effet sensoriel identique, recherche de solutions de productivité extrêmes. Enfin le risque de l'« opérateur inconscient » (huiles frelatées, vin au méthanol) est régulièrement relevé lors de colloques[8] consacrés au sujet.

Grandes entreprises industrielles et de distribution (–)

Comparée à d'autres secteurs économiques comme la chimie ou la pharmacie, l'industrie alimentaire et des boissons et, à un degré moindre, la distribution alimentaire sont des secteurs relativement peu concentrés à chaque niveau de filière. Cependant une trentaine d'entreprises industrielles internationales atteignent ou dépassent un chiffre d'affaires de cinquante milliards de francs. Elles ont investi lourdement dans des marques commerciales qui constituent pour elles un actif précieux. De ce fait elles protègent ce capital et feront en sorte d'éviter de lier leur nom à une panique dévastatrice.

En conséquence, la plupart de ces grandes entreprises alimentaires (industriels et distributeurs) ont installé ces dernières années des centres spéciaux de responsabilité pour maîtriser l'objectif de « sécurité », même s'ils ne le nomment pas ainsi : le cadre responsable en est souvent le responsable-qualité. Ces grandes entreprises ont de ce fait un impact plutôt bénéfique sur la réduction globale des risques sanitaires.

Par ailleurs, les budgets de recherche sur la santé y vont croissant et la communication publicitaire s'ensuit. L'année 1997 fut à cet égard une date historique car pour la première fois la Food and Drugs Administration a autorisé aux États-Unis une allégation de santé dans l'alimentation : elle concerne l'effet des produits contenant des fibres

---

8. *Cf.* C. Babusiaux, directeur général de la DGCCRF, « Les risques alimentaires et leur contrôle », *in Les Visions du futur : l'alimentation, op. cit.*

solubles issues de l'avoine sur la réduction des risques d'accident cardiaque.

La logique des comportements est un peu différente pour les entreprises de produits alimentaires intermédiaires car elles ne défendent pas directement un capital de marque auprès du public. Ainsi le secteur des additifs alimentaires est mû par deux tendances décalées l'une par rapport à l'autre. La première est de répondre avec leurs produits à la demande des « mangeurs » pour des produits « naturels » et sains. L'autre, selon une enquête de 1996[9], est de développer des additifs ou des systèmes d'additifs qui « au moins donnent l'apparence » de favoriser la santé des consommateurs, ce qui n'est pas tout à fait la même chose...

Croissance de la restauration professionnelle hors domicile (–)

Selon les pays dont nous parlons, de 20 % à plus de la moitié des dépenses alimentaires des ménages sont consacrés à se nourrir hors de chez soi auprès de restaurateurs professionnels. Il y a là un phénomène économique majeur qui touche à la responsabilité finale de la préparation des mets.

On a monté en épingle les risques d'intoxication liés à la fréquentation de restaurants mal tenus, mais si le professionnel qui remplace le cuisinier familial est un professionnel compétent, ce transfert de responsabilité est globalement un facteur de diminution des risques sanitaires. On mentionne et on mesure en effet régulièrement le manque de compétence ou l'insouciance sanitaire des individus chez eux par rapport aux nouvelles exigences de la chaîne du froid, aux dates de péremption et encore plus simplement par rapport au choix de produits sains. On dénombre également avec régularité le nombre important d'intoxications alimentaires qui accompagnent ces lacunes.

Quant au professionnalisme des restaurateurs, c'est bien sûr une question qui suit exactement la même logique que celle des industriels et des distributeurs mentionnée au paragraphe précédent.

---

9. Étude de la société Decisions Resources sur le secteur international des additifs alimentaires, résumée dans *Chemical Week*, vol. 158-24, jan. 19, 1996, p. 32-35.

Ouverture des frontières au commerce des produits (+)

Le développement des échanges alimentaires internationaux est en marche. Il est consécutif aux accords successifs du GATT et parrainé depuis 1995 par l'Organisation mondiale du commerce. C'est un facteur d'accroissement des risques sanitaires. Les risques dus à des systèmes industriels mal contrôlés sont importants mais le risque majeur nous paraît celui des conditions de production agricole dans les pays à fort taux de pollution écologique. À cet égard le problème de la pollution des eaux dans les pays en voie de développement est majeur.

Cependant les « frottements » et freins historiques aux frontières issus de controverses sanitaires sont en voie de normalisation parce qu'ils seront désormais codifiés. Ainsi l'accord du Cycle d'Uruguay (1994) sur l'agriculture prévoit que « les membres *importateur*s accepteront les mesures sanitaires ou phytosanitaires d'autres membres *exportateur*s comme équivalentes si le pays exportateur démontre au pays importateur qu'avec ses mesures il a atteint le niveau approprié de protection existant dans le pays importateur ». Le comité des mesures sanitaires et phytosanitaires de l'OMC veillera à la mise en œuvre des engagements de chacun. Notons qu'il s'agit de la transposition au niveau international des principes de l'Union européenne pour la circulation interne des produits alimentaires dans la Communauté.

L'expérience européenne de l'ESB montre les limites de ce système de confiance réciproque. Les pays puissants, tels les États-Unis, ne se contentent pas de ces garanties et enverront encore longtemps des missions d'inspection sanitaire dans les pays exportateurs.

Émergence d'un système mondial de normes alimentaires (–)

La globalisation des économies incite les États à rapprocher leurs dispositifs de normalisation. La commission commune à la FAO et à l'OMS du *Codex alimentarius* qui s'est fixé comme objectif prioritaire de protéger la santé des consommateurs, a déterminé comme second objectif de « favoriser tous travaux de normes alimentaires entrepris par des organisations non gouvernementales, gouvernementales et internationales ».

On trouvera dans un article de B. Sylvander une discussion[10] des implications économiques des différentes conceptions de la normali-

---

10. B. Sylvander, « Normalisation et concurrence internationale : la politique de qualité alimentaire en Europe », *in Économie rurale*, 231, janvier-février 1996.

sation alimentaire. Dans l'optique anglo-saxonne, les normes sont « horizontales » et concernent par exemple les méthodes d'analyse, les lignes directrices d'hygiène et l'environnement du produit (emballages, gestion des déchets, etc.). Elles gagnent du terrain par rapport à la conception « latine » – que la France soutient – de la « norme-produit, verticale ». Cette dernière considère que la protection du consommateur va de pair avec la défense et la réservation des noms de produits, qu'ils soient de qualité standard comme le pain, ou de qualité spécifique comme un produit d'AOC.

Les compromis sont durement négociés, justement au sein de la commission du *Codex*. Récemment par exemple, les fromages au lait cru y ont gagné un « sursis ». Quoi qu'il en soit, l'ensemble du travail de normalisation paraît aller dans le sens de la réduction des risques sanitaires.

Pour conclure, les sept courants ci-dessus sont contradictoires : tout ce qui augmente l'entropie du système (ouverture des frontières, concurrence, etc.) est générateur de risques sanitaires. Tout ce qui la diminue (concentration économique par exemple) est facteur de sécurité. Sauf intervention exogène toujours envisageable[11], il nous semble cependant qu'au-delà de la période de turbulence actuelle, notre système économique alimentaire influe favorablement sur la réduction des risques sanitaires.

---

11. *Cf.* par exemple la rupture des relations sociales dans un scénario du type Rifkin. Jeremy Rifkin, *La Fin du travail*, Paris, La Découverte, 1996.

Prévention et gestion
des risques alimentaires dans l'industrie : mise en place d'une organisation « anticrise »

EMMANUELLE TRAN THANH TAM[*]

25 avril 1998 : Haagen-Dasz annonce sa décision de retirer de la vente cent quarante-sept lots de bâtonnets de crème glacée distribués dans quatre départements français à la suite d'une inversion de conditionnement : des lots parfumés à la noix de macadamia sont emballés dans des conditionnements de bâtonnets au chocolat. Le fabricant veut éviter que des personnes allergiques aux noix n'en consomment par erreur en pensant qu'il s'agit de crème glacée au chocolat (source : AFP). Il est encore trop tôt pour évaluer l'impact financier d'une telle opération.

Les enjeux d'une crise sont loin d'être négligeables pour une entreprise et ce, quelle que soit sa taille et la notoriété de ses marques. Yves Cerisier[1] a estimé à quatorze millions de francs l'impact économique pour une **PME** qui était à l'origine d'une flambée épidémique de listériose. Les conséquences financières, outre les retombées néfastes en termes d'image, peuvent être majeures pour les industriels.

---

* Dirige ACYAN Gestion de crise. Elle a publié *L'Entreprise anticrises. Anticipez et gérez l'imprévu*, Éditions d'Organisation, 1996, et a participé au numéro spécial, « La sécurité sanitaire : enjeux et questions » de la *Revue des affaires sociales* (n° 3-4, décembre 1997).

1. « L'impact économique des toxi-infections alimentaires », thèse pour le diplôme d'État de docteur-vétérinaire, avril 1998.

Au-delà des industriels, c'est l'ensemble de la collectivité qui doit assumer l'impact économique d'une crise telle qu'une toxi-infection alimentaire collective : la prise en charge des patients, à court et parfois à long terme, les coûts de surveillance, les coûts d'enquête, sont les principaux coûts associés qui ne peuvent être négligés.

Aujourd'hui, dans l'industrie alimentaire, l'image des produits constitue un capital que les entreprises entretiennent et développent avec un soin tout particulier. Le moindre incident non maîtrisé risque d'anéantir des années de travail. En 1990, l'« affaire du benzène de Perrier » fut le déclencheur d'une double prise de conscience : les industriels ont réalisé à quel point l'image est un capital fragile, les consommateurs ont découvert que « le risque zéro n'existe pas ». En 1996, le président de Perrier Vittel commente le marché américain et indique : « Il est clair que Perrier ne retrouvera pas un niveau comparable à celui qu'il détenait avant l'affaire du benzène[2]. »

Face à la médiatisation des questions délicates entourant la sécurité des produits, depuis la « vache folle » jusqu'aux OGM (organismes génétiquement modifiés) en passant par *E. Coli* O157 et la dioxine, sans oublier les actes de malveillance, les consommateurs sont informés, s'organisent, font part de leurs exigences. L'environnement de l'entreprise évolue de façon chaotique et difficilement prévisible.

Du contrôle de la qualité, les industriels sont passés à l'assurance qualité et aujourd'hui, la sécurité alimentaire. Intégrer les exigences de sécurité des aliments au quotidien constitue non seulement un « minimum requis » mais bien un avantage concurrentiel.

Dans un contexte où le risque zéro n'existe bien évidemment pas, toute entreprise souhaitant assurer sa pérennité se doit de développer une procédure de gestion de crise adaptée à son organisation, à ses produits et à son contexte.

La mise en place d'une organisation « anticrises » est calquée sur les principes qui régissent la démarche HACCP[3] :

— faire un état des lieux en hiérarchisant les risques (c'est-à-dire identifier les dangers en y associant une probabilité d'apparition) ;

— déterminer les dispositions actuelles permettant d'éliminer ou de minimiser la probabilité d'apparition des dangers ;

— mettre en place une organisation « anticrises » pour détecter les tout premiers signaux d'une crise potentielle ;

— concevoir le manuel de gestion de crise de l'entreprise, aide-mémoire des membres de la cellule de crise ;

---

2. *La Tribune Desfossés*, 13 février 1996.

3. La démarche HACCP (*hazard analysis critical control points*, analyse des dangers, points critiques pour leur maîtrise) est un système préventif de maîtrise qui vise à garantir la sécurité des aliments.

— et établir des procédures de formation et d'audit destinées à améliorer en permanence le dispositif.

Nous présentons ici une méthode pour la gestion des risques alimentaires, qui peut être appliquée à l'ensemble des risques auxquels une entreprise doit faire face dans son activité quotidienne (financier, social, environnement, organisation, systèmes d'information...). Nous développerons uniquement les aspects touchant à la sécurité des aliments.

Rappelons, que pour une entreprise, l'objectif primordial est d'éviter que les crises ne surviennent. Pour cela, elle met en place une démarche d'assurance qualité et de sécurité alimentaire. Ce travail représente une base de départ indispensable pour construire l'organisation « anticrises ».

Cet article détaille les principales étapes opérationnelles pour la mise en place d'une organisation « anticrises » et propose un tableau d'aide à la décision pour la gestion des retraits et rappels de produits alimentaires.

Identifier et hiérarchiser les dangers

La démarche d'identification des risques alimentaires constitue l'étape fondamentale du chantier de prévention et gestion des crises. Elle constitue le complément incontournable de la démarche de sécurité alimentaire de l'entreprise.

La démarche d'identification des dangers doit être organisée de façon à la fois :

— transversale en regroupant l'ensemble des fonctions de l'entreprise : direction générale, marketing, commercial, recherche et développement, assurance qualité, industriel, logistique, finance...

— et verticale en associant un représentant de chacun des niveaux hiérarchiques.

Un groupe de travail, piloté par un chef de projet, est chargé de présenter à la direction générale de l'entreprise le plan d'actions recommandé.

Après avoir identifié les dangers pour l'entreprise, la deuxième étape consiste à caractériser chacun des dangers :

— les dangers marqués « rouge » sont ceux dont la probabilité d'occurrence est très élevée dans un avenir très proche ;

— à l'opposé, les dangers « vert » sont ceux dont la probabilité d'occurrence est infime ;

— à mi-chemin, les dangers « jaunes ».

Cette étape du travail se doit d'être aussi panoramique que possible. L'entreprise doit tenir compte de ses expériences, des crises ayant eu lieu dans la profession, des alertes données dans des pays étrangers. La médiatisation des épisodes de chantage en Allemagne[4] (1997) a « donné des idées » à des maîtres chanteurs en herbe. On assiste également depuis plusieurs années à un développement de situations de crise peu fréquentes jusqu'alors (allergies) ou issues de comportements inédits : aux États-Unis, un chercheur est condamné à trente mois de prison pour avoir demandé à McDonald's une compensation de cinq millions de dollars après avoir découvert une queue de rat frite dans un cornet de frites[5]. Début 1998, un employé d'une société de vente de produits surgelés est arrêté : il détournait des marchandises et les vendait aux clients de la société à moitié prix[6].

Recenser les dispositions existantes

Le repérage des dispositions existantes permettra, par différence, de mettre en lumière les dangers prioritaires. Il s'agit d'étudier, à chaque étape du développement d'une crise potentielle – de la détection de l'incident à la mobilisation de la cellule de crise – sur quelles dispositions l'entreprise peut s'appuyer aujourd'hui. Ces dispositions peuvent être des procédures écrites et gérées par un système de gestion documentaire ou, *a contrario*, de simples habitudes qu'il suffirait de formaliser et de diffuser plus largement. Il faut différencier les dispositions opérationnelles en l'état de celles qui nécessitent certains aménagements. Exemple : en dehors des heures ouvrables, les appels sont gérés par le poste de gardiennage. Des instructions ont-elles été données en cas d'appels concernant les produits, que ces appels viennent d'un consommateur ou de l'un de ses représentants, d'un client distributeur, d'une autorité, d'un journaliste ou encore d'une association de consommateurs ? Un responsable de l'entreprise peut-il être contacté dans un délai de trois heures et ce, vingt-quatre heures sur vingt-quatre ?

Tableau de synthèse

La synthèse du travail, conduit jusqu'alors par le groupe de travail, doit se présenter sous la forme d'un document opérationnel. Il va servir de base à l'élaboration du plan d'action de l'entreprise pour la mise en place d'une organisation « anticrises ».

---

4. Mayonnaise Thomy (avril 1997), confitures Schwartau (décembre 1997).
5. *The New York Times*, 20 avril 1998.
6. *Paris Normandie*, 20 février 1998.

Face à chaque danger, on repérera :

— la probabilité d'occurrence par les lettres R(ouge), J(aune), V(ert) ;

— et l'existence de dispositions par les signes ● (oui), ○ (non), ◆ (à compléter).

Par conséquent, les dangers prioritaires sont caractérisés par R et ○. L'organisation « anticrises » s'attache à les maîtriser en priorité.

Nous donnons ci-dessous l'exemple d'un tableau de synthèse de la démarche de hiérarchisation des dangers et de recensement des dispositions existantes pour deux familles de dangers :

— ceux liés aux produits ;

— ceux liés au site de production et au circuit de distribution des produits.

Peuvent bien sûr s'ajouter les dangers touchant à l'image de l'entreprise, l'éthique, l'organisation, l'outil industriel, le management...

Dangers liés aux produits

Danger recensé	Occurrence	Dispositions
Un consommateur tombe malade suite à la consommation d'un de nos produits.		
Un consommateur souffre d'une intoxication alimentaire suite à la consommation (réelle ou supposée) d'un de nos produits.		
Un consommateur découvre un ingrédient scandaleux ou dangereux.		
Un consommateur demande une réparation financière.		
Un consommateur est hospitalisé et affirme que c'est suite à la consommation d'un de nos produits.		
Polémique sur l'utilisation d'ingrédients « sensibles ».		
Contamination majeure d'une matière première.		
Un produit défectueux est mis sur le marché.		
Un acte de malveillance est commis sur nos produits.		

Dangers liés au site de production et au circuit de distribution des produits

Danger recensé	Occurrence	Dispositions
Un employé est victime d'un accident grave.		
Grève du personnel de l'usine avec occupation des locaux.		
Déversement dans l'environnement d'une matière polluante.		
La nappe phréatique est contaminée sans que nous le sachions.		
L'usine est partiellement détruite par un incendie ou une catastrophe naturelle.		
Le directeur d'usine découvre qu'un sous-traitant n'a aucun contrôle de la qualité des produits qu'il fabrique pour lui.		
Dans le cadre d'une enquête, l'outil de production est mis sous scellés.		
Un vendeur commet un vol dans un magasin.		
Un camion livrant nos produits occasionne un grave accident de la route.		
Grève des transporteurs routiers.		

Mettre en place une organisation « anticrises »

Avant d'élaborer le manuel de gestion de crise de l'entreprise, la priorité consiste à améliorer la capacité de l'entreprise à détecter les crises potentielles.

DÉTECTER LES SIGNAUX D'UNE CRISE POTENTIELLE

Schématiquement, il s'agit d'installer des « capteurs » aux différents points de l'organisation et d'assurer le cheminement de l'information. Objectif : être informé au plus tôt de toute situation de crise potentielle. Concrètement, cela veut dire :

— former les standardistes et gardiens à la réception et à l'orientation des appels, y compris en dehors des heures ouvrables (nuits, week-ends...) ;

— organiser une veille renforcée de l'environnement, ne serait-ce que par une simple « gymnastique » intellectuelle. Toute personne de l'entreprise doit avoir le réflexe, face à une information nouvelle, de se poser les questions suivantes : « Cette situation peut-elle se produire dans mon service ? » ; si oui, « suis-je organisé pour maîtriser cette situation ? » ; si non, « quelles actions correctives dois-je mettre en place ? » ;

— donner les consignes à la force de vente afin que les commerciaux « remontent » rapidement tout incident lié au produit ou à la marque ;

— canaliser l'information vers un nombre limité de personnes habilitées à prendre des décisions en situation de crise, y compris en cas d'absence du directeur général ;

— organiser l'alerte vingt-quatre heures sur vingt-quatre des principales fonctions de l'entreprise. Chaque membre du comité de direction dispose d'une liste téléphonique confidentielle, rassemblant les coordonnées privées de ses membres. Ce document est mis à jour par le secrétariat du directeur général qui en assure également la gestion documentaire (destruction des versions précédentes, mise à jour de la liste des destinataires...).

ÉLABORER LE MANUEL DE GESTION DE CRISE DE L'ENTREPRISE

Le manuel de gestion de crise de l'entreprise est un document opérationnel. Son efficacité est inversement proportionnelle au nombre de pages qu'il contient. En effet, il faut privilégier des règles simples et connues de chacun des membres potentiels de la cellule de crise plutôt qu'un document qui se voudrait exhaustif.

La procédure de gestion de crise a pour objectif de formaliser la répartition des responsabilités et les règles de prise de décision en situation de crise. Elle peut tout simplement se présenter sous la forme d'un logigramme.

En annexe de la procédure de gestion de crise, la cellule de crise dispose d'outils sur lesquels s'appuyer. Parmi les outils les plus fréquemment utilisés, on peut citer :

— la liste de l'ensemble des produits fabriqués par l'entreprise (à ses propres marques ou pour le compte d'un tiers, vendus dans les circuits de la grande distribution ou de la restauration collective, en France ou à l'exportation) ;

— les listes de contacts internes à l'entreprise (elle existe déjà dans le cadre de l'organisation anticrises) et de contacts externes (autorités, experts scientifiques, corps médical, journalistes locaux...) ;

— la procédure de gestion des plaintes de consommateurs ;

— la procédure de retrait et de rappel de produits ;

— l'organisation de l'entreprise pour la gestion des demandes des journalistes ;

— la liste du matériel nécessaire pour la salle de réunion de la cellule de crise ;

— des copies de documents préformatés prêts à l'emploi (livre de bord pour enregistrer les événements et les actions menées, fiche de réception d'appel...).

Le manuel de gestion de crise est un document dont la mise à jour est assurée régulièrement, notamment à la lumière des expériences. Chaque alerte fait l'objet d'une analyse post-crise dont les actions correctives sont suivies par la personne responsable du manuel de gestion de crise (le chef de projet, par exemple). À mesure que le savoir-faire de l'entreprise se développe et que les administrations font connaître leurs règles de fonctionnement en situation de crise, le contenu du manuel intègre les évolutions et les apprentissages.

Aide à la décision pour le retrait ou le rappel des produits alimentaires

DÉFINITION

Selon la situation, l'administration ou l'entreprise peuvent décider le retrait ou le rappel d'un produit. On observe fréquemment une confusion dans les termes utilisés par les entreprises et par conséquent par les médias. C'est la raison pour laquelle il est important de définir précisément les termes utilisés.

En France, la DGCCRF a défini deux mesures distinctes qui sont résumées ci-dessous :

— L'opération de rappel vise à faire cesser la consommation du produit car « il existe un risque, avéré ou même potentiel pour le consommateur » :

• le produit est retiré de l'ensemble des réseaux de distribution ;

• l'opération est accompagnée systématiquement d'une campagne de communication auprès du grand public pour mettre en garde les consommateurs et éviter toute consommation.

— L'opération de retrait doit faire arrêter la commercialisation d'un produit :

• le produit est retiré jusque chez le distributeur (y compris dans les rayons) ;

• l'opération de retrait peut soit être accompagnée d'une communication auprès des consommateurs (afin de leur proposer de retourner le produit concerné, par exemple), soit elle peut avoir lieu sans communication externe. On parle alors de « retrait silencieux ».

Dans une opération de retrait, la sécurité du consommateur n'est pas en jeu.

La note de service de la DGCCRF « gestion de crise – cas du rappel de produits alimentaires », diffusée en 1995 aux entreprises alimentaires, notamment par l'intermédiaire de leurs fédérations professionnelles, « précise les principes de la collaboration de la DGCCRF avec les entreprises concernées lorsqu'il s'agit de produits alimentaires ». À la lumière de l'expérience acquise par la DGCCRF ces dernières années, cette note constitue une base de départ qui est aujourd'hui en cours d'évolution et doit être remplacée par des documents plus complets.

TABLEAU D'AIDE À LA DÉCISION

En situation de crise, la cellule de crise de l'entreprise se doit d'envisager la pire des hypothèses : le produit présente un danger réel pour la santé des consommateurs, même pour une seule catégorie de personnes.

Le tableau ci-dessous fournit une première réponse quant à l'ampleur de l'action à prévoir, ce qui permet de dimensionner les moyens nécessaires. En effet, un rappel de produit ne requiert pas la même logistique qu'un simple blocage de produit sur plate-forme de livraison, par exemple.

Cela suppose également que dans le cadre de la démarche de sécurité alimentaire de l'entreprise, celle-ci est capable d'assurer la traçabilité à la fois amont (matières premières) et aval (distribution) de ses produits.

Sensibilité du contexte-sujet – Pouvoir d'évocation du sujet			
Danger pour la santé ou sécurité	*Faible*		*Fort*
	Mini	*Maxi*	
Existant et prouvé	Rappel	Rappel	Rappel
Potentiel et non prouvé	Retrait	Rappel	Rappel
Non connu ou non prouvé	–	Retrait silencieux	Retrait avec information
Aucun danger prouvé	–	–	Retrait silencieux ou avec information

Pour une opération de rappel, les facteurs suivants vont venir influencer la décision finale :

— Quelle est la capacité de l'entreprise à localiser précisément les produits du lot concerné et les quantités aux différents stades de la distribution ? Dans un département précis ou atomisation du lot concerné sur l'ensemble d'un territoire ?

— Quelle est la probabilité de consommation du produit défectueux ?

• Quelles sont les quantités de produit restant en linéaire ?

• Quelles sont les quantités en stock chez le consommateur en tenant compte de la durée de vie du produit (date limite de consommation, date d'utilisation optimale), des habitudes d'achat des consommateurs (produit de stockage ou de consommation immédiate) et des modes de consommation ?

— Dans quel délai les distributeurs du produit (grande distribution, circuits spécialisés) peuvent-ils suspendre la commercialisation du produit concerné ?

— Dans quel délai l'entreprise peut-elle livrer des produits de remplacement afin d'éviter les ruptures de stock ?

Un facteur complémentaire peut également intervenir dans la prise de décision des autorités : la balance bénéfice-risque. Selon que le produit est un produit essentiel à l'homme ou non, un risque potentiel et non prouvé pourra entraîner une décision de rappel de produit.

Les opérations de rappel sont rares. Le 11 avril 1998, le ministre de l'Agriculture demande le rappel des maroilles de la marque Leduc suite à la présence de listeria dans certains produits. En février 1998, c'est un lot de munster Schuster qui est rappelé pour la même raison. Le même mois, un communiqué du ministère de l'Économie et des Finances indique le rappel de sardines en conserve de la marque Delmonaco à la tomate et à l'huile suite à une teneur trop élevée en histamine. Dans les trois cas, « les consommateurs possédant ces [produits] sont invités à ne pas les manger ».

Le plus fréquemment, les fabricants organisent le retrait des produits tout en assurant l'information du consommateur. En février 1997, « un lait en poudre français pour bébé est contaminé par une salmonelle[7] ». C'est le cas, tout récemment, du retrait de bâtonnets glacés Haagen-Dasz, annoncé par l'entreprise le samedi 25 avril 1998.

Enfin, de très nombreuses opérations de retrait ont lieu sans qu'elles fassent l'objet d'une quelconque médiatisation. Les grandes chaînes de distribution disposent d'une organisation particulière pour le retrait et le rappel des produits alimentaires.

Une fois ces actions complétées, il s'agit de sensibiliser puis développer et entretenir le savoir-faire de l'entreprise dans le domaine de la prévention et gestion des situations de crise. Il faut savoir, dès l'engagement d'une telle démarche, qu'elle ne portera ses fruits qu'à une seule condition : être suivie sur le long terme.

---

7. *Le Monde*, 4 février 1998.

Chaque entreprise étant un cas particulier, les formations et audits menés doivent être parfaitement adaptés à la situation de l'entreprise, ses vulnérabilités, son organisation actuelle et à ses objectifs d'amélioration. Il serait inutile d'organiser un exercice de gestion de crise simulant les conditions du réel dans une entreprise ne disposant d'aucune règle de fonctionnement en situation de crise. En tout état de cause, elle débute par un « état des lieux » qui débouche sur un plan d'action détaillé.

La démarche de prévention et gestion de crise doit respecter une séquence logique d'étapes dont le calendrier, personnalisé à l'entreprise, garantit que les collaborateurs s'approprient chacun les réflexes de gestion de crise et y font appel le jour J.

L'alimentaire en haute turbulence : des vulnérabilités à penser, des capacités nouvelles à développer

Patrick Lagadec[*]

Le monde de l'alimentation connaît depuis quelques années de très sévères turbulences : des alertes qui tendent à dériver en crises ; des ruptures franches qui déstabilisent tous les acteurs concernés. Mais cette partie visible de l'iceberg signe seulement une difficulté fondamentale : le secteur voit s'effriter ses cadres de référence, qu'il s'agisse d'assurances scientifiques, de jeux d'acteurs, de perceptions sociales. Et l'avenir apparaît gros de menaces : des risques de crises de plus en plus aigus, des règles du jeu de plus en plus marquées par la complexité, le flou, l'incertitude, les mutations brutales – sur fond de perte de confiance, tant en interne qu'à l'extérieur.

Producteurs en amont, industriels en intermédiaires, distributeurs à l'aval, pouvoirs publics en contrôle, associations de consommateurs en observation critique, tous montrent une même attente de repères pour penser le théâtre d'opérations et y faire inscrire de nouvelles règles de conduite. En matière d'alimentation, comme de santé publique en général, l'existence de repères est plus encore qu'ailleurs une exigence clé.

Sans entrer dans une discussion détaillée des difficultés rencontrées par le secteur alimentaire – depuis l'affaire des rillettes, jusqu'aux OGM, en passant par la « vache folle » – qui exigerait de très longs

---

* Chercheur à l'École polytechnique.

développements, l'ambition de cette contribution est seulement d'apporter quelques outils de repérage, en trois tableaux successifs :

— une approche des terrains de crise aujourd'hui, à travers trois concepts : urgence, crise, rupture ;

— un examen des pathologies induites par les crises et les ruptures, qu'il importe de connaître pour s'épargner les pièges les plus classiques et les plus pénalisants ;

— des indications sur les impératifs en matière d'apprentissage collectif.

Urgence, crise, rupture

L'URGENCE, OU L'EXIGENCE DE RÉPONSES TECHNIQUES SPÉCIFIQUES

En sécurité alimentaire, comme dans tous les autres domaines d'activité, le problème de base en sécurité est celui de l'accident particulier, qui appelle intervention d'urgence. Le tableau comporte les éléments suivants :

— un événement connu, répertorié, dimensionné à l'intérieur d'hypothèses conventionnelles ;

— des procédures d'intervention codifiées, bien connues des spécialistes mobilisés ;

— un nombre limité d'intervenants, tous spécialistes d'un volet du problème posé ;

— des organisations qui se connaissent, se situent clairement dans le champ des acteurs de l'urgence ;

— des rôles, des responsabilités, des hiérarchies bien déterminés, connus des services en charge ;

— une situation perçue comme gérable (techniquement, économiquement, socialement) ;

— des coûts relativement aisés à évaluer, et à couvrir dans le cadre de dispositifs rodés ;

— une durée limitée.

Il s'agit d'une simple brèche à colmater, qui se produit dans un univers stable. L'exigence opérationnelle est évidente : que les acteurs clés soient formés pour intervenir rapidement et efficacement, selon des procédures définies, sur la base d'une expertise technique solide.

LA CRISE, OU L'EXIGENCE DE CAPACITÉS COLLECTIVES DÉPASSANT LE SEUL UNIVERS TECHNIQUE

Le plus souvent désormais, on sort de cette configuration de l'urgence pour entrer dans celle de la crise. En raison d'un ensemble de facteurs convergents : des risques spécifiques de plus en plus difficiles à estimer et qui affectent des populations de plus en plus larges ; de grands systèmes d'une complexité inédite faits d'un enchevêtrement de réseaux ; la médiatisation instantanée de tout événement et de toute rumeur ; des transformations brutales dans les perceptions collectives et les exigences sociales qui condamnent soudain ce qui était toléré hier. Tout dysfonctionnement local, même apparemment anodin, peut ainsi fuser en crise.

Le tableau de référence comporte ici les ingrédients suivants :

— des difficultés quantitatives : larges impacts, larges populations concernées ;

— des coûts économiques très lourds, qui débordent les capacités d'assurances classiques ;

— des difficultés qualitatives : des problèmes inédits, génériques, combinés, qui affectent des ressources vitales ;

— une dynamique de boule de neige, en raison de multiples phénomènes de résonance ;

— des dispositifs d'urgence pris à contre-pied : procédures obsolètes, inapplicables, voire contre-performantes ;

— une incertitude extrême, qui ne pourra être levée dans le temps de l'urgence ;

— une longue durée, une menace qui se transforme dans le temps ;

— la convergence, c'est-à-dire l'irruption d'un nombre impressionnant d'acteurs et d'organisations ;

— des problèmes critiques de communication : au sein des organisations responsables, avec le public, les médias, les victimes (voire avec des populations très éloignées dans l'espace ou le temps) ;

— des enjeux considérables, de toute nature.

Il ne s'agit plus de brèche simple dans un système stable, mais de problèmes et de menaces non circonscrits, dans l'espace, le temps, les acteurs, les coûts, etc. Il faut intervenir, mais à partir de connaissances mal cernées. Il ne s'agit plus seulement d'aller vite : on ne sait plus très bien où aller, avec qui, dans quel but, sur la base de quelle légitimité. La crise, c'est précisément cette confrontation à des problèmes hors épure coutumière, à des dérives potentiellement inexorables, à la nécessité d'agir alors précisément que l'on voit se dissoudre les références qui jusqu'alors permettaient de guider, d'encadrer, de donner sens et valeur à l'action individuelle et collective.

La crise c'est l'urgence plus la déstabilisation. Elle va combiner déferlement de difficultés, dérèglement dans le fonctionnement des organisations, divergences dans les choix fondamentaux.

Elle ne pourra pas être résolue par de simples mesures techniques, définies par des spécialistes, imposées par une autorité. La question de l'information du public, de la communication, devient centrale car il ne s'agit plus seulement d'appliquer des solutions prêtes à l'emploi, sur des problèmes définis. Il va falloir légitimer son action, garder sa crédibilité, faire montre d'efficacité en dépit de très importants déficits d'expertise.

LA RUPTURE, OU L'IMPÉRATIF DE VISIONS COLLECTIVES NOUVELLES

Le phénomène de crise lui-même connaît désormais une mutation. Il ne s'agit plus seulement de faire face à tel ou tel risque de dérive important à partir d'une défaillance locale, mais de prendre en charge des déchirements contextuels globaux qui vont engendrer de multiples éruptions spécifiques.

Une rupture est une discontinuité brutale et définitive qui opère par décomposition-recomposition des principes fondateurs les plus essentiels d'un système : visions du monde et missions, repères et valeurs, identités et légitimités, règles du jeu et structures des relations tant en interne qu'avec l'extérieur, modes de régulation et de communication.

Le tableau de référence comporte les caractéristiques suivantes :

— il y a un « avant » et un « après » la rupture, sans retour possible à l'état antérieur ;

— la rupture n'est pas liée à un événement spécifique : il y a mise en résonance rapide, globale et multiforme ; les principes fondateurs, les identités, les contextes, les acteurs, les règles du jeu, les mécanismes de défense, les connaissances, les outils sont immédiatement en cause ;

— le phénomène de rupture est porteur de crises opportunistes à répétition, avec cristallisations soudaines apparemment incompréhensibles et aléatoires ;

— puissamment ancrées dans les déséquilibres profonds du système, les ruptures sont d'emblée résistantes aux traitements conventionnels ; le versant « décomposition » étant le plus perceptible, l'impression prévaut que l'on vit un processus de démaillage généralisé, un travail de sape quasi impossible à juguler.

Sauf préparation avancée, la rupture ne peut que provoquer une profonde déstabilisation. Sentiment de « déjà là » : la rupture s'impose sur tout le théâtre d'opérations alors qu'on commence à peine à la discerner sur tel ou tel point particulier. Sentiment d'extrême confusion : les problèmes de fond jaillissent en bloc et entrent en résonance, empêchant tout traitement séquentiel, ordonné dans le temps et par catégorie. Sentiment de grande vulnérabilité : on est sommé d'agir au milieu d'un enchevêtrement de lignes de faille, toutes porteuses de crises profondes. Sentiment d'arrachement, de perte : « il y avait vingt verrous ; les vingt ont sauté, instantanément », comme il fut dit dans l'affaire du sang contaminé.

Les organisations et les personnes déjà non préparées à la crise ne pourront répondre aux difficultés posées par cette mutation du théâtre d'opérations (encore moins tirer parti des ouvertures profondes dont sont également porteuses ces mutations). Ici, l'essentiel ne peut tenir à la réquisition du spécialiste entraîné (comme dans l'urgence), ou à la mobilisation d'une équipe de direction rompue à la décision en incertitude et en univers dégradé (comme dans la crise). La clé sera la capacité visionnaire des dirigeants – qui doivent avoir une perception fine de ce qui se joue bien au-dessous des tempêtes de surface.

Acteurs non préparés, fiascos assurés

Les grands pays développés disposent généralement des moyens voulus pour faire face aux urgences. Cette compétence exige naturellement un travail assidu au sein de multiples services et il est important de vérifier régulièrement qu'il n'y a pas de maillons faibles, surtout dans le cas où les situations évoluent (ainsi, on peut avoir su traiter une fièvre aphteuse, et n'en plus avoir véritablement les moyens ; ou avoir su le faire dans une situation qui n'était pas celle d'un élevage hyperintensif à l'échelle de toute une région).

Nous nous pencherons ici sur les deux autres tableaux : celui de la crise et celui des ruptures, qui nous trouvent beaucoup plus démunis.

AVANT LES CRISES ET LES RUPTURES : DES DÉFICITS PORTEURS D'ÉCHECS

Un audit rapide suffit souvent pour savoir si une organisation ou un secteur a quelque chance de ne pas disparaître rapidement en cas de turbulence sévère. Si les manques suivants sont observés, il y aura lieu de se mobiliser au plus vite : pas d'interrogation collective préalable sur les grandes vulnérabilités potentielles, pas de réflexion sur les signaux faibles à décrypter et à suivre, pas de questionnement sur la pertinence des capteurs à disposition en fonction des mutations de l'environnement, pas de mécanisme de vigilance renforcée en cas de doute (on reste enfermé dans une logique de « preuves » totalement dépassée), pas d'entraînement collectif pour le cas où tel scénario se réaliserait, pas de mécanisme éprouvé d'alerte et de mobilisation des réseaux concernés, au plus haut niveau... En pareil contexte, crises et ruptures disposent d'un remarquable terrain de prolifération.

À L'ÉMERGENCE DE LA CRISE :
DES RÉFLEXES QUI PROMETTENT LA DÉFAITE

Aux premiers signaux de situation anormale, les réflexes d'une organisation non préparée sont immédiatement aggravants. Au lieu de mettre en place des capacités de veille renforcée, de rechercher et de remonter rapidement de l'information, de commencer à ouvrir des réseaux internes, de préparer les jalons d'une communication externe franche et ouverte, jouant sur la confiance et le respect... chacun va subir le syndrome du recroquevillement défensif. Ce sera immanquablement le retard opérationnel, la disqualification en matière de communication. Vers l'extérieur, la prise de parole réflexe sera immanquablement du type : « Nous ne savons encore rien, mais vous pouvez vous rassurer : ce n'est pas grave. » La crise est déjà maîtresse du théâtre des opérations, avant même que la situation ait été identifiée comme digne d'attention.

En cas de rupture, les mêmes causes produisent les mêmes effets : on mobilise toutes les cartes mentales habituelles pour démentir toute nouveauté et disqualifier les lanceurs d'alerte ; les meilleurs experts des systèmes conventionnels sont sollicités pour conforter ce message de stabilité. Le bouclage le plus solide est établi lorsque les premières victimes de la rupture poussent elles aussi au refus de toute interrogation. Et le piège est diabolique dès lors qu'on obtient la moindre « confirmation » de l'inexistence d'un quelconque problème. Si la peur avait déjà ébranlé les systèmes, le dossier est cette fois définitivement scellé : malheur à qui le rouvrirait sans preuve éclatante d'un désastre clairement démontrable, et à travers les seuls codes en vigueur. Ce qui, parfois, ne pourra intervenir qu'à un moment très avancé du processus.

AU DÉVELOPPEMENT DE LA CRISE ET JUSQU'À LA FIN,
DES IMPRÉPARATIONS COÛTEUSES

Surpris par l'étrangeté de l'événement qui n'entre pas dans les cloisonnements bureaucratiques et disciplinaires établis, les systèmes non préparés génèrent instinctivement des comportements aggravants : défense jalouse (mais illusoire) de leur territoire, incohérence dans l'action, logiques de « tout ou rien », recherche obsessionnelle de certitudes, blocage sur des détails organisationnels ou des outils secondaires, recherche et énonciation de fausses solutions miracles, tentatives (qui ne font qu'échouer) d'imposer des logiques pyramidales dans des réseaux échappant totalement à ces modèles... Vers l'extérieur, la déstabilisation se traduit par des communications suicidaires : « Si on vous informe, ce sera la panique ; il y a peut-être des morts, mais ce ne sont que des vieux ; vous êtes peut-être victimes, mais vous allez recevoir un tel pactole !... » Ce qui est perçu par les destinataires ou les observateurs comme preuve de la vilenie des responsables, n'est en réalité qu'un symptôme de déstabilisation – mais cela va coûter aux officiels le dernier point d'appui à ne pas perdre en crise : la dignité.

S'il n'y a pas eu préparation, on notera aussi un grand amateurisme dans la constitution et la conduite des cellules de crise : retard, cacophonie, cloisonnement, inaptitude à traiter les dimensions multiformes de la crise, non-anticipation de la durée, incapacité à nouer des liens de coopération efficace avec les nombreuses autres cellules de crise plus ou moins mises en place dans les réseaux concernés... Toutes ces cellules deviennent rapidement autant de bunkers générant davantage de confusion et s'épuisant à la tâche – au plus grand profit de la crise.

La phase terminale des crises pose des problèmes également récurrents. Au premier signe favorable les cellules relâchent leur effort et se dispersent. La crise rebondit furieusement. Quand, après moult rebondissements non gérés, la crise lâche finalement prise (comme une épidémie qui a trop détruit pour poursuivre encore ses ravages), elle laisse un terrain favorable pour d'autres crises. Les questions de fond qui ont généré la crise – et qui ont été générées par elle – ne sont pas traitées.

APRÈS LA CRISE, LE SYNDROME DE L'OUBLI
QUI SCELLE D'AUTRES ÉCHECS

Sitôt l'événement passé, le mot d'ordre est l'oubli et le retour à la situation antérieure, alors que les crises exigent un travail important de cicatrisation attentionnée, des initiatives fortes pour répondre aux questions de fond. De surcroît, l'absence d'analyse du traitement collectif de l'épisode ne préparera pas à mieux conduire les épisodes suivants ; pire : de fausses leçons seront retenues qui constitueront autant de pièges pour l'avenir. Dans cet univers, l'idée même d'apprentissage sera en décalage complet avec la volonté d'oublier le plus rapidement possible : elles aura donc le plus grand mal à aboutir.

Pour les ruptures, on se bloquera sur une justification réflexe : « Nous n'avions pas de preuves ; tout le monde nous disait qu'il n'y avait rien », qui sera reçue comme une preuve de plus d'incompétence et même parfois d'indignité.

C'est bien à ces enchaînements funestes qu'il s'agit d'échapper. En acceptant de se préparer.

Un impératif : l'apprentissage collectif

Pour traiter les urgences, les spécialistes n'imagineraient pas de faire l'impasse sur leur préparation et leur entraînement. Pour faire face aux crises et aux ruptures, chacun, à commencer par les plus hauts dirigeants, doit s'impliquer dans des programmes d'action cohérents, programmés dans la durée.

UNE SÉRIE DE LEVIERS À ENGAGER

• Prise de conscience et préparation collective

Le tout premier pas, indispensable, est d'inscrire le problème des crises à l'agenda des décideurs. Cela passe par un examen collectif des vulnérabilités potentielles. Condition indispensable : sortir du quotidien, tolérer le questionnement, s'exposer hors de son territoire.

Pour se préparer aux ruptures, la démarche est plus exigeante encore : s'entraîner aux situations de surprise radicale, casser des certitudes clés, supporter la coexistence de logiques contradictoires, tolérer l'indécidable. L'aptitude à la veille doit être singulièrement aiguisée : se mettre régulièrement à l'écoute de signaux non conventionnels, s'entraîner à regarder sur les marges (là où naissent les ruptures) ; cerner les « variables dormantes », susceptibles d'émerger brutalement (ce qui était perçu comme « normal » devient soudain inacceptable, et inversement), mettre en commun les sensations, les étonnements, et prévoir des mécanismes de remontée, de partage de ces sensations difficiles à classer dans les cases établies (pour travailler sur les convergences d'intuitions).

• Retour d'expérience

Dans un esprit constructif, on s'efforce de revenir sur un épisode délicat (mais pas forcément dramatique) pour identifier et comprendre les enchaînements qui se sont fait jour dans la conduite de l'affaire – et en tirer des enseignements opérationnels immédiats.

• Exercices de simulation

Il faut engager une pratique continue d'entraînement, non pas à des défaillances bien codifiées (le rituel de « l'exercice d'incendie ») mais bien à des surprises déstabilisatrices. Il faut le faire en simulation : il est irresponsable de se reposer sur les seules expériences réelles pour s'entraîner collectivement – surtout si ces expériences sont rapidement exclues du champ du retour d'expérience. Ces simulations doivent être suivies de *debriefings* rigoureux : cet effort, souvent négligé, est indispensable pour toute dynamique de progrès.

• Perfectionnements spécifiques

Il est capital de former spécifiquement un certain nombre de responsables. Les dirigeants, qui vont avoir un rôle politique crucial dans le cours de ces crises ; les « directeurs de cellules de crise », qui vont avoir à piloter des systèmes extrêmement complexes aux effets pervers massifs et souvent peu connus ; les porte-parole ; les experts, soudain confrontés eux aussi à l'obligation d'apporter des éléments de jugement alors que leurs outils sont défaillants, et qu'il sont brutalement déplacés de paillasse au projecteur de télévision, etc. L'habitude est généralement prise, dans les organismes avancés, de pratiquer le *media-training*. Il faut aller beaucoup plus loin : ce sont en réalité des pans entiers et nouveaux du management qu'il convient de faire découvrir et de faire partager aux intéressés.

• Apprentissages interacteurs

Les crises étant des processus joués au sein de réseaux complexes, il faut élargir l'apprentissage à l'extérieur : rencontres, retours d'expérience, exercices, explorations de vulnérabilités inédites ne peuvent plus être menés strictement en interne. Il est nécessaire d'élargir constamment les cercles d'acteurs impliqués. Cela doit être engagé dès que l'institution concernée se sent déjà un peu moins démunie, que de la confiance partagée a pu se développer en interne.

DES CONDITIONS DE RÉUSSITE POUR CES NOUVELLES DÉMARCHES

Il est indispensable d'avoir bien conscience des conditions de réussite de ces démarches d'apprentissage collectif.

• Une implication personnelle des dirigeants

Le propre des crises et des ruptures étant de toucher à des éléments fondamentaux de la vie de l'organisation, rien de sérieux ne peut être fait sans l'implication manifeste et durable de la clé de voûte des entités concernées. L'engagement de chacun dans les processus d'apprentissage change du tout au tout lorsque le « patron » est personnellement engagé sur ce dossier. Il faut encore que les hauts dirigeants rompent fermement avec l'attitude fréquente sous toutes les latitudes qui consiste à poser par hypothèse qu'une personne haut placée n'a pas besoin d'apprentissage dans le domaine, qu'elle n'a pas à s'impliquer dans les simulations, à s'engager dans les retours d'expérience.

• Une programmation générale de l'intervention

Il faut se garder des opérations spectaculaires et sans lendemain, qui épuisent les énergies, les bonnes volontés et les budgets. À l'inverse, il faut conduire une progression dans le temps des tests et des apports, impliquer de façon graduelle un nombre d'acteurs sans cesse plus important ; d'abord le noyau central, puis, par cercles concentriques, un réseau de plus en plus large. Il faut aussi jouer sur tous les claviers de l'apprentissage : une institution trop peu formée ne peut supporter une multiplication d'exercices ou de retour d'expériences douloureux si elle ne reçoit pas, en parallèle, des appuis efficaces en méthodologie et savoir-faire.

• Une grande maîtrise du processus

Il faut savoir à tout moment ce que l'on fait, exercer un suivi critique des méthodes employées, des résultats obtenus. Cela suppose notamment des pratiques de retour d'expérience sur l'apprentissage lui-même. Cela éloigne de façon claire de tous ces exercices dont on ne sait pas finalement ce à quoi ils ont bien pu servir, de ces *debriefings* qui sont davantage des réunions obsédées de protocole que des occasions d'échanges approfondis entre tous les partenaires. Ces exigences conduisent à mettre sur pied une cellule de conduite du projet, particulièrement avertie des difficultés méthodologiques à maîtriser.

Nouveaux pactes de sécurité, initiatives pour la confiance

C'est sans doute sur ces terrains complexes et perçus avec grande inquiétude que se jouent la sécurité et le développement de nos grands systèmes. Les meilleurs, dans l'univers concurrentiel surtout, l'ont d'ailleurs parfaitement compris : ils savent que leur seule assurance pour l'avenir consiste à anticiper ruptures et crises, à se préparer à y faire face et à en tirer parti. Certains soulignent même que leur seul avantage concurrentiel décisif consiste à être des acteurs à part entière des ruptures et des crises, à être opérateurs de ces mutations pour tirer parti des ouvertures ainsi volontairement provoquées. Pour reprendre le mot de Schumpeter, ils abordent le dossier sous l'angle de la « rupture créatrice ».

Il faut bien reconnaître cependant que nous sommes souvent loin des exigences requises en matière d'anticipation, de prévention, de capacité de réaction ; loin aussi du minimum vital pour ce qui concerne la préparation collective des réseaux impliqués. D'où une série d'échecs, et de fiascos ordinaires – et même : programmables.

Au début des années 1970, une commission officielle britannique porta sur la sécurité industrielle un regard en rupture avec la méthode traditionnelle d'ajouts successifs de règlements : « Le temps est venu de repenser de fond en comble la façon dont les risques sont gérés, car la nature de ces risques a radicalement changé. » Au début des années 1980, William Ruckelshaus, administrateur de l'Agence américaine pour la protection de l'environnement, souligna une exigence tout aussi forte : « Quand j'ai entamé mon second mandat à la tête de l'EPA, mon premier objectif a été la restauration de la confiance du public envers l'agence – et j'ai clairement compris que redresser la façon dont nous traitions les risques pour la santé était capital pour atteindre cet objectif. »

Sécurité adaptée aux enjeux, confiance de tous les partenaires, à commencer par celle du consommateur : ces exigences deviennent des points d'ancrage majeurs pour tous les acteurs. Et cela est d'autant plus critique dans les secteurs qui, comme l'alimentation, relèvent globalement de la santé publique.

Sources

Mark Bovens et Paul T. Hart, *Understanding Policy Fiascoes*, Transaction Publishers, Londres, 1996.

Patrick Lagadec, *Apprendre à gérer les crises. Société vulnérable, acteurs responsables*, Éditions d'Organisation, 1993. *Cellules de crise. Les conditions d'une conduite efficace*, Éditions d'Organisation, octobre 1995. « Des crises aux ruptures : se mettre en condition de réussite », *Administration*, n° 175, avril-juin 1997, p. 118-125 (en collaboration avec Janek Rayer).

Enrico Quarantelli, « The future is not repeated : projecting disasters in the 21st century from current trends », *Journal of contingencies and crisis management*, Blackwell, vol. 4, n° 4, décembre 1996, p. 228-240.

Lord Robens, *Safety and Health at Work*, Londres, HMSO, 1972.

William D. Ruckelshaus, « Risk in a Free Society », *Risk Analysis*, vol. 4, n° 3, 1984, p. 157-162.

Peter Schwartz, *The Art of the Long View : Planning for the Future in an Uncertain World*, Doubleday, New York, 1991.

Ralph D. Stacey, *Strategic Management and Organisational Dynamics*, Pitsman Publishing, Londres, 1996 (2ᵉ édition).

Les marques, base de la confiance ?

JEAN-NOËL KAPFERER[*]

Quelle est la source de légitimité des marques dans le domaine alimentaire ? Pourquoi existent-elles ? Pourquoi le consommateur est-il prêt à payer une légère prime de prix pour acheter une grande marque dès lors qu'il s'agit d'un produit alimentaire ? Cette question de la légitimité des marques dans l'alimentaire fut certes reposée avec acuité lors de la crise récente de la « vache folle » ou du débat sur le maïs dit transgénique, mais elle était latente depuis 1978. À cette date en effet fut lancée la fameuse campagne publicitaire des « produits libres » de Carrefour. Cette campagne annonçait une modification radicale des comportements des consommateurs : elle dénonçait en effet explicitement les grandes marques accusées d'abuser de la crédulité des consommateurs alors qu'il était désormais possible de leur proposer des produits aussi bons et moins chers, sans marque, d'où le choix par Carrefour d'un nom à forte connotation symbolique pour ces produits censés libérer les consommateurs. Le combat était donc porté sur le plan des valeurs et du respect du citoyen – au-delà même du consommateur. Ceci constitua les prémices de la crise de légitimité des marques de grande consommation, et alimentaires en particulier.

En matière de marque, on ne saurait avoir de positions dogmatiques. La réalité est bien que dans certaines catégories de produits,

---

[*] Professeur à HEC, auteur du livre *Les Marques capital de l'entreprise*, Éditions d'Organisation, 3ᵉ édition, 1998.

les consommateurs achètent désormais majoritairement un produit générique, le moins cher possible, dit « produit premier prix ». D'ailleurs la France compte en 1998 plus de mille points de vente de type maxi-discompte *(hard discount)* où, pour paraphraser l'adage, le client n'est pas roi, seul le prix l'étant. Cette forme récente de distribution, importée d'Allemagne, le pays le plus puissant d'Europe, se caractérise par une offre courte, l'absence de choix mais un prix inférieur de 50 % à celui des grandes marques. Dans ces magasins les produits portent peut-être un nom, mais ce dernier étant totalement inconnu du consommateur, ne fonctionne pas comme marque : il est insignifiant aux deux sens du terme. Il ne signifie rien donc ne pèse pas dans le processus de décision des consommateurs.

On voit donc que la question de la légitimité des marques dans l'alimentaire doit être posée aujourd'hui de façon contingente. Il faut désormais se demander où et dans quelles circonstances, la marque alimentaire est légitime et dans quelles autres elle ne l'est plus. Après tout, la marque n'est qu'un des signes permettant d'identifier un aliment. Il existe d'autres signes d'identification de la qualité objective et subjective. Pourquoi et quand la marque reste-t-elle le signe dominant de la confiance ?

L'alimentaire et l'implication

L'implication est un des concepts centraux de la compréhension du comportement des consommateurs. Ce concept renvoie à la perception par le consommateur que son choix de tel ou tel produit peut avoir des conséquences (des implications) pour lui-même ou pour ses proches. En d'autres termes, il serait grave de se tromper, de faire le mauvais choix. Comme on le voit l'implication est intimement liée à la notion de « risque perçu ».

Certaines catégories de produits sont perçues comme très impliquantes, d'autres très peu voire pas du tout impliquantes. Le choix d'une assurance-vie est une décision difficile, où l'acheteur ressent un fort risque de se tromper : l'enjeu est énorme (la tranquillité de sa famille), les délais sont lointains, les contrats totalement opaques et truffés de clauses d'exception. Enfin on ne peut essayer partiellement une assurance-vie pour l'évaluer, la tester. Il faut signer et faire confiance. D'où l'importance des deux réducteurs d'incertitude et de risque que sont la notoriété et la réputation de la marque mais aussi le lien personnalisé avec une personne de confiance (le courtier ou l'agent général). À l'inverse le choix de fournitures de bureau est très peu impliquant : qui s'inquiète de la nature, provenance et qualité de trombones, agrafes, rubans adhésifs, marqueurs, feutres ? Il y a certes des marques, mais ne demande-t-on pas tout simplement un « cahier à spirale » ou un « bloc direction » ?

L'alimentaire est viscéralement impliquant et cela pour deux raisons structurelles : tout ce qui s'ingère porte de façon latente un risque pour le mangeur ou le buveur. En effet, l'aliment nous modifie de l'intérieur, tant sur un plan physiologique que psychosociologique. On ne saurait ingérer un produit sans confiance en son innocuité. Or le risque est structurel, latent, même s'il est refoulé. D'où la multitude de rumeurs systématiques dès lors que l'on lance une innovation alimentaire (produits déshydratés, surgelés, additifs alimentaires, modifications génétiques). D'où aussi notre méfiance face à des vendeurs à la sauvette de boîtes de caviar ou de vodka dans les rues de Moscou. Ce circuit de distribution parallèle, sans enseigne ni image, exacerbe le risque perçu sur deux produits déjà eux-mêmes exotiques, étrangers au touriste occidental moyen.

Mais l'alimentaire est aussi impliquant via le plaisir, la gastronomie. L'identification des aliments, nécessité vitale ci-dessus, est une nécessité hédonique dans maintes cultures qui valorisent le repas ou la boisson comme échange social. L'alimentaire et la boisson sont donc sources de plaisir sensoriel, organoleptique mais aussi au cœur des relations sociales (offrir un verre, inviter à dîner, partager un repas). Le choix et l'identification des mets et des produits a donc des implications sociales : il en dit long sur le type de relation entre l'invitant et l'invité, ou entre les personnes qui partagent le même repas ou qui boivent ensemble un pastis ou un soft drink.

Les sources de l'implication des consommateurs sont donc multiples. On trouve :

— Le risque physique lié à la santé.

— Le risque sensoriel (cela va-t-il me plaire, être à mon goût).

— Le risque relationnel (le choix de tel ou tel champagne en dit long sur la nature de la relation que l'on entretient avec la personne à qui on l'offre).

— Le risque psychologique. Puisque tout aliment nous modifie de l'intérieur, il est normal, comme le dit C. Fischler, que le mangeur cherche aussi à bâtir son identité à travers les choix alimentaires qu'il fait. C'est pourquoi les jeunes marquent leur appartenance à leur génération par la consommation des mêmes marques (d'où la prime au leader du marché, car il est celui qui rassemble le plus). C'est aussi pourquoi nous apprécions de consommer les mêmes marques tout au long de notre vie. Elles nous permettent de « retrouver nos marques » au sens où l'identité se construit aussi par la permanence, le plaisir du lien temporel reconduit.

— Le risque économique enfin. À une époque de crise économique, maints consommateurs veulent augmenter leur pouvoir d'achat dans une enveloppe budgétaire, elle, constante, voire en réduction.

L'alimentaire ne représente plus que 18 % des dépenses des ménages, en baisse constante. Dès que l'électroménager ou l'automobile repart, les consommateurs resserrent leurs dépenses alimentaires. Aujourd'hui un franc est un franc et toute différence de prix non justifiée par une perception de valeur ajoutée est jugée non légitime.

La logique des situations

L'implication est une variable subjective et situationnelle. Tous les consommateurs ne s'impliquent pas de la même façon. Cela va des gastronomes érudits dénicheurs de nouveautés et adeptes des petites marques (qui font le plus « naturel ») aux désimpliqués qui choisissent uniquement en fonction du prix ou de la fonctionnalité de l'emballage (par exemple, un pack pour l'eau minérale avec une poignée pour faciliter le transport, ou du vin en brick pour faciliter le transport et le stockage à domicile).

L'implication n'est jamais une donnée permanente : elle varie dans le temps.

— Lorsqu'un marché est nouveau, le risque perçu est élevé mais aussi l'attrait de la nouveauté. Cela favorise les nouveaux entrants certes peu connus, mais attirant des consommateurs innovateurs. Le gros du marché attend que la marque gagne en notoriété donc réassurance ou que les grandes marques de l'alimentaire elles-mêmes se lancent dans ce nouveau marché (ce que fit Danone avec Bio après que B & A eut créé le segment du yaourt bifidus). Puis avec la maturité, le risque perçu disparaît, et les consommateurs se désimpliquent, tournant leurs choix vers les marques de distributeur ou les produits premier prix.

— L'homme étant omnivore, il balance sans cesse entre la néophobie et la néophilie. Dans le premier cas il valorise la permanence, les valeurs sûres, la fidélité aux marques-cautions, porteuses de garantie de qualité, mais aussi d'éthique et de respect du consommateur et du vivant en général (d'où l'importance stratégique de la communication institutionnelle sur la santé humaine chez Danone). Dans le second cas, il valorise le risque, la nouveauté, l'audace : il essaie les vins d'ailleurs (Californie, Australie…), les bières exotiques, les modes tex-mex ou américaines…

— Les situations elles-mêmes sont plus ou moins impliquantes. Lorsque l'on reçoit dès amis pour une fête autour d'un punch, n'importe quel jus d'orange ou rhum fera l'affaire. L'important est la dose. Lorsqu'on veut honorer une personne en lui faisant découvrir un grand rhum, là la marque compte : ce sera le rhum cubain par excellence, Havanna Club. La femme d'aujourd'hui, active professionnellement mais aussi responsable du foyer ne veut pas déroger à ses obligations : elle valorise les marques de service, telle Fleury-Michon, proposant un prêt-à-consommer de qualité, grâce aux progrès maîtrisés de la technologie du frais et du sous-vide. En d'autres circonstances, lorsqu'elle aura plus de temps, peut-être le fera-t-elle elle-même.

On voit donc combien l'utilité, la fonction de la marque varie suivant le produit, les consommateurs et les situations d'usage. Utile ici et maintenant, elle peut être inutile là et demain. Sans compter la concurrence des autres signes d'identification de l'aliment.

La marque et les autres vecteurs de la confiance

La marque n'est pas le seul signe de la qualité : les labels, appellations, normes sont là pour nous le rappeler, sans parler des signaux objectifs ou subjectifs de la qualité. De fait la théorie du comportement du consommateur enseigne que celui-ci peut utiliser trois types d'indices pour apprécier la qualité d'un produit :

— Des indices sensoriels (visuels, tactiles, etc.) avant l'essai du produit. Ainsi le consommateur de camembert aime ouvrir la boîte, renifler le produit, tâter celui-ci. Pour beaucoup, une banane sans taches est de meilleure « qualité » qu'une banane tachée. Ce dernier exemple signale que tous les indices n'ont pas la même validité prédictive : c'est une tendance à l'aseptisation qui fait préférer les fruits sans taches, celles-ci signalant plutôt un fruit, de fait, de qualité gustative supérieure.

— Les indices d'expérience sont ceux que l'on découvre pendant l'essai du produit (par exemple, la conduite d'une automobile, le goût d'un échantillon de vin).

— Les indices exogènes sont ceux qui demandent à être crus sur parole, soit du fait de règles contractuelles présidant à leur attribution (labels, normes, certifications, appellations d'origine), soit du fait de leur réputation comme signe de qualité. La marque commerciale est de ceux-là : elle est un quasi-contrat moral, un engagement.

Ces trois types de signes de la qualité sont en concurrence. De fait, lorsque le consommateur en sait assez à travers les deux premiers types de signes, sa confiance est totale : la valeur ajoutée additionnelle liée au nom est très faible. C'est pour cela qu'il y a peu de marques de vin, sauf précisément là où tous les repères de la qualité font défaut : le vin de table ou vin courant et le champagne. Dans le vin courant, il n'existe plus que des signes de non-qualité : prix bas, emballages non orthodoxes (brick, plastique), absence d'origine territoriale, absence de millésime. La marque règne : seule, elle offre une base de confiance, par sa notoriété qui rassure et sa diffusion qui facilite la fidélisation. Au temps des cavistes, le négociant jouait le rôle de prescripteur (le bon petit vin du patron). On voit donc que la marque naît de l'opacité des produits et du risque concomitant. Elle naît de l'éloignement physique des processus de production et de la chaîne alimentaire. On a dit que le consommateur moderne était un consommateur pur : il doit faire totalement confiance à la filière dont il n'accède qu'au stade terminal, distributif. Il ne voit plus la vache, ni le pré, ne veut pas entendre parler de l'abattoir. Il doit nécessairement faire confiance. D'où l'importance de la relation humaine directe avec le boucher. D'où aussi l'importance de cette conspiration du silence qui masque les réalités industrielles de l'alimentaire moderne pour leur substituer un « imaginaire de production », une vision collective idéalisée de la filière. Cet imaginaire est porté par les marques et leur publicité, mais aussi par le silence des entreprises tout au long de la filière, distributeurs inclus.

L'impact de la crise de la « vache folle » tient à la mise à mort brutale de cette mystification. Chacun sait aujourd'hui que l'on ne peut nourrir nos pays développés avec des process artisanaux. Les grandes marques alimentaires industrielles ont le vent en poupe à nouveau : Danone, Nestlé, Fleury-Michon, Kellogg's, Bonduelle. La viande seule semblait à l'écart. Chacun persistait à croire à une filière en fait peu transformatrice, mais accompagnatrice de la nature, depuis le paysan donnant le fourrage à ses vaches jusqu'à l'étal du boucher. La réalité s'est révélée tout autre. On avait « dénaturé » le processus autrefois naturel.

Personne n'imaginait des vaches carnivores (alors que la pratique des farines animales n'est pas nouvelle, ni en soi répréhensible à condition que les méthodes de leur production respectent les seuils de température *a minima*). La perte de confiance fut grande : tout le monde savait sauf le consommateur. Il y avait donc tromperie.

On comprend que la première demande du consommateur ait été de se réapproprier un certain contrôle de lui-même. Puisque l'on devient ce que l'on ingère, il est vital de savoir ce que l'on mange. Il y a donc une exigence forte pour des marqueurs incontestables et de confiance de la traçabilité de la viande. Bien que contraire à la libre circulation des biens et marchandises et au droit communautaire, l'appellation « Viande française garantie » eut un effet immédiat positif et rassurant. La grande distribution a vite entrepris un travail de partenariat avec la filière pour garantir l'origine, le mode de production et d'alimentation de chaque bête, jusqu'au morceau de viande final dans le rayon, l'ensemble étant signalé par des appellations d'origine contrôlée. Celles-ci apportent leur caution aux enseignes de distribution, mais aussi aux marques telles que Mc Donald's, Quick, Charal ou Hippopotamus.

Reconquérir la confiance

Comment rebâtir la confiance perdue ? En s'attachant aux deux supports de celle-ci : la croyance dans les performances et la qualité de la marque d'une part, la présomption que la marque ne ferait jamais rien qui puisse nuire au consommateur, d'autre part. Les marques nordiques, dopées par le halo humaniste, social et consumériste scandinave, jouissent d'un énorme capital de confiance : Lego, Volvo, Ikéa, Velux. Ce sont des « trust marks » plus que des « trade marks ».

C'est pourquoi les marques alimentaires sont engagées dans deux types de programmes à long terme, visant à raffermir la relation durable avec le public :

— l'un lié au produit et à la manifestation de tous les signes qualitatifs de leur qualité,

— l'autre, de type institutionnel, vise à témoigner des valeurs intangibles de l'entreprise, celles qui fondent son engagement à long terme, et sa bienveillance structurelle à l'égard du consommateur. Les énormes investissements de Danone dans l'Institut Danone pour la santé n'ont pas d'autres objectifs.

On ne peut demander aux consommateurs d'être fidèles à une marque si celle-ci n'est pas elle-même fidèle à ses clients, si la loyauté n'est pas réciproque. À ce titre on voit que la marque est plus qu'un signe de la qualité, elle est un engagement relationnel, fondé sur des valeurs et une éthique partagées. C'est à ce titre que la marque peut revendiquer le statut de capital de l'entreprise, lorsqu'elle est le support d'une relation affective durable avec les clients.

Ces marques-là, investies de la confiance, pourront avoir des accidents, mais ils leur seront plus facilement pardonnés. L'image de la marque Nestlé a protégé l'entreprise dans la crise liée à la vente de lait maternisé en Afrique, par exemple.

La marque du distributeur peut, quant à elle, compenser par sa proximité, sa communication sur les valeurs partagées avec la clientèle compenser son handicap de compétence. Mais dans la mesure où il existe des signes objectifs de la traçabilité, de la pureté (labels, normes), elle peut être elle aussi un relais de la confiance retrouvée.

Néanmoins, c'est là le dilemme de la communication sécuritaire, plus on parle d'un problème, plus on le rend saillant. La marque alimentaire doit donc jouer en réalité de trois registres :

— celui institutionnel de la responsabilité, de l'éthique et de l'engagement dans la défense des intérêts des consommateurs ;

— celui, touchant au produit, rassurant sur l'innocuité des ingrédients ;

— mais aussi le registre euphorique du plaisir de consommer, occultant la dimension anxiogène récemment rendue saillante par les accidents que l'on sait.

On retrouve là curieusement les trois piliers de la crédibilité des sources de communication : Ethos, Logos, et Pathos.

CINQUIÈME PARTIE

Gestion politique
des risques et des peurs

La bataille des fromages au lait cru

Henri Belvèze[*] et Éric Thévenard[**]

Au cours des dernières années et à plusieurs reprises, les médias ont présenté de façon parfois dramatique une menace qui pèserait sur l'avenir des fromages au lait cru français. Qui ne se souvient de ce présentateur de télévision montrant un plateau de fromages garni de tous les meilleurs crus du terroir français et déclarant : « Regardez-les bien, ils vont tous disparaître ! » Cette menace, dans un premier temps, provenait des technocrates bruxellois de la Commission européenne qui, sous prétexte d'hygiène et de salubrité des denrées alimentaires, prétendaient légiférer pour imposer une pasteurisation obligatoire des produits laitiers mis sur le marché européen ou des normes microbiologiques irréalistes vouant nombre de produits du terroir français à la disparition. Dans un deuxième temps, les angoisses des producteurs français de fromages au lait cru se sont focalisées sur une future norme mondiale, imposée par les Américains, qui pourrait interdire dans l'avenir tout commerce international de produits laitiers non pasteu-

* Contrôleur général des services vétérinaires du ministère de l'Agriculture. Travaille à la Commission européenne (DG XXIV Politique des consommateurs et protection de leur santé).

** Fonctionnaire du ministère de l'Agriculture, mis à disposition de la Commission européenne en 1995, chargé à la Direction générale de l'agriculture (DG VI) du dossier sanitaire « laits et produits laitiers ».

risés. Le fond de ces informations est authentique. Il y a bien un débat tant au niveau des États membres de l'Union européenne que dans les instances normatives internationales sur le niveau de sécurité que les consommateurs sont en droit d'attendre des produits qui aboutissent dans leurs assiettes. Mais la présentation de ce débat en France a occulté les aspects positifs de la production de fromages à la fois savoureux et sans risque pour ne suggérer que l'existence d'un complot international visant à détruire une spécificité bien française : les fromages au lait cru. Il est nécessaire de laisser de côté tout aspect un peu nationaliste ou émotionnel pour exposer avec un certain recul les enjeux et le déroulement de cette « bataille » qui en fait, comme la guerre de Troie de Giraudoux, n'aura pas lieu.

L'Europe

Sur le terrain européen, il est nécessaire de rappeler au lecteur pourquoi et comment la Commission s'est saisie du problème. À l'origine, dans les années 1970, l'objectif du Marché commun était d'assurer la libre circulation des produits et pour ce faire, d'abolir les obstacles créés par des différences de règlements sanitaires entre les États membres. Deux voies s'offraient alors : celle de la reconnaissance mutuelle ou celle de l'harmonisation. Soucieux de préserver la santé de leurs concitoyens, les États membres ont toujours préféré l'harmonisation en matière sanitaire. Progressivement des directives européennes, proposées par la Commission et adoptées par le Conseil des ministres après examen et amendements du Parlement européen, ont harmonisé les règles sanitaires d'un certain nombre de denrées alimentaires d'origine animale destinées aux échanges, c'est-à-dire produites dans un État membre et commercialisées dans un autre État membre. Les produits non destinés aux échanges restaient alors soumis aux règles nationales, voire régionales ou locales. Les produits respectant les règles sanitaires communautaires et donc autorisés à franchir librement les frontières internes de la Communauté se distinguaient des produits dits non harmonisés et destinés au marché national par une marque spécifiquement européenne identifiant l'établissement de production par son numéro d'agrément. Ce numéro d'agrément n'est octroyé par les autorités nationales qu'aux établissements respectant les exigences sanitaires communautaires.

En ce qui concerne les produits laitiers, une directive communautaire a fixé en 1985 les conditions sanitaires de production pour les laits pasteurisés, UHT et stérilisés destinés aux échanges. À cette époque, les autres produits laitiers tels que les fromages restaient soumis uniquement aux règles nationales et chaque pays de la Communauté pouvait accepter ou refuser la commercialisation sur son territoire de fromages au lait cru. Les services vétérinaires contrôlaient aux frontières la conformité de ces fromages avec les règles nationales du pays de destination. Un tel cloisonnement des marchés limitait considérablement les possibilités de développement de ces productions.

Sous l'impulsion du président Delors, la Commission a proposé de relancer la dynamique européenne en créant un Marché unique, un grand marché de plus de trois cents millions de consommateurs dans lequel tous les produits seraient en libre circulation à partir du 1er janvier 1993. Un livre blanc a dressé la liste de tous les produits pour lesquels des règles sanitaires nationales interdisaient ou limitaient la commercialisation. Dans un délai très court, la Commission a proposé des directives pour harmoniser ces conditions sanitaires et lever ainsi les obstacles subsistants. Parmi ces propositions, celle concernant les produits laitiers a déclenché une polémique en France de la part des producteurs fermiers de fromages traditionnels qui y ont vu une menace des pays du Nord réputés plus « hygiénistes » et moins gastronomes, visant à l'élimination de leurs produits.

En réalité, lorsque la Commission a entrepris de rédiger sa proposition, elle a commencé par examiner les législations existantes dans les États membres. La France ayant une législation nationale détaillée y compris en matière de produits laitiers non pasteurisés a été sollicitée pour fournir aux services de la Commission un appui technique et contribuer à la rédaction du projet. Plusieurs experts du ministère de l'Agriculture français ont ainsi participé à l'élaboration de la proposition de la Commission. Ils ont pu faire passer dans ce projet les conceptions de l'administration française en matière de conditions d'hygiène de la production des produits laitiers et en particulier des fromages au lait cru. Toutefois, à ce stade, les experts français n'étaient pas encore en mesure de proposer des critères microbiologiques spécifiques pour les fromages au lait cru. Ce projet a donc établi clairement dès l'origine la possibilité de ne pas pasteuriser le lait pour autant que des règles d'hygiène directement inspirées de la législation française soient appliquées pour garantir la salubrité de ces produits. Toutefois, les critères microbiologiques applicables aux produits laitiers ne faisaient pas de différence entre les produits pasteurisés et les produits au lait cru. En ce sens la proposition de la Commission était incomplète et son adoption aurait établi des normes que les fromages à pâte molle au lait cru n'étaient pas en mesure de respecter. Ce projet, à ce stade, représentait donc une réelle menace pour l'avenir de certains fromages au lait cru en Europe.

Contrairement à certaines déclarations dans les médias, le projet a été bien reçu par nos partenaires de la Communauté et par le Parlement européen qui n'y a mis aucun obstacle. Lors des discussions au Conseil, aucun État membre n'a demandé l'interdiction des fromages au lait cru. En fait ces discussions ont permis de découvrir que chaque pays européen avait une petite production de fromages traditionnels au lait cru à préserver pour des raisons historiques, culturelles ou sociales et que la législation européenne ne devait pas laminer en leur imposant des règles trop sévères. C'est pourquoi, une série de possibilités de dérogations a été introduite dans la directive pour alléger les charges des petits producteurs traditionnels, pour autant que les fromages ne soient pas contaminés par des germes pathogènes dangereux pour les consommateurs.

Alors, quelle fut la cause de cette polémique en France qui a d'autant plus surpris nos partenaires européens qu'ils se sont vus clairement accusés de vouloir la mort des fromages traditionnels français bien que leurs positions au Conseil fussent nettement en faveur du maintien de ce type de production en Europe ? Outre la crainte de se voir imposer des contraintes insupportables, la raison profonde en est que la directive allait établir des critères microbiologiques obligatoires et que ces critères ne tenaient pas compte de la spécificité des produits au lait cru. Ces critères, notamment celui concernant l'absence totale de bactéries pathogènes du type salmonelle ou *listeria*, paraissaient difficiles à respecter par une certaine catégorie minoritaire de petits producteurs fermiers qui ont su mobiliser intelligemment les médias en occultant le fait qu'aucune norme nationale française n'avait jusqu'alors autorisé la présence de ces bactéries pathogènes dans un aliment destiné à une consommation directe comme un fromage. L'exercice d'harmonisation des règles sanitaires a pris en compte l'existence des ces normes microbiologiques dans les différentes législations nationales, y compris dans la législation française. En l'occurrence la Commission n'était pas en mesure de proposer de nouveaux critères sur la base d'évaluations scientifiques mais seulement d'établir des critères communs sur la base des différents critères nationaux existants.

Entre-temps, les experts français ont pu mettre au point ces critères spécifiques si nécessaires à la survie des fromages au lait cru. Le Parlement européen, sensibilisé par l'intermédiaire de sa commission de l'Agriculture présidée par une députée française a proposé des amendements pour introduire ces nouveaux critères microbiologiques et la Commission a modifié sa proposition initiale dans ce sens.

L'ampleur de la contestation, soutenue par une pétition nationale lancée et organisée par quelques affineurs parisiens et relayée par des grands noms de la gastronomie française est due également, pour une large part, au manque de concertation et au déficit d'information de la part des institutions communautaires laissant le libre champ à leurs détracteurs d'en dénoncer le caractère technocratique coupé des réalités et des préoccupations des citoyens. La prise en compte par la Commission des amendements proposés par le Parlement européen et l'accueil positif du Conseil concernant cette réelle amélioration du projet n'ont pas été perçus immédiatement par les détracteurs qui ont maintenu leur campagne. Il est vrai que la réalisation du marché unique dans des délais aussi courts n'a pas laissé beaucoup de temps pour expliquer et communiquer. Par ailleurs, les groupes de pression relayant les préoccupations des professionnels auprès de la Commission et du Parlement européen sont constitués de fédérations d'organisations nationales qui ont tendance à examiner les conséquences globales d'un projet pour l'ensemble d'une filière au niveau de la Communauté plutôt que pour un petit secteur particulier d'une production nationale. L'intérêt économique de l'harmonisation des règles sanitaires à l'intérieur d'un grand marché unique, réclamée depuis longtemps par l'industrie laitière et fromagère à vocation exportatrice, a pesé d'un poids important dans l'adoption tambour battant de cette directive communautaire et a occulté en partie les difficultés d'adaptation que pourraient rencontrer certaines catégories moins industrialisées de producteurs.

En conséquence, le Conseil a dû adopter, conjointement avec la directive, des dispositions permettant aux États membres d'accorder un délai de mise en application de certaines exigences de la directive pour des produits laitiers destinés au marché national, mais ce délai ne s'applique pas aux critères microbiologiques visant les germes pathogènes.

Aujourd'hui, ce délai est terminé, la directive communautaire a été transposée dans le droit national de tous les États membres et les fromages au lait cru ne rencontrent plus d'obstacle à leur commercialisation sur le territoire de l'ensemble des États membres. Le bilan est positif, et les fromageries qui ont fait l'effort de s'investir dans la mise en conformité avec ces règles ont pu gagner des parts de marché à l'extérieur de l'hexagone grâce à la qualité de leurs produits. Néanmoins, les services d'inspection des États membres qui ne contrôlent plus les produits aux frontières, continuent d'exercer un contrôle sur les marchés par des prélèvements aléatoires et des analyses de laboratoire des fromages commercialisés. Un réseau d'alerte communautaire a été mis en place pour faire circuler rapidement les informations lorsqu'un produit alimentaire défectueux présente un danger pour les consommateurs européens. De temps à autre des résultats d'analyse démontrent la présence de bactéries pathogènes ou potentiellement pathogènes dans des fromages et les autorités nationales doivent vérifier la bonne application des règles d'hygiène par les producteurs. Il ne s'agit pas toujours de fromages au lait cru. Des recontaminations postérieures à la pasteurisation se produisent également. Par ailleurs, des enquêtes épidémiologiques de plus en plus précises permettent d'identifier l'origine de toxi-infections alimentaires mettant en cause des fromages au lait cru ou au lait pasteurisé. Bien que peu nombreux, ces cas peuvent suggérer soit que la directive communautaire n'est pas correctement appliquée ou difficilement applicable, soit qu'elle présente des déficiences auxquelles il faudrait remédier. Maintenant que le marché unique fonctionne sans avoir provoqué de catastrophe majeure ni vis-à-vis de la santé des consommateurs ni vis-à-vis de l'économie fromagère traditionnelle, contrairement aux prédictions les plus pessimistes, la Commission estime qu'il faut revoir dans la sérénité l'ensemble des directives communautaires harmonisant les règles de l'hygiène alimentaire pour créer un code alimentaire harmonieux et cohérent et notamment revoir toute la microbiologie alimentaire de façon plus scientifique en utilisant une approche basée sur les principes de l'analyse de risque et d'une évaluation coût-bénéfice. Notre société européenne ne fera pas l'économie d'une telle réflexion. La médiatisation de quelques accidents toxi-infectieux peut générer des réactions excessives en matière de gestion du risque et entraîner une sur-réglementation sécuritaire de la part des décideurs politiques. Le risque zéro n'existe pas en matière biologique, et la préservation d'un juste équilibre entre un niveau de protection approprié des consommateurs et l'accès à une offre alimentaire diversifiée comportant des produits conformes aux attentes de ces consommateurs en matière gustative et gastronomique est un réel choix de société.

Le commerce international

À l'instar des États membres de l'Union européenne, les pays membres de l'Organisation des nations unies tentent également de déterminer des règles sanitaires communes pour les produits échangés au niveau mondial. L'établissement de ces normes sanitaires a lieu dans le cadre du *Codex alimentarius*, organe sous la tutelle conjointe de l'Organisation des nations unies pour l'alimentation et l'agriculture (FAO) et l'Organisation mondiale de la santé (OMS).

La signature des accords de Marrakech en 1994 a amené le *Codex alimentarius* sur le devant de la scène internationale. D'une part, l'accord sur l'application de mesures sanitaires et phytosanitaires (accord SPS) a engagé les parties contractantes à se fonder sur les normes, les lignes directrices et les recommandations, ainsi que les codes, établis par la commission du *Codex alimentarius*. D'autre part, l'Organisation mondiale du commerce (OMC) a reconnu le *Codex alimentarius* comme organe de référence en cas de litige entre plusieurs pays. C'est pourquoi, depuis la fin de l'Uruguay Round, les discussions pour la fixation de normes du *Codex alimentarius* dépassent désormais le seul niveau technique et prennent une dimension politique. Chacun tente aujourd'hui de promouvoir à travers elles son approche sanitaire dans le cadre de l'accord SPS et dans la perspective d'éventuels recours devant l'organe de règlements des différends de l'OMC. La discussion concernant les normes pour les produits laitiers est bien représentative de cette nouvelle approche.

Lors des discussions des projets de normes et projets de normes révisés pour certains produits laitiers dans le cadre du Comité du *Codex* sur le lait et les produits laitiers à Rome en mai 1996, les États-Unis proposèrent unilatéralement d'ajouter à la section « Hygiène » de la norme la phrase suivante : « La pasteurisation ou toute autre méthode équivalente approuvée par l'organisme officiel ayant juridiction doit être appliquée afin de garantir un niveau approprié de protection de la santé publique. »

À l'origine, la pasteurisation du lait était destinée – et c'est toujours le cas – à protéger les consommateurs de maladies animales endémiques telles que la tuberculose et la brucellose (fièvre de Malte). Nombre de pays où la situation sanitaire du cheptel laitier ne permettait pas de s'affranchir d'un traitement thermique du lait cru matière première avant de pouvoir accepter sa mise à la consommation humaine (sous quelque forme que ce soit) rendirent la pasteurisation obligatoire. Ainsi le traitement thermique – et en premier lieu la pasteurisation – du lait, en contribuant à la sécurité sanitaire des produits laitiers, favorisa l'essor des produits laitiers pasteurisés dans les échanges internationaux. Aujourd'hui, les produits pasteurisés (ou ayant subi un traitement thermique au moins équivalent) représentent l'écrasante majorité des produits laitiers échangés au niveau mondial. Mentionner la pasteurisation dans les normes réglementant ces échanges internationaux correspond donc à une réalité commerciale. En conséquence, la proposition des États-Unis reçut un accueil favorable de la part de certains pays exportateurs tels que la Nouvelle-Zélande, ou de pays en développement où un certain nombre de zoonoses transmissibles par le lait n'ont pas encore été éradiquées.

Néanmoins, libellée de la sorte, elle provoqua immédiatement une controverse. Les États membres de l'Union européenne et la Commission européenne s'opposèrent en effet vigoureusement à cette proposition dès son annonce par les États-Unis pour les raisons suivantes.

La section « Hygiène » des normes renvoie aux principes généraux d'hygiène alimentaire du *Codex* et aux textes plus spécifiques comme les codes d'usage en matière d'hygiène, qui prévoient, entre autres, la possibilité d'utiliser la pasteurisation. Outre la redondance d'une nouvelle mention de la pasteurisation, la proposition déséquilibrait les normes en ne mettant en exergue qu'une mesure sanitaire spécifique. Aux fins de cohérence, il aurait dès lors été nécessaire d'inscrire également la totalité des mesures envisageables pour garantir un niveau approprié de protection de la santé publique. Certes elle prévoyait une alternative. Néanmoins, l'absence de tout critère d'évaluation de l'équivalence à la pasteurisation aurait permis à « l'organisme officiel ayant juridiction » de refuser d'autres mesures. S'il est possible de démontrer quantitativement ou qualitativement l'équivalence de technologies émergentes telles que la microfiltration ou l'ionisation, c'est parce qu'elles relèvent du même principe de réduction microbiologique que la pasteurisation. À l'opposé, l'équivalence des méthodes visant à éviter la contamination microbiologique afin de s'affranchir d'un tel traitement réducteur restent très difficiles à évaluer. En l'absence de critères d'évaluation de l'équivalence à la pasteurisation, la reconnaissance d'autres mesures devenait sujette à une décision arbitraire des autorités du pays importateur. De fait la pasteurisation devenait implicitement l'unique procédé de maîtrise des dangers reconnu dans les normes pour les produits laitiers. À l'heure où le *Codex alimentarius* étend de façon horizontale l'application des principes d'analyse de dangers et points critiques pour leur maîtrise (HACCP) en admettant la possibilité de différents systèmes de réduction des risques, intégrer une obligation de pasteurisation dans les normes pour les produits laitiers et l'ériger en méthode de référence allait à l'encontre de ce principe de pluralité. La norme, devenue plus restrictive, aurait en outre imposé un procédé de fabrication ne s'appliquant pas à tous les types de produits, compromettant notamment le commerce international des fromages dont le procédé de fabrication n'inclut pas de traitement thermique.

En aucun cas l'opposition à la proposition américaine ne visait à contester la valeur de la pasteurisation en tant que mesure de maîtrise de dangers sanitaires liés aux produits laitiers. Comme cela a été souligné précédemment, l'intérêt de la pasteurisation a été historiquement reconnu. Mais aujourd'hui, avec l'amélioration constante de la situation sanitaire des troupeaux laitiers et de l'hygiène de la traite et de la préparation des produits laitiers, les justifications initiales de la pasteurisation disparaissent progressivement. Les campagnes de luttes contre les maladies animales, menées notamment dans la Communauté européenne, ont assaini le cheptel laitier et le risque lié à la tuberculose ou à la brucellose a été considérablement réduit. La pasteurisation n'est donc plus un passage obligatoire. Elle pourrait même représenter un facteur de risque dans la mesure où, ayant réduit la flore de compétition, elle transforme le produit laitier en substrat vierge plus favorable au développement de pathogènes en cas de recontamination. Aussi, si la pasteurisation reste bien un moyen parmi d'autres de maîtriser certains dangers, en aucun cas elle n'est suffisante pour garantir la salubrité complète d'un produit laitier. Pour atteindre cet objectif, elle doit s'inscrire dans un ensemble de règles sanitaires destinées à assurer globalement la salubrité du produit final.

Lorsqu'on examine la réglementation sanitaire américaine, il apparaît clairement que les États-Unis ont tenté, par cette proposition, d'introduire leur approche sanitaire dans les normes du *Codex alimentarius*. En effet, les autorités fédérales américaines ont fondé leur réglementation sur la pasteurisation du lait, appliquant ce principe à toute la filière laitière sans introduire les principes HACCP. Aujourd'hui, seuls les produits pasteurisés ou destinés à subir un traitement thermique peuvent être échangés entre États américains. La réglementation fédérale interdit l'importation et le commerce des fromages au lait cru entre États, à l'exception de certains fromages, figurant dans une liste positive, dont la durée d'affinage dépasse soixante jours. Cette situation reflète à échelle américaine les conséquences qu'aurait l'adoption au niveau international de la proposition. L'approche sanitaire européenne diffère complètement de celle choisie par les États-Unis. La législation sanitaire communautaire relative aux produits laitiers a privilégié une approche verticale intégrée, de l'étable à la table, où la sécurité et la qualité des produits finaux sont fondées sur un bon statut sanitaire des troupeaux laitiers associé à une bonne hygiène à tous les stades de la production. Plutôt que d'avoir recours systématiquement à une étape de réduction microbiologique à un point particulier de la fabrication des produits laitiers, la Communauté européenne a élaboré sa réglementation sanitaire en mettant l'accent sur la prévention de la contamination des produits, notamment par la fixation d'exigences très strictes vis-à-vis de la qualité du lait cru matière première. Ces exigences sanitaires, notamment de santé animale, d'hygiène de la traite, du stockage et du transport du lait cru garantissent la qualité du lait cru matière première. Associées d'une part à des objectifs de respect des critères microbiologiques pour les produits finis et d'autre part à l'application tout au long du processus de fabrication, d'un système d'autocontrôles fondés sur les principes HACCP, elles ont permis d'assurer un niveau approprié de protection de la santé publique sans qu'il soit nécessaire d'avoir systématiquement recours à un traitement pasteurisateur. Alors que les États-Unis ont fait le choix délibéré d'éliminer les fromages au lait cru de leur marché, la Communauté européenne s'est dotée de règles sanitaires très strictes permettant de concilier la protection du consommateur et la conservation de ce patrimoine gastronomique. La proposition américaine, en se limitant à l'application ponctuelle de la pasteurisation, contestait implicitement cette approche.

Bien qu'examinée par plusieurs comités du *Codex*, la proposition américaine n'obtint pas de consensus. La Commission du *Codex alimentarius* (organe décisionnel) constata en juin 1997 que, tant du point de vue de la forme que de la procédure, la proposition américaine n'était pas recevable en raison du stade déjà avancé des projets. Néanmoins, du fait de la sensibilité du sujet, elle décida de rétrograder ces projets de normes à une étape inférieure de la procédure afin que la discussion puisse reprendre au niveau technique. Le comité du *Codex* sur l'hygiène alimentaire (CCHA) fut invité à rouvrir le débat sur l'aspect sanitaire de ces projets en lui donnant toute priorité et à trouver solution au problème avant la prochaine réunion de la Commission du *Codex alimentarius* prévue en juin 1999. Conscientes de l'invitation pressante de la Commission du *Codex alimentarius*, les différentes parties au débat tentèrent de trouver une solution lors du

CCHA à Washington, du 20 au 24 octobre 1997. Le comité aboutit finalement à un compromis, acceptant par consensus d'ajouter la phrase suivante à la section « Hygiène » des normes : « Depuis la production de la matière première jusqu'au point de consommation, les produits couverts par la présente norme devraient être soumis à une combinaison de mesures de maîtrise, pouvant inclure, par exemple, la pasteurisation, et celles-ci devraient s'avérer aptes à garantir une protection appropriée de la santé publique. »

Plutôt que d'exiger une pasteurisation ponctuelle et isolée, ce libellé privilégie la prise en compte de l'intégralité de la filière, depuis la ferme jusqu'au produit fini, correspondant ainsi à l'approche choisie par la Communauté européenne. En outre, conformément aux termes de l'accord SPS, il met l'accent sur l'objectif de protection du consommateur, exigeant que les mesures mises en œuvre soient en mesure d'atteindre le niveau approprié de protection de la santé publique. Cette mention dans la section « Hygiène » est un véritable pas en avant car elle permet d'envisager sur une base rationnelle le développement du commerce international de fromages au lait cru.

Ce revirement n'aurait pas été possible sans le poids politique des quinze États membres de l'Union européenne. Il est certain que, dans une instance internationale tel le *Codex* où les textes sont majoritairement adoptés par consensus, les quelques États, dont la France, qui défendent les fromages au lait cru auraient été noyés dans la masse des pays favorables par principe à la pasteurisation. En outre, la réglementation sanitaire en vigueur dans la Communauté a permis de démontrer en pratique qu'une approche sanitaire prenant en compte toutes les étapes de la fabrication d'un fromage au lait cru est à même d'atteindre l'objectif de protection du consommateur. Le faible nombre de toxi-infections alimentaires mis en évidence par les réseaux d'épidémio-surveillance, sur un marché de quelque trois cents millions de consommateurs tend à prouver en effet que la stratégie de réduction des risques sanitaires adoptée par l'Union européenne est efficace.

En conclusion, contrairement aux déclarations souvent fracassantes qui alimentent l'idée que la France est isolée dans sa défense des fromages au lait cru et que ces fleurons de son patrimoine gastronomique sont menacés d'interdiction par une sorte de complot international dans le contexte d'une globalisation totale de la production d'aliments excessivement hygiéniques et insipides, il faut bien constater que non seulement le grand marché européen est ouvert à la commercialisation de ces fromages mais que la solidarité européenne a joué pleinement son rôle dans les discussions internationales pour obtenir le compromis qui ne met pas définitivement en cause leur existence dans le commerce international.

Néanmoins, on peut s'interroger sur la finalité de ce combat dans la mesure où certaines catégories de fromages sont des produits fragiles dont la maturation doit s'effectuer dans des conditions bien maîtrisées et qui voyagent difficilement. Vouloir les expédier à des milliers de kilomètres représente un risque commercial, l'évolution de leur maturation devenant incontrôlable et pouvant même compromettre leur salubrité initiale. L'exportation de fromages à pâte molle au lait cru semble donc plutôt audacieuse et risquée et la plupart du temps limitée à l'approvisionnement de restaurants français à l'étranger. Le fromage, considéré comme une denrée alimentaire plutôt qu'un produit culturel devrait répondre au goût et aux attentes du plus grand nombre de consommateurs. Ne vaut-il pas mieux, de ce point de vue, proposer à nos partenaires économiques les produits pasteurisés stabilisés et aseptisés qu'ils réclament et apprécient pour conquérir et conserver les parts de marché pour notre industrie ? En effet, s'il est envisageable de convaincre les autorités sanitaires de la qualité sanitaire des fromages au lait cru, il semble bien plus difficile de modifier les habitudes alimentaires ou de changer les goûts des consommateurs. Aussi, plutôt que de tenter de persuader malgré eux des consommateurs non européens, *a priori* réticents vis-à-vis de fromages trop typés et parfois malmenés par le voyage, ne serait-il pas préférable, au contraire, de faire de ce patrimoine gastronomique un des fleurons de notre culture qui ne peut réellement s'apprécier avec du pain et des vins français que dans le contexte d'un séjour dans notre pays ou dans les restaurants français de haut de gamme qui existent à l'étranger ?

Les peurs alimentaires :
quelles assurances
pour le consommateur ?[*]

Pierre Louisot[**]

Périodiquement, les consommateurs ont peur de leur alimentation ! La plus grande des surprises, si l'on y réfléchit un peu, est que cette peur ne soit que périodique : normalement, la panique devrait être constante, tant le « matraquage » médiatique sur le sujet est, lui, constant. Il ne se passe pas de semaine sans qu'un média écrit, parlé ou télévisuel ne remue du prion, du microbe, des maïs, sojas, colzas, melons, betteraves ou tomates transgéniques, de l'amiante, du plomb, de la dioxine, des antibiotiques, ou bien d'autres choses encore ! De la diarrhée au cancer, tous les malheurs nous guettent.

S'il était vraiment attentif, le Français moyen ne devrait jamais connaître le bonheur d'une paix métabolique intérieure bien méritée ! En effet, par comparaison avec celle des pays développés – ne parlons pas des autres – la sécurité alimentaire des Français est des plus enviables.

---

* Ce chapitre a paru dans les *Cahiers de nutrition et de diététique* en 1998 (n° 5-98).
** Professeur de biochimie et biologie moléculaire à l'université de Lyon, directeur de l'unité INSERM « Physiopathologie subcellulaire et régulations métaboliques », président du Conseil supérieur d'hygiène publique de France, président de l'Institut français pour la nutrition.

Dans l'hystérie ambiante, certains ont cependant le droit de se demander pourquoi le consommateur français – c'est-à-dire chacun d'entre nous – est bien protégé, bien assuré et, en cas de crise, pourquoi il a des chances d'être épargné par tous les déboires potentiels. Rien n'est simple dans le domaine, et trois questions méritent d'être posées :

— Le consommateur est-il bien protégé par les acteurs de la chaîne alimentaire ?

— Le consommateur est-il bien protégé par les règlements, les experts et les contrôles ?

— Enfin le consommateur se protège-t-il bien lui-même ?

Les acteurs de la sécurité alimentaire sont, d'abord, les acteurs de la chaîne alimentaire

Il est d'une extrême banalité de dire qu'à notre époque, tous les acteurs de la chaîne agro-alimentaire – producteurs, transformateurs, distributeurs et consommateurs, et spécialement les trois premiers – sont parfaitement indissociables les uns des autres : la qualité et la sécurité des produits sont essentiellement fondées sur la capacité de ces acteurs à maîtriser l'ensemble du système. Ils en sont tous bien conscients. Plus qu'une question de morale – ils n'en sont pas dénués – c'est une question d'intérêt et tout simplement de survie des entreprises. Chaque acteur a grand besoin de conserver le consommateur en bonne forme, puisque c'est ce dernier maillon qui finance directement toute la chaîne ! On oublie souvent que la France est le premier exportateur mondial de produits agricoles transformés. Cette position n'a pas été acquise, et n'est pas conservée, par hasard. Elle est la conséquence logique d'une production et d'une transformation de qualité, couronnées par un extraordinaire souci sécuritaire, dans un domaine où personne ne pardonne rien à personne, bien au contraire.

La qualité des semences, la préparation des terrains, la maîtrise des cultures, le dosage de plus en plus pondéré des engrais fondé, par souci économique autant qu'écologique, sur des analyses préalables des sols, le perfectionnisme du machinisme agricole en particulier dans l'épandage de plus en plus rigoureux des pesticides, le développement des procédés de conservation des récoltes, en particulier des silos à grains, les conditions de transport du lait et des céréales, les plans de surveillance et les autocontrôles dans les élevages, tous ces facteurs concourent à faire du *producteur* français une référence en matière de qualité. Le monde entier le sait et le reconnaît. On peut simplement souhaiter que les producteurs du continent européen, et plus encore ceux des autres continents, comme par exemple l'américain ou l'asiatique, nous imitent.

Au niveau des *transformateurs*, le souci sécuritaire est tout aussi vital. Les industriels de l'agro-alimentaire l'ont depuis longtemps compris. La grande majorité d'entre eux se sont résolument engagés dans tous les mécanismes visant à l'amélioration de la qualité : mise en place d'autocontrôles nombreux (dépassant très souvent les exigences réglementaires), dialogue permanent avec les autorités de tutelle, recours de plus en plus fréquent au système HACCP, à des guides de bonnes pratiques établis par profession, développement des procédures conduisant à la certification des produits, conception de l'usine propre. Tout ceci est éminemment positif et nécessaire à la bonne santé du consommateur comme à celle de l'entreprise.

Au niveau de la grande *distribution*, comme d'ailleurs au niveau de la distribution de proximité (du fait même de sa mise en concurrence directe avec la grande distribution) les choses ont beaucoup évolué en quelques années. Les conditions de stockage, l'étiquetage et les dates limites d'utilisation des produits, les contraintes sur la publicité, et plus encore le respect de la chaîne du froid pour les denrées périssables, sont d'indéniables progrès au bénéfice du consommateur autant d'ailleurs que du distributeur ! Les grandes sociétés de *restauration* – du moins les plus sérieuses – peuvent être rangées dans la même analyse. Elles ne posent d'ailleurs généralement pas de problèmes sécuritaires en matière microbiologique ou toxicologique (sauf évidemment un accident toujours possible). À l'opposé, certaines d'entre elles peuvent poser des problèmes nutritionnels et entraîner des comportements métaboliques pervers. Mais – et j'y reviendrai plus loin – ceci n'est pas le fait de ces seules sociétés, mais tient davantage au comportement irrationnel du consommateur non averti.

La place des lois, des règlements nationaux et internationaux, des experts et des contrôles

Les textes nationaux et internationaux sont plutôt abondants – c'est le moins que l'on puisse dire – et assez touffus. Seuls les bons professionnels s'y retrouvent, mais pas toujours. Le *Codex alimentarius* (instance internationale FAO-OMS), les directives et règlements européens, les textes français (code rural, code de la santé, code de la consommation) convergent cependant assez bien vers une notion de base, la *liste positive* : en agro-alimentaire, tout ce qui n'est pas expressément autorisé est interdit. C'est incontestablement une assurance pour le consommateur.

Tous ces règlements intéressent à la fois la production des végétaux, la croissance et la santé des animaux, les procédés industriels (auxiliaires technologiques, additifs, enzymes, etc.), les organismes génétiquement modifiés, les caractéristiques des produits finis (critères microbiologiques, limites maximales de résidus, dates limites de consommation, etc.). Une difficulté dans le système européen mérite d'être signalée : si un pays européen plus laxiste que les autres – il y en a – autorise la mise sur le marché d'un produit alimentaire, celui-ci devient commercialisable dans toute l'Union européenne. Si un état de l'Union veut en interdire la commercialisation sur son territoire, pour des raisons de sécurité sanitaire qu'il estime scientifiquement fondées, la charge de la preuve insécuritaire lui incombe, ce qui n'est pas toujours très facile à apporter dans le court terme. Des exemples récents le prouvent.

La France dispose d'*instances d'expertises* sérieuses, rassemblant des *experts* de qualité, estimés au plan européen, bénévoles et disponibles. Ces instances nationales émettent des avis et des recommandations, ce qui permet de fonder solidement les décisions des pouvoirs publics, sur les dossiers spécifiques comme sur les problèmes généraux et l'évolution de la réglementation. Elles s'intéressent aussi bien aux aspects microbiologiques et toxicologiques, qu'à la *valeur nutritionnelle* réelle des produits proposés. Cette tendance est importante.

Les instances d'expertises sont chargées de l'identification du danger et de l'évaluation du risque, alors que la gestion du risque et la communication sur ce risque incombent actuellement au politique, ce qui paraît tout à fait légitime.

Les instances françaises d'expertises sont très nombreuses alors que le nombre des experts est réduit : c'est une de nos curiosités hexagonales !

Le Conseil supérieur d'hygiène publique de France (par sa section Alimentation-Nutrition), la Commission d'étude des produits destinés à une alimentation particulière (CEDAP), la Commission interministérielle et interprofessionnelle de l'alimentation animale (CIIAA), la Commission de technologie alimentaire (CTA), le Centre national d'études et de recommandations sur la nutrition et l'alimentation (CNERNA), l'Observatoire des consommations alimentaires, la Commission du visa préalable de publicité, l'Académie de médecine, le Conseil national de l'alimentation, voire même le Conseil national de la consommation, et j'en oublie probablement, expertisent, suggèrent, donnent des avis, commentent, recommandent, autorisent, condamnent, communiquent ! Ce qui fait beaucoup, beaucoup trop ! Cette multiplicité des structures, sans coordination significative, est à l'origine d'une *redondance certaine dans les évaluations scientifiques*. Le résultat final n'est pas si mauvais, puisque ce sont les mêmes experts qui sont sollicités par des instances différentes et qu'ils sont, par ce simple fait, les acteurs unitaires de la cohérence des multiples avis.

Les experts de qualité appartenant au secteur public sont en nombre restreint, et pour beaucoup d'entre eux, en fin de carrière. Cela se comprend très bien, car la capacité d'expertise d'un enseignant ou d'un chercheur n'a jamais été prise en considération – c'est le moins que l'on puisse dire – dans les instances officielles d'évaluation des universités, des hôpitaux et encore moins des organismes de recherche. La tonalité générale, par méconnaissance totale de l'impact national et international du problème, est à la dévalorisation. Les experts qualifiés actuellement en fonction sont les *rescapés* d'une espèce en voie de disparition. Il faut y ajouter le fait que ces experts disposent de peu de moyens et que les charges inhérentes à leurs fonctions (secrétariat, équipement informatique, accès aux bases de données, à l'exception – et encore ! – de leurs déplacements) sont intégralement supportées par l'organisme auquel ils appartiennent, ce qui ne les rend pas très populaires !

Cette situation paradoxale ne peut plus durer, car elle retentira inévitablement à court terme sur les capacités d'expertise française au niveau national et plus encore international, et donc sur la sécurité que le consommateur est en droit d'attendre de la puissance publique. Les débats actuels sur le regroupement des différentes instances dans une *agence de sécurité sanitaire des aliments* et *l'indispensable organisation de la fonction d'expert*, sont à cet égard cruciaux et il faut vivement les encourager.

La France dispose de *services de contrôle* bien organisés, correctement implantés sur l'ensemble du territoire national et relevant, en inégale importance, des trois ministères des Finances, de l'Agriculture et de la Santé. Il s'agit des Directions départementales de la concurrence, de la consommation et de la répression des fraudes, des services vétérinaires départementaux et des Directions départementales de l'action sanitaire et sociale. Les contrôles exercés sont soit ciblés, soit de routine par sondage, soit répondent à des plans de surveillance préalablement concertés. Leur efficacité dépend également de l'appui technique de laboratoires bien équipés tant en matériel qu'en personnel compétent. Les contrôleurs ont le pouvoir de retirer les produits suspects du marché, ce qui est essentiel à la sécurité du consommateur. Ils dressent aussi des procès-verbaux, les transmettent aux parquets, lesquels instruisent ou classent sans suite ! Les condamnations prononcées sont très variables : certaines sont vraiment très peu dissuasives.

Le consommateur se protège-t-il bien lui-même ?

Il y a plusieurs aspects dans cette question. Éliminons le cas facile de l'absence d'hygiène alimentaire – quand ce n'est pas d'hygiène tout court – au niveau du consommateur : rupture de la chaîne du froid pendant le transport des denrées au domicile, négligence dans la préparation des repas, négligence dans la conservation des restes, réfrigérateur mal ou jamais nettoyé, etc. Les exemples abondent. Les immunologistes recommandent, c'est vrai, de ne pas être trop propre : sur ce point la France ne court aucun risque !

Plus sournoise, et mal estimée par le consommateur, est l'insécurité liée à la rupture d'un équilibre métabolique bien établi, par des pratiques alimentaires aberrantes. Il y a évidemment plusieurs manières dans le monde d'accéder au *métaboliquement correct*. Il y a *l'équilibre français* et sa triplette toulousaine cardiologiquement protectrice : foie gras, cassoulet, vin rouge. Il y a *l'équilibre nord-européen*, déjà moins rassurant pour la santé, mais heureusement corrigé chaque année par des vacances salutaires en France. Il y a *l'équilibre chinois*, riche en riz, en légumes et en poisson. Il y a *l'équilibre sud-américain*, riche en viande, et l'on vit très vieux au bord du Rio de la Plata ! Il y a *le déséquilibre nord-américain* : riche en tout, avec une déstructuration totale des repas, une boulimie permanente, 30 % d'obèses – et quels obèses – dix mille morts par an pour cause d'intoxications alimentaires (contre quelques dizaines de cas en France). *Un vrai désastre métabolique.*

> *Il faut bien comprendre qu'aucun aliment au monde ne contient les quantités optimales des nutriments nécessaires à la vie. Encore faut-il savoir composer avec la nature. C'est le fondement même du métaboliquement correct et du fait sécuritaire.*

Le consommateur imprudent ou naïf peut, en toute bonne foi, se laisser bercer par des *illusions santé* qui mettent en danger, sur le long terme, un équilibre fragile, lequel dépend de facteurs génétiques encore très mal connus, de l'équipement enzymatique et de son fonctionnement, de l'âge, des habitudes familiales et de l'éducation, du mode de vie à la ville ou à la campagne, des conditions de travail, des disponibilités financières, des habitudes de loisirs, et probablement de bien d'autres choses encore !

Pour une sécurité alimentaire bien comprise, il est absolument nécessaire de mettre en garde le consommateur contre :

— *La déstructuration des repas et la consommation permanente à l'américaine.*

— Les *régimes de carence*, qui garantissent « la ligne » des jeunes filles, mais leur garantissent aussi, sur le long terme, l'ostéoporose, les tassements vertébraux et les sciatiques de leurs vieux jours.

— Les *gavages en vitamines et minéraux* de toutes sortes, éphémères antiradicalaires dont on ne sait strictement rien, ni sur le court terme et encore moins sur le long terme, pas plus en cancérologie que dans le domaine cardio-vasculaire.

— Les *spécialités exotiques*, venues de pays asiatiques, africains ou amazoniens, dans lesquels l'espérance de vie, avec ou sans décoction miracle, est la moitié de la nôtre et où beaucoup de nourrissons ne dépassent pas la semaine.

— Les *boissons excitantes,* appelées évidemment énergétiques, encouragées par certains narco-États européens, destinées à soutenir dans leurs transes nocturnes des adolescents à peine débarrassés de leurs derniers boutons d'acné !

— Les *crispations sur un métabolite repère :* le cas le plus typique est celui du cholestérol. En avoir ou ne pas en avoir est le mobile le plus courant des échanges intellectuels de l'immeuble ou du quartier ! On est inquiet lorsque son taux s'élève mais, plus grave encore, on est rassuré lorsqu'il est bas !

En conclusion, on peut affirmer que la sécurité alimentaire des Français est actuellement correctement assurée, mais que *rien n'est jamais définitivement acquis et que, là comme ailleurs, le risque nul n'existe pas.* Il appartient aux experts d'expertiser loyalement sur les bases scientifiques du moment et avec un redoublement d'attention à l'occasion d'inévitables crises, aux chercheurs et aux instances scientifiques qui les soutiennent, de promouvoir ou de développer leurs travaux en direction de l'alimentation de l'homme, aux producteurs, aux transformateurs et aux distributeurs de maintenir ou d'accélérer leur démarche vers la qualité, aux contrôleurs de contrôler efficacement, aux pouvoirs publics et aux juges de sanctionner avec la plus extrême sévérité les escrocs de tous poils, les faiseurs de miracles qui vivent sur la naïveté de nos contemporains et mettent à terme leur santé en danger.

Mais rien ne se fera sans la *vigilance personnelle du consommateur,* sans son *éducation* convenable sur le sujet, à l'école et après l'école, sans le maintien de sa bonne hygiène de vie dont l'hygiène alimentaire n'est qu'une composante, sans une méfiance permanente à l'égard des pronostiqueurs de risques ou de succès qui s'expriment le plus souvent sur la base scientifiquement incertaine d'un monofactoriel alimentaire désuet.

On doit affirmer sans réserve qu'un équilibre métabolique raffiné est le fruit d'une *alimentation diversifiée,* profitant de l'extraordinaire choix de produits de qualité qui s'offre en France aux consommateurs, que des manœuvres alimentaires irréfléchies peuvent gravement le perturber et que ceci n'est souvent visible qu'à long terme.

Protéger et sécuriser notre alimentation dépend autant de chacun d'entre nous que de l'État et tout le monde sait bien que la dégustation d'un bon repas, judicieusement arrosé et métaboliquement correct, est ce qu'il y a de meilleur pour émoustiller la vie lorsque tout le reste, avec l'âge, est tombé en désuétude ! *Assurer, sous toutes ses formes, la sécurité alimentaire des Français, c'est au fond assurer la pérennité de leur civilisation.*

L'observable et le non-observable dans le risque alimentaire

Lucien Abenhaim[*]

Le risque est une probabilité qui, lorsqu'elle se réalise, se manifeste par la maladie ou la mort[1]. Parfois des cas s'accumulent, une incidence est observable[2], il est alors possible de la mesurer et, si l'on veut, d'estimer alors le risque en question. C'est le risque des épidémiologistes, le « risque observable ». Mais souvent cette incidence n'est pas directement observable, ou bien elle est difficilement mesurable : y a-t-il pour autant absence de risque ? Comment décider ? Quand bien même l'observe-t-on, jusqu'à quel point cette incidence représente-t-elle le risque, tout le risque, auquel on fait face ?

Une confusion courante consiste à considérer que le risque « réel » est entièrement représenté par le risque observable. Une autre, symétrique, consiste à assimiler à un risque, qui est une probabilité, tout ce qui n'est pas impossible, même s'il n'en existe aucune trace, aucun élément tangible. Le domaine alimentaire a fourni récemment plusieurs exemples de ces difficultés opposées : crise de la « vache folle », émergence de nouveaux agents infectieux (comme la bactérie O157H7), morts attribuables aux fromages au lait cru, présence de dioxine dans le lait, craintes vis-à-vis des aliments « transgéniques »…

---

* Directeur du Centre d'épidémiologie clinique et de recherche en santé publique (Montréal). Professeur agrégé à l'Université Mc Gill (Canada).

1. On ne s'intéresse ici qu'au risque d'événements fâcheux mais, *mutatis mutandis,* le même raisonnement peut s'appliquer au risque d'événements heureux : on parle alors plus volontiers de « chance ».

2. Une incidence peut être calculée avec un cas.

Dans ce chapitre, on posera quelques jalons pour définir le domaine de l'observable dans le risque alimentaire, montrer qu'il ne reconnaît qu'une partie de l'ensemble du risque, mais que c'est à partir de l'observable seulement que peut s'établir une gestion adéquate du risque.

Risque et facteur de risque

Avant d'aller plus loin, il faut lever une ambiguïté. Pour les disciplines fondamentales comme la toxicologie ou la microbiologie, le terme « risque » désigne souvent directement les poisons ou les micro-organismes pathogènes, les bactéries, les virus ou les prions, ou encore l'exposition à ces dangers : on parle de « risque chimique » ou de « risque infectieux ». Cette approche est qualitative : il y a ainsi des risques avérés et d'autres qui ne le sont pas, ainsi que tous ceux sur lesquels l'on ne peut se prononcer. Le risque est un ou il est zéro ; entre les deux, c'est l'inconnu.

Pour les disciplines plus ancrées dans l'approche quantitative, comme l'épidémiologie, le génie ou l'économie, le risque désigne une *probabilité* qu'un événement fâcheux se réalise, par exemple lorsqu'on est exposé à un de ces agents. Il s'agit de quantifier, par un nombre réel entre 0 et 1 (inclusivement), cette probabilité. C'est de ce dernier point de vue que l'on se place ici, car l'approche quantitative n'exclut pas l'approche qualitative (elle y mène par une autre voie) : les agents infectieux, les poisons chimiques, y sont considérés comme des « facteurs de risque » et non pas comme des risques en soi ; l'exposition à l'un d'entre eux peut augmenter la probabilité de survenue d'un événement indésirable, mais ne représente pas tout le risque pour autant : les conditions d'exposition, les caractéristiques des populations qui y sont soumises, les facteurs individuels et une série d'événements intercurrents participent autant, et souvent plus, au « risque » que le facteur de risque lui-même. Cette approche permet d'éviter d'appeler « risque » la simple présence du facteur de risque ; elle fait par exemple la distinction entre la présence de salmonelle dans le lait et la probabilité que ceux qui le boivent en soient malades. Elle permet surtout de ne pas s'enfermer dans la dualité « risque-absence de risque » en reconnaissant que le risque est une grandeur que l'on peut éventuellement chiffrer plutôt qu'une propriété.

Risque et observation

Sur cette base probabiliste, l'évaluation épidémiologique du risque a permis des découvertes et des avancées spectaculaires en médecine. Deux risques de nature quasi alimentaire ont joué un rôle important dans la fondation de l'épidémiologie : l'expérience de traitement du scorbut et surtout la découverte de l'origine de l'épidémie de choléra à Londres en 1857, basée sur un pur raisonnement statistique. John Snow découvrit que le taux de décès était dix fois plus élevé chez les Londoniens qui consommaient l'eau de la Tamise pompée près d'un égout que chez ceux qui buvaient l'eau tirée plus en amont : longtemps avant les travaux de Pasteur et des décades avant les antibiotiques, son raisonnement statistique lui permit de défaire la théorie prévalente de l'origine aérienne de l'épidémie et de la stopper, en fermant la pompe incriminée, sans la moindre idée de sa cause réelle (le vibrion cholérique ne fut aperçu que bien plus tard). Baser l'action sur l'estimation du risque, sur une probabilité, plutôt que sur une preuve qualitative fit faire des pas de géant non seulement à la santé publique, mais également à la biologie, qui dès lors sut où rechercher le vibrion.

Mais accepter qu'un risque soit une probabilité a des implications importantes du point de vue de son observation. La plus importante est que l'on ne peut parler de risque que pour décrire un événement de façon prospective[3], c'est-à-dire avant qu'il se soit réalisé. Après sa réalisation, il n'y a plus de risque que cet événement se produise, puisque c'est déjà fait. Bien entendu, des événements comparables peuvent survenir, mais il s'agit d'autres événements. C'est justement la probabilité[4], le risque, de survenue de ces événements que l'on veut être en mesure d'évaluer. Pour ce faire, l'on peut s'en référer aux événements passés, en évaluer par exemple l'incidence dans les populations concernées. L'incidence mesure le risque *tel qu'il était* avant sa survenue : ce n'est que dans certaines conditions que l'on pourra prédire le risque *tel qu'il est ou sera* dans l'avenir à partir de cette incidence. Le risque présent, celui auquel l'on fait

---

3. La mesure d'un risque dans le passé suppose que l'on se place artificiellement dans la position prévalente juste avant sa réalisation, ce qui s'effectue par exemple par la constitution de cohortes « historiques », souvent improprement appelées « rétrospectives ».

4. Par convention mathématique, on fixe à zéro ou un la probabilité d'un événement passé ; en toute rigueur, le risque devrait être également fixé de la même façon.

réellement face, le risque à proprement parler, réel, est par définition inobservable[5].

Dans des situations comme celle que vécut Snow, ou pour une quantité importante de risques survenant dans le domaine alimentaire, il est raisonnable de faire l'hypothèse que le *risque futur* est très bien représenté, au moins au niveau populationnel, par le risque qui vient de se réaliser. Il faut pour cela que certaines conditions soient représentées :

— que des situations de risque similaires aient eu lieu dans le passé ;

— que le risque se soit manifesté dans le domaine observable (défini par la limite des instruments dont on dispose) et que l'on en ait mesuré l'incidence ;

— que les conditions de l'avenir soit suffisamment proches de celles du passé pour pouvoir extrapoler de l'un à l'autre.

Or dans la plupart des situations de crises impliquant des facteurs de risque alimentaire citées plus haut – de la « vache folle » à la présence de dioxine dans le lait –, ces conditions ne sont pas respectées, ce qui explique une grande partie des malentendus. Nous revoyons ci-dessous quelques-unes de ces situations plus en détail. Dans ces situations, la part de l'inobservable dans le risque est majeure.

Les situations uniques

Pour estimer une incidence, un risque passé, il faut donc disposer d'une base statistique adéquate. Pour cela, il faut que l'événement soit, par nature, *statistique*, c'est-à-dire qu'il ne doit pas se produire qu'une seule fois. Il est même souhaitable, pour disposer d'un estimé ayant

---

5. Il est fréquent que l'on confonde le risque « mesurable » avec le risque « observable ». Une mesure est l'application d'un étalon, et celle-ci peut être « objective » (ou en présenter les apparences) ou « subjective ». On peut par exemple compter le nombre de morts chez des consommateurs de hamburgers dans l'année précédente et, en appliquant ce chiffre aux hamburgers que l'on va consommer dans l'année à venir, évaluer le risque que courront les habitués de la restauration rapide, mais l'on peut aussi « mesurer » un risque en quantifiant – par exemple sur une échelle visuelle analogue – les impressions des gens s'apprêtant à avaler un hamburger. Les deux approches sont des mesures, l'une d'une occurrence, l'autre d'un risque « perçu ». Il existe un lien fondamental entre ces deux mesures à première vue très différentes mais l'expliciter n'est pas l'objet de ce chapitre. On peut estimer à l'œil nu, si l'on veut, que la probabilité qu'une viande soit avariée est de 50 % ; la validité de cet estimé est une autre histoire… L'approche probabiliste n'exclut pas la définition du risque que les sciences humaines favorisent, comme celle qui propose que le risque soit, avant tout, un sentiment au niveau personnel, un *feeling*, un *flow* : l'évaluation d'une probabilité est une quantification qui peut aussi s'y appliquer.

quelques précisions, qu'il se soit produit un assez grand nombre de fois. Il y a ici deux notions : la *situation* à risque doit s'être présentée plusieurs fois et le nombre de cas produits par la réalisation de ce risque doit être suffisamment élevé pour pouvoir mesurer l'incidence avec précision. Ainsi, la contamination de l'eau par une cryptosporidiose qui fit quatre cent mille malades à Milwaukee est une situation unique qui, même si elle a produit un grand nombre de cas ne permet pas de calculer le risque qu'elle se reproduise (elle permet cependant de savoir que le risque n'est pas nul). Dans ce cas, l'évaluation de la probabilité qu'un accident similaire ait lieu sera donc forcément en très grande partie subjective.

Le besoin d'une base statistique exclut aussi de la mesure du risque tous les événements qui se produisent pour la première fois, comme les affections émergentes telles que la trentaine de nouveaux agents infectieux survenus depuis vingt-cinq ans dont au moins certaines ont secoué sérieusement le monde alimentaire : le syndrome urémique et hémorragique de l'*Escherichia Coli* O157H7 et la nouvelle variante de maladie de Creutzfeld-Jakob (vMCJ) découverte en Grande-Bretagne en 1995. L'analyse de ces situations ne pouvait reposer *au moment de leur déclaration*, sur aucune base statistique.

Le domaine alimentaire, dont les techniques de production et de traitement ont changé de façon spectaculaire dans les dernières décennies, et qui sont constamment modifiées, représente un terreau très favorable à l'émergence de nouveaux facteurs de risque pour lesquels l'on ne dispose d'aucune base statistique. Mais pour se « consoler », on peut se dire que dès qu'une situation à risque est repérée, il est rare qu'elle soit unique du fait de l'industrialisation de la production des aliments, de l'étendue des circuits de distribution et de la tendance à l'uniformisation des produits. Sauf accident, c'est un domaine où, quand un risque est manifeste, il présente malheureusement assez vite une base statistique assez large...

Dynamique de l'incidence et observation

Posséder une base statistique n'est pas simplement affaire de fréquence des expériences, mais aussi d'occurrence des événements. C'est moins la fréquence que la dynamique de l'incidence qui compte pour faciliter l'observation des conséquences du risque. Un taux d'incidence d'une maladie – le risque « commun » des épidémiologistes – est le nombre de cas incidents (nouveaux cas, survenânt chez des personnes sans la maladie au départ) divisé par le nombre de personnes exposées, sur une période de temps donnée. Les facteurs qui influencent l'observation des événements indésirables sont légion mais les plus importants s'appuient sur trois grands paramètres : la force de la morbidité (représentée par la densité d'incidence dans la population), l'évolution du risque individuel en fonction du temps (modélisé par une fonction de risque instantané moyenne, ou « hazard function »), qui détermine le délai d'apparition des problèmes, et le taux (ou risque) de base de la maladie considérée dans la population (en étant sûr qu'il n'est pas hypothéqué par la présence ubiquitaire du facteur de risque en question). Ces trois paramètres sont représentés dans les exemples de la figure 1A et 1B.

La situation la plus simple est celle d'une incidence élevée d'une maladie très caractéristique, ou par ailleurs rare, qui se manifeste dans un délai court après l'exposition à un facteur de risque connu et reconnu. C'est le cas des toxi-infections alimentaires « courantes » ou présentant un tableau clinique permettant de soupçonner rapidement un aliment. La situation compliquée est celle d'un risque faible, d'une maladie par ailleurs courante survenant dans un délai long à la suite de l'exposition à un facteur de risque non établi. C'est le cas des faibles doses de substances chimiques soupçonnées d'être des cancérigènes sans que l'on dispose de données humaines claires (ou même sans aucune donnée) : la patuline du jus de pomme, la dioxine dans le lait des vaches nourries à l'herbe contaminée par les émanations d'une usine de traitement de déchets, les nitrates. Ici aussi, l'absence de mesure du risque ne signifie ni qu'il est inexistant ni même que son impact en termes de santé publique soit mineur : dans l'exemple de la figure 1, le facteur de risque « 1B » provoque vingt fois plus de maladie que le facteur « 1A », mais il a beaucoup plus de chances de passer inaperçu. Toutes les substances présentes à basses doses dans les aliments ne sont donc pas forcément des risques « irréels » sous prétexte que l'on n'est pas en mesure d'en mesurer les effets. Mais comment traiter cette question ? Faut-il pour autant se méfier de tout ? À partir de quand doit-on cesser de soupçonner sans données ? On verra plus loin certaines propositions. Pour l'instant, il est important de souligner que le risque réel n'est pas égal au risque observable, une fois de plus.

La grande révolution dans l'industrie de l'alimentation ayant eu lieu au cours des années 1960 et 1970, on peut espérer que les plus grands risques soient passés. Mais il n'est pas certain que ce passé soit... réellement passé. Un certain nombre de facteurs de risque se manifestent sur le long terme, à la suite des délais entre leur induction, le temps de latence pour leur manifestation (qui nécessite parfois l'intervention de cofacteurs, comme des promoteurs), le délai pour leur diagnostic, puis celui pour leur reconnaissance. Pour les cancers, on sait que le tout peut prendre jusqu'à cinquante ans, voire se manifester dans les générations futures ; de multiples exemples sont disponibles dans le domaine de la nutrition (nutrition pauvre en fibre et cancer du côlon par exemple), laquelle peut être aussi associée à d'autres maladies chroniques comme les maladies cardio-vasculaires. Dans le cas de la vMCJ et la consommation de viande de bovins souffrant

Figure 1A

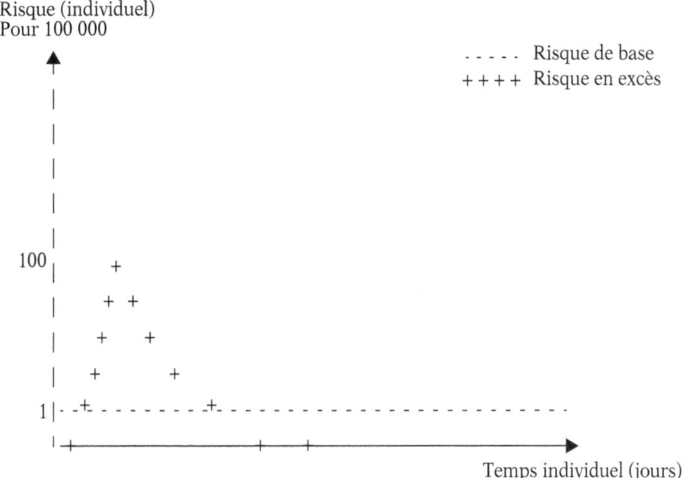

Figure 1B

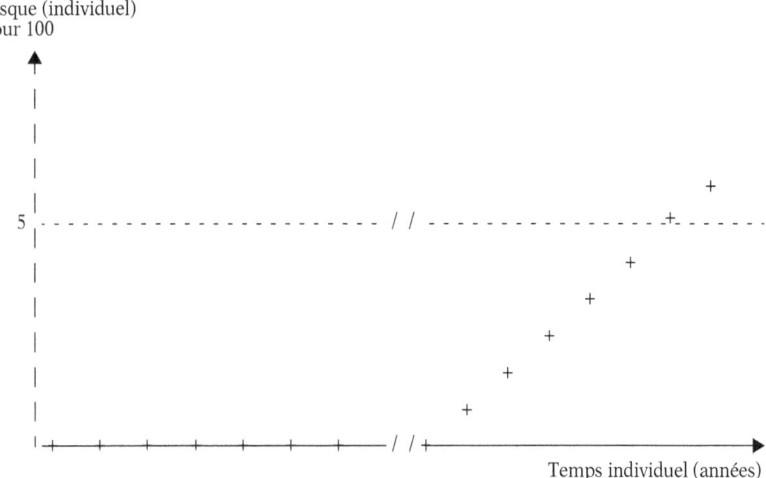

L'abscisse représente le temps individuel, l'ordonnée le risque instantané (mesuré plutôt par un taux instantané). À la figure 1A, le risque de base de la maladie est de 0,000 01, et le risque relatif, sur une fenêtre de temps de quelques jours suivant l'exposition, de 50 environ ; le risque en excès est donc de 49 cas pour 100 000 dans la population exposée. Cette incidence en excès aura beaucoup plus de chance d'être observée que celle de la figure 1B, où le risque de base est de 0,05 et le risque relatif, après plusieurs années, de 1,2 : pourtant le risque en excès sera ici de 1 %, soit 1 000 pour 100 000.

d'encéphalopathie spongiforme, toute la question était justement de savoir quel est le délai de latence moyen chez l'homme.

ÉPIDÉMIES

Les situations épidémiques comme celle-ci permettent d'illustrer, d'un autre point de vue, la différence entre le risque « observé » et le risque « réel ». Le tableau 1 présente une schématisation des prévisions épidémiques telles qu'elles se présentaient en avril 1996, au moment de l'annonce du *cluster* de dix cas de vMCJ en Grande-Bretagne : les parties A et B du tableau montrent le nombre de cas attendus dans l'hypothèse de doublement des cas tous les ans, avec un temps de latence de sept et quinze ans respectivement, la section C l'hypothèse d'un doublement tous les six mois (délai de plus de douze ans). En tenant compte des intervalles de confiance sur le nombre de cas déclarés, ces trois hypothèses étaient, très schématiquement, toutes acceptables à cette date (et même d'autres plus extrêmes).

Tableau 1

Doublement Délai	*A) 12 mois, 7 ans*	*B) 12 mois, 15 ans*	*C) 6 mois, 12 ans*
1995	5	5	5
1996	10	10	20
1997	20	20	80
1998	40	40	320
1999	80	80	1 280
2000	160	160	5 120
2001	320	320	20 480
2002	160	640	81 920
2003	80	1 280	327 680
2004	40	2 560	655 360
2005	20	5 120	2 621 440
2006	10	10 240	5 242 880
2007		20 480	
2008		40 960	
2009		81 920	
2010		40 960	
2011		20 480	
2012		10 240	
2013		5 120	
2014		2 560	

L'hypothèse selon laquelle aucune épidémie n'avait lieu et qu'il s'agissait d'un simple *cluster* isolé comme on en voit des centaines chaque année était tout aussi plausible, bien qu'elle ne soit pas représentée dans le tableau. Les chiffres présentés de façon simplifiée permettent de constater que, selon un modèle ou l'autre, il y avait soit un risque très faible de vMCJ (quelques cas par million d'habitants, correspondant à ce que l'on nomme habituellement des cas « sporadiques ») ou bien une épidémie majeure touchant plusieurs millions de personnes (plausible dans la mesure où plus de sept cent mille bovins probablement sont entrés dans la chaîne alimentaire). Comment décider quel était le risque réel ? Aucun calcul d'incidence ne permettait de les distinguer et aucune donnée biologique non plus. Pourtant, toutes les opinions ont été formulées à cet égard (allant de « l'absence de risque » à la prévision de millions de cas, en passant par l'inévitable « risque-pas-plus-grand-que-de-traverser-la-rue »). Le plus frappant dans les données du tableau, c'est qu'il est impossible de distinguer les hypothèses pendant plusieurs années et que, surtout, le nombre de cas reste très restreint pendant parfois un long délai, semblant crédibiliser les points de vue « rassurants »... Comment décider ?

CAUSES INTROUVABLES

Une autre source, fréquente, de « dispute », est la question de la preuve sur la relation causale. Tout risque observable (donc, encore une fois, réalisé), n'est pas pour autant facile à mesurer, en particulier à cause des facteurs de confusion, qui représentent une des limites importantes des études observationnelles. Un exemple récent est celui des malformations congénitales chez les enfants dont les mères consomment des suppléments vitaminiques : une étude récente a montré que la consommation de vitamine A en grande quantité multiplie par trois environ le risque de malformations. Le risque de base de malformation est assez élevé, ce qui signifie que cette augmentation de 200 % représente une augmentation forte du risque. L'exposition peut être mesurée avec un certain degré de fiabilité et le délai d'apparition est court (quelques mois de grossesse) : il a pourtant fallu des années de commercialisation et d'usage de ces suppléments pour que ce risque très fort soit observé. C'est en grande partie à cause de la quantité de facteurs de confusion existants, lesquels sont d'ailleurs encore à l'origine de doutes sur la réalité du risque : les femmes qui prennent des suppléments vitaminiques sont soupçonnées d'être au départ à risque plus élevé de mettre au monde des enfants malformés du fait de leur statut socio-économique, leur nutrition, la consommation de tabac, d'alcool, de médicaments... Dans quelle mesure ce risque est-il réel ? L'a-t-on réellement mesuré avec une seule étude ?

Pourquoi n'a-t-il pas été observé auparavant, au cours des études cliniques ?

La difficulté de contrôle des facteurs de confusion dans les études observationnelles explique le recours maintenant courant à des essais cliniques randomisés en double aveugle contre placebo. Leur nécessité peut être illustrée par un autre exemple dans le domaine de l'apport en vitamine : plusieurs études épidémiologiques ont montré que la carence en bêta-carotène était un facteur de risque, faible mais consistant d'une étude à l'autre, de cancer. Un essai randomisé fut donc mis en place, où des patients reçurent du bêta-carotène ou un placebo : cet essai dut être arrêté en urgence quand on s'est aperçu que ceux recevant la vitamine présentaient une incidence plus élevée de cancers : l'explication proposée est que les personnes dont l'apport en bêta-carotène était jugé insuffisant dans les études épidémiologiques souffraient en fait peut-être d'une carence croisée avec une autre vitamine (on propose souvent la vitamine E, mais les preuves formelles sont encore attendues).

Les études épidémiologiques ont donc beaucoup de mal à fournir une réponse « incontestable » dès que le risque n'est pas augmenté de façon très significative et qu'il existe des facteurs de confusion majeurs. Mais les essais randomisés, indispensables au test de l'efficacité des médicaments, et ici des vitamines, font également face à des difficultés considérables quand il s'agit d'évaluer les risques, difficultés d'ordre pratique et éthique. Au plan pratique, les essais ne peuvent s'effectuer que sur des populations très sélectionnées : on exclut habituellement les femmes enceintes, les enfants, les personnes présentant plusieurs maladies, les personnes trop âgées, etc. ; or ce sont souvent les plus fragiles. De plus, pour connaître les effets à long terme, il faut être en mesure de maintenir les patients dans l'étude pendant de nombreuses années, ce qui nécessite des efforts considérables. Enfin, il faut des échantillons très grands pour avoir une bonne probabilité d'observer des effets : pour avoir 95 % de chance d'observer cinq cas d'un effet indésirable (disons cancer) qui survient « normalement » chez une personne sur mille par année, il faut près de quinze mille personnes dans l'étude[6], ce qui est exceptionnel. L'estimation de l'incidence des événements indésirables se limite donc le plus souvent à des événements fréquents, courants et qui surviennent sur le court terme : c'est-à-dire la pointe de l'iceberg... Enfin, au plan éthique, si l'on soupçonne une substance d'être dangereuse, il est évident qu'on n'en fera pas l'essai.

Le domaine alimentaire échappe pratiquement complètement à l'obligation, avant la mise sur le marché de nouveaux produits, de les tester par essai randomisé comme c'est le cas pour les médicaments.

---

6. Selon la loi de Poisson.

Bien que, comme on l'a vu, ce ne soit pas une panacée, cela laisse comme seule source de donnée sur le risque les études observationnelles qui sont difficiles et souvent entachées des biais classiques de l'observation. D'où la fréquence des controverses.

Effets négligeables ?

L'observation des événements fâcheux associés à l'exposition aux facteurs de risque alimentaire fait donc face à une série de difficultés pratiques. Mais il y a des obstacles épistémologiques plus profonds à la mesure du risque : l'absence de théorie généralement acceptée permettant d'extrapoler, dans l'identification du risque, du domaine observable à l'inobservable. Il n'existe aucun modèle généralement accepté, aucune théorie du risque qui permettent de le faire. La question se pose dans le domaine alimentaire pour déterminer les niveaux de contamination acceptables par des agents chimiques (exemple des nitrates) ou même des niveaux d'additifs ou composants chimiques pour lesquels on ne dispose pas de données humaines concluantes (exemple de la saccharine ou de l'aspartame pour les édulcorants).

La question est encore plus complexe quand il s'agit d'effectuer des extrapolations à partir de données animales. Un exemple est celui de l'évaluation des risques pour de basses doses d'agents chimiques, comme le cas de la dioxine dans le lait déjà cité. La « dioxine » (en fait l'isomère 2,3,7,8 tétrachloro-dibenzodioxine), est le cancérigène le plus puissant qui soit connu chez l'animal ; pourtant, les données humaines sont contradictoires. Malgré des dizaines d'études, dont plusieurs ont indiqué que le risque de certains cancers (lymphomes, cancer du foie, leucémies) pouvait être élevé, les limites méthodologiques ne permettent pas de conclure sans doute raisonnable.

Deux questions se posent alors. D'abord, doit-on considérer la dioxine comme cancérigène chez l'homme ? Plusieurs organismes se sont penchés sur cette question et ont généralement conclu, par prudence, qu'il valait mieux considérer qu'elle le soit. Bien que porté par un panel d'experts, ce jugement est évidemment basé sur une grande part d'inobservable. Mais la seconde question est beaucoup plus discutée : quel est le risque pour différentes doses ? Pour cela, l'on ne dispose encore une fois que des données animales, qui sont en fait très limitées elles-mêmes : l'expérience type implique environ cent ou deux cents rats exposés à des doses très élevées de dioxine. Pour estimer le risque par unité de dose, l'on effectue une extrapolation à partir des très hautes doses testées chez l'animal vers les très basses doses rencontrées chez l'homme. Mais les hautes doses testées chez l'animal ne représentent rien pour l'homme, car il faudrait qu'il ingère des hectolitres de lait par jour pour pouvoir les atteindre (il mourrait alors sans doute d'autre chose que de l'exposition à la dioxine...). Il faut donc décider si le risque à basses doses chez l'homme suit la même pente, la même courbe, que le risque à doses gigantesques chez la souris ou le rat. Or, partant des données animales, l'on peut faire « passer » une infinité de modèles statistiques même en s'imposant certaines contraintes (modèle logistique, modèle multistage linéarisé, etc.), il reste une incertitude énorme dans l'estimant du risque à basses doses chez l'homme : le risque estimé par unité de dose par chacun de ces modèles peut varier dans un ordre de grandeur de un à dix millions (c'est effectivement le cas dans l'exemple de la dioxine) ! De plus, cette approche suppose une série de postulats, dont il est extrêmement peu probable qu'ils soient vérifiés, comme celui qu'exposer un homme de soixante-dix kilogrammes pendant cinquante ans à un milligramme de dioxine soit équivalent à exposer dix mille souris de trois cent cinquante grammes à la même dose pendant un an, qu'exposer deux cents souris à cinquante milligrammes est l'équivalent d'en exposer dix mille à un gramme, qu'il n'y ait pas de seuil dans le risque, etc.

La modélisation quantitative du risque en passant de l'animal à l'homme, qui connut de beaux jours en Amérique du Nord, et qui est à l'origine d'une part importante des recommandations de certains organismes américains (surtout celles impliquant l'environnement), est-elle valide ? (Selon ce modèle, le risque de cancer associé à la dioxine chez l'homme devrait être très nettement supérieur à celui proposé par les études épidémiologiques les plus pessimistes.) Il est permis d'en douter. Cependant son utilité ne réside pas dans sa validité, plutôt dans le fait qu'elle met en lumière les hypothèses effectuées. Car en l'absence de modèle explicite pour évaluer le risque à basses doses (comme la simple division du risque à hautes doses par un facteur de sécurité, méthode couramment employée en Europe pour le calcul des normes d'exposition), le même type de postulat et d'hypothèses est effectué, mais de façon « cachée », ce qui n'est pas forcément mieux. Approche statistique ou pas, le risque à basses doses reste affaire de jugement, de décision.

La part de l'impondérable dans le risque est donc habituellement énorme. Et pourtant, certains risques sont bel et bien prédictibles, d'autres sont au moins estimables. En fait, si les jeux sont grands dans le calcul d'un grand nombre de risques, l'absence de quantification ne représente pas une alternative. Conscients des limites des données telles que nous les avons exposées plus haut, l'on est en mesure de prendre des décisions parfois plus éclairées, en tout cas toujours plus démocratiques que si l'on ne s'appuie pas dessus. Cet exposé nous mènerait trop loin mais l'on peut en établir quelques principes.

Le premier grand principe est qu'il faut tenir le vraisemblable pour vrai. Cette formule, rappelée par Morelle[7], est fondamentale car les multiples sources d'incertitude sur le risque peuvent facilement permettre que l'on s'éloigne du bon sens en jouant sur les chiffres et les mots.

Par contre, il faut éviter de gérer une situation sur la simple base de la simple plausibilité car, comme on l'a vu, tout, absolument tout, est plausible dans les situations d'incertitude. Mais tout n'est pas vraisemblable.

Dans les cas d'incertitude maximale, il faut clairement énoncer les critères sur lesquels une décision est prise et ceux qui permettront d'en changer.

Quand il existe des données, il est toujours souhaitable de s'appuyer dessus, au besoin par des simulations et extrapolations arbitraires, car cela présente l'avantage d'identifier clairement les hypothèses que l'on fait et, si besoin, de les rectifier en fonction des développements. De ce point de vue, même le modèle le plus faux est plus utile que l'absence de modèle car il permet au moins un débat sur le risque (c'est le cas des choix à effectuer dans la fixation des normes, par exemple). À condition de ne pas confondre le modèle avec la réalité, la carte avec le territoire. L'adoption d'un consensus sur les modèles à retenir semble une urgence.

Enfin il faut admettre que la mesure du risque, comme tous les domaines scientifiques, nécessite une compétence très spécialisée. Une des maladies infantiles dans ce domaine est la confusion entretenue par l'amateurisme et le sensationnalisme qui fait que l'on oscille régulièrement de grandes déclarations sur « l'absence de risque » ou que « le risque zéro n'existe pas » à des prévisions cataclysmiques. Les chiffres ne permettent pas toujours de se prononcer mais être en mesure de le reconnaître avec justesse est une étape importante, qui démontre l'irrationalité des deux positions sus-citées. Si chacun peut légitimement avoir son propre point de vue sur n'importe quel risque – en ce qui le concerne personnellement –, l'estimation de l'incidence populationnelle et l'estimation prévisionnelle du risque qui peut en découler sont une autre affaire, qui demande un degré de connaissance des pièges de l'observation très élevé. Malheureusement, la confusion des genres fait que cette démarcation des compétences n'est pas respectée, ce qui joue sans doute un rôle dans les crises.

---

7. Qui nous convainc, dans *La Défaite de la santé publique*, de relire Descartes dans le bon sens.

Sécurité, qualité, traçabilité :
trois concepts souvent confondus
mais distincts

MARIE-FRANÇOISE GUILHEMSANS[*]
FRANÇOISE LALANDE[**]

Dans tous les domaines, le public affiche un besoin croissant de sécurité. Alors que les progrès de la science paraissaient avoir répondu au mieux à cette préoccupation dans les domaines de la santé et des aliments, le scandale du sang contaminé, puis la crise de la « vache folle », ou plus récemment la mise en évidence de la présence de dioxines dans certains aliments, ont remis en cause cette confiance.

Par ailleurs, le souci de sa santé, tout comme le souhait de trouver ou de retrouver des produits meilleurs que le tout-venant fabriqué en masse pour le marché mondial, amènent le consommateur à réclamer des produits de qualité et les producteurs et transformateurs à se lancer dans une politique de qualité multiforme.

La lecture de la presse montre que les concepts de sécurité et de qualité sont employés parfois l'un pour l'autre ; en outre leur portée varie d'un domaine à l'autre (les méthodes employées pour atteindre ces objectifs ne sont ainsi pas les mêmes dans le domaine des produits de santé et dans le domaine alimentaire). Enfin, avec la crise de la « vache folle » (comme, dans le domaine de la santé, avec la contamination par les produits sanguins) a été mis en lumière un nouveau concept, celui de « traçabilité ». La traçabilité de la viande est ainsi parfois présentée comme une garantie de sécurité pour le consommateur, comme elle l'est dans le domaine traçla transfusion. D'où la nécessité de tenter une clarification de ces notions.

---

* Maître des requêtes au Conseil d'État.
** Membre de l'Inspection générale des Affaires sociales.

La sécurité

DÉFINITION

Elle est, selon le Larousse, « la situation réelle, objective dans laquelle quelqu'un ou quelque chose n'est exposé à aucun danger, à aucun risque ; la situation de quelqu'un qui se sent à l'abri du danger ; l'absence ou la limitation des risques dans un domaine précis [...] ».

Par extension, l'objectif de sécurité implique la mise en œuvre d'un système de protection organisé permettant de faire face à des dangers menaçant les personnes ou les biens, mais les trois éléments de définition précités restent présents dans l'esprit du public (en particulier l'idée d'absence totale de risques, qui n'est pas effective dans la réalité).

La sécurité sanitaire est parfois comprise comme la protection contre les risques mettant en cause l'intégrité physique ou mentale – et donc la santé – des personnes. Il s'agit là d'une erreur, qui conduit à assimiler sécurité sanitaire et sécurité des personnes.

En effet, l'adjectif qui qualifie la sécurité définit l'activité dont on cherche à prévenir les dangers. C'est ainsi que la sécurité nucléaire a pour objet de prévenir les effets néfastes des activités nucléaires ; la sécurité routière a pour mission la protection des usagers de la route ; la sécurité civile vise à la prévention et à la protection contre les accidents de la vie quotidienne que sont les incendies, les inondations, etc.

Dans le même ordre d'idée, la sécurité sanitaire est donc « la sécurité des personnes contre les risques de toute nature liés aux choix thérapeutiques, aux actes de prévention, de diagnostic et de soins, à l'usage des biens et produits de santé comme aux interventions et décisions des autorités sanitaires[1] ». Cette notion s'est maintenant élargie à la sécurité de tous les produits et activités nécessaires à la préservation de la santé.

Les experts distinguent les mesures destinées à prévenir les risques qui sont du ressort de la sécurité sanitaire passive, des actions ayant pour conséquence d'agir sur le risque et de le réduire qui correspondent à la sécurité sanitaire active.

---

1. D. Tabuteau, *La Sécurité sanitaire*, Paris, Berger-Levrault, 1994.

CHAMP D'ACTION

La sécurité sanitaire inclut ainsi dans son champ, non seulement les activités de prévention et de soins, les biens et les produits à visée thérapeutique, diagnostique, préventive, contraceptive et procréative (médicaments, équipements et matériels médicaux, organes, tissus, cellules, produits d'origine humaine ou animale à visée thérapeutique ou diagnostique), mais également les aliments et les milieux (air, eau) indispensables à la santé et à la vie.

La sécurité alimentaire apparaît donc comme un sous-ensemble de la sécurité sanitaire. Elle vise la protection des personnes contre les menaces pour la santé d'origine alimentaire. Elle doit être distinguée de la sécurité des approvisionnements, si importante il y a encore peu de temps dans nos pays par suite des famines et des guerres et qui a laissé des traces durables dans les mentalités et les organisations.

Mais cette notion même de sécurité alimentaire reste encore floue : on parle couramment de la sécurité des produits alimentaires au sens de la qualité sanitaire de ces produits, de leur « sécurité » intrinsèque, terme que l'on définit par « sûreté » s'agissant des installations nucléaires.

ASPECTS JURIDIQUES NATIONAUX ET INTERNATIONAUX

La sécurité est la justification même de la notion d'État. Freud ne disait-il pas que l'homme a troqué sa liberté contre sa sécurité ? La sécurité apparaît comme le domaine régalien par excellence. Toutefois, les textes internationaux ont essayé de limiter la marge de manœuvre des États en la matière.

• Au niveau mondial

Dans le cadre du GATT, l'accord de Marrakech a institué le 15 avril 1994 une Organisation mondiale du commerce.

Selon le Technical Barriers on Trade (TBT), les membres font en sorte que « les règlements techniques qu'ils élaborent ne soient pas plus restrictifs qu'il n'est nécessaire, pour atteindre un objectif légitime, compte tenu des risques que la non-réalisation entraînerait ». Les objectifs légitimes admis par l'accord comprennent notamment « la protection de la santé des personnes [...] des animaux, la préservation des végétaux ou la protection de l'environnement ».

En outre, selon les accords **SPS** qui s'appliquent aux mesures sanitaires et phytosanitaires, les membres ont le droit d'adopter des mesures plus restrictives à condition qu'elles soient fondées sur une justification scientifique ou si cela résulte du choix d'un niveau de protection plus élevé, dès lors qu'aucune discrimination n'est faite selon la provenance des produits.

• Au niveau européen

L'article 36 du traité de Rome admet que des exceptions puissent être apportées au principe de libre circulation des marchandises, si elles sont justifiées par des objectifs « de sécurité publique, de protection de la santé et de la vie des personnes et des animaux ou de préservation des végétaux ». La charge de la preuve de l'existence d'un risque pour la santé publique revient aux autorités nationales.

L'accord de Schengen du 14 juin 1985 vise à instaurer le principe d'harmonisation des formalités et des contrôles de chaque État membre vis-à-vis de sa propre production, sans contrôle supplémentaire en cas d'échanges intracommunautaires.

On voit, dans ces conditions, que chaque État membre garde en matière de sécurité et de santé une certaine autonomie, mais que ces règles internationales peuvent interférer avec le principe de précaution, ci-dessous décrit.

PRINCIPES

Les enseignements tirés des récents drames du sang contaminé, de la transmission de la maladie de Creutzfeld-Jakob par l'hormone de croissance extractive ou de l'encéphalopathie bovine spongiforme ont permis de dégager quelques principes d'action qu'il est en effet prudent de ne pas transgresser : le principe de précaution, le principe d'évaluation, le principe de séparation des pouvoirs et des fonctions.

• Principe de précaution

La décision sanitaire intervient en période d'incertitude, caractérisée par une connaissance imparfaite des bénéfices et des risques. Les experts ne sont pas toujours d'un grand secours, car les bénéfices – le plus souvent immédiats et situés dans leur propre discipline – sont magnifiés, les risques – le plus souvent différés et survenant dans une autre discipline – sont minorés. Un exemple particulièrement probant de cette attitude a pu être observée lors du drame de l'hormone de croissance contaminée.

En outre, les experts, peut-être parce qu'ils sont formés à l'approche cartésienne ou à la démarche expérimentale de Claude Bernard, peut-être parce qu'ils ont développé eux-mêmes leurs propres théories explicatives, peut-être enfin parce que des arguments extérieurs interviennent, n'acceptent de changer de comportement et de mode de raisonnement que s'ils sont mis en présence d'une preuve absolue. C'est pourquoi, comme le dit Thierry Gaudin, « les experts résistent avec compétence à la nouveauté[2] ».

---

2. T. Gaudin, *L'Écoute des silences*, Paris, 10-18, 1979, cité par D. Tabuteau, *op. cit.*

Or le principe de précaution impose justement de ne pas attendre la certitude et d'adopter des mesures conservatoires, en tenant compte des hypothèses les plus pessimistes, jusqu'à ce que des informations plus détaillées et plus sûres permettent de lever progressivement les interdits ou de les confirmer définitivement. Contrairement à ce qu'affirme la sagesse des nations, dans le doute, il importe de ne pas s'abstenir. Cela signifie non pas qu'il faut empêcher toute prise de risque, paralysant ainsi tout progrès, mais qu'il convient de proportionner l'un (le risque) à l'autre (l'espoir de progrès).

Cette attitude peut s'avérer en contradiction avec les règles internationales qui imposent de détenir des preuves scientifiques absolues, souvent tardives à obtenir (exemple de l'utilisation d'hormones dans l'élevage du bétail américain ; exemple de nombreuses décisions européennes relatives à la « vache folle » et antérieures à l'année 1996 : l'attente de preuves s'est avérée un moyen dilatoire permettant de préserver des intérêts économiques.)

• Principe d'évaluation

La décision en matière de santé – et *a fortiori* en matière de maladie – est basée sur l'appréciation à la fois collective et individuelle du rapport risques-bénéfices :

— appréciation collective : avant la mise sur le marché du produit ;

— appréciation individuelle : lors de l'attribution du produit à un patient donné, ce qui suppose d'évaluer sa pathologie, son âge, son état physique et mental, ses antécédents, ses facultés de suivi, etc., face aux éventuels désagréments ou complications que le produit peut comporter.

Les risques sont classés en fonction de leur fréquence (incidence du nombre de complications chez les personnes ayant reçu le produit), de la durée et de l'intensité des complications, de leur gravité, de leur délai d'apparition mais aussi en fonction de la possibilité éventuelle de substitution de ce produit par un autre.

Les bénéfices ne peuvent, quant à eux, être déterminés que pour une indication thérapeutique donnée : ils sont mesurés lors des périodes d'expérimentation sur l'animal et sur l'homme et révisés en permanence, après la mise sur le marché du produit, grâce aux systèmes de vigilance (pharmacovigilance, hémovigilance, matériovigilance, biovigilance).

La décision d'autorisation de mise sur le marché (ou de maintien sur le marché lorsque le système de vigilance fait parvenir l'information sur des complications nouvelles) prend en compte les deux termes du rapport. C'est ainsi que l'on tolérera un niveau de risques élevé et des complications souvent graves de la part d'un produit (médicament, dispositif médical, produit biologique) qui traite une pathologie mortelle et qui n'a pas d'équivalent, alors que le risque très rare mais grave d'un produit non indispensable et utilisé pour une pathologie mineure ne sera pas accepté.

Mais, pour être crédible et acceptable, pour ne pas laisser le sentiment que la décision est confisquée par un groupe d'experts au bénéfice d'un petit groupe, il convient que les processus de décision soient transparents, afin que la presse et les autres scientifiques puissent faire leur travail critique. Les éléments du dossier doivent donc être publiés, les décisions motivées et la part d'incertitude explicitée.

Par ailleurs, le système d'évaluation faisant appel à des experts de toutes disciplines, l'indépendance de ces derniers doit être assurée.

• Principe de séparation des pouvoirs et des fonctions

Le drame du sang contaminé ainsi que l'épidémie de « vache folle » ont montré les dangers que faisaient courir les conflits d'intérêt entre :

— d'une part, responsabilités de gestion et de développement économique ;

— d'autre part, missions d'expertise ;

— enfin, missions de contrôle et de police sanitaire, ces dernières risquant d'être sacrifiées aux premières.

Il importe donc que les fonctions de décideur, d'expert et de gestionnaire soient exercées par des organismes ou des personnes distinctes, de la même façon qu'en matière de comptabilité publique les fonctions d'ordonnateur et de comptable sont séparées.

Il convient également de veiller à la déontologie de l'ensemble du système d'expertise pour éviter toute prise illégale d'intérêt qui fausserait le système.

La qualité

DÉFINITION

Elle est, selon le Larousse, « l'aspect suscitant un jugement favorable ou défavorable sur quelqu'un ou quelque chose et qui se fonde sur l'ensemble des caractères et des propriétés qui font qu'il correspond bien ou mal à sa nature ; ce qui rend quelque chose supérieur à la moyenne [...] ».

De son côté, la terminologie normative européenne ou nationale définit la qualité comme étant « l'aptitude à satisfaire les besoins exprimés et implicites » (normes ISO 8402-2-1) ou « l'aptitude d'un produit ou d'un service à satisfaire les besoins de l'utilisateur » (AFNOR norme X 50109). Dans ce cadre, la qualité s'analyse de plus en plus en suivant des critères de conformité à des normes ou à des bonnes pratiques, arrêtées au niveau mondial, européen ou national. Ces normes, d'abord volontaires et librement acceptées par les industriels peuvent être rendues obligatoires par les autorités nationales ou européennes.

CHAMP D'ACTION

Au vu de ces définitions, le concept de « qualité » est donc fort ambigu ; il présente un caractère plus relatif que celui de sécurité : la demande de l'utilisateur ou du consommateur devient essentielle à la définition de ce que représente la bonne qualité dans un domaine déterminé.

Pour les produits de consommation courante (qui ne comprennent pas les médicaments), la notion de qualité intègre celle de sécurité intrinsèque et immédiate du produit (de sa sûreté) : c'est bien le moins qu'un produit ne soit pas dangereux. Elle va au-delà, le produit devant être adapté à l'usage qu'on en attend. En outre, au-delà des conditions minimales édictées pour tous les produits d'une même catégorie en raison d'objectifs de santé ou de libre concurrence, les producteurs peuvent adhérer à des normes de niveau supérieur.

Pour le médicament, au contraire, la qualité est un élément de la sécurité. Le produit doit être fabriqué conformément à des bonnes pratiques et à son autorisation de mise sur le marché. Le fait qu'il soit bien fabriqué n'est cependant qu'une condition nécessaire et non suffisante de la sécurité.

L'encadrement national et communautaire peut être de différents types :

— Réglementation de la composition, des modalités de fabrication d'un produit : l'objectif poursuivi est d'une part la sécurité du consommateur, d'autre part la protection économique de celui-ci (qui doit savoir ce qu'il achète) ainsi que des concurrents (ne pas commercialiser sous la même dénomination des produits de nature différente).

— Détermination des « exigences essentielles » : s'agissant des produits manufacturés – médicaments non inclus – la « nouvelle approche en matière d'harmonisation technique et de normalisation » consécutive aux accords de Schengen de 1985 limite à des « exigences essentielles » les clauses techniques des directives et renvoie en partie à l'autocertification, en partie à des contrôles exercés par des organismes certificateurs indépendants, la vérification de conformité aux normes.

— Ces normes sont des spécifications techniques, fondées sur la technologie, l'expérience industrielle et la science, élaborées en commun par ces mêmes organismes indépendants et par les industriels. Si ce mode d'encadrement de la qualité des produits présente l'avantage d'une bonne implication de la profession, ce qui est favorable à une démarche de qualité, il est parfois insuffisant, lorsque le poids des préoccupations de sécurité est particulièrement important (risque de sous-estimation de certaines dimensions de la sécurité par les industriels, qui sont juges et parties ; inadéquation de ce système lorsqu'il ne s'agit pas seulement de s'assurer que le produit présente un risque acceptable, mais plutôt que le risque est proportionné au bénéfice escompté, par exemple pour les dispositifs médicaux).

Dans le domaine alimentaire, la politique de qualité a eu au départ un objectif économique : la demande d'un certain nombre de consommateurs pour des produits de qualité (organoleptique surtout), ou d'une certaine qualité (« biologique » par exemple), autorise des coûts de production supérieurs à la moyenne, qui peuvent être répercutés sur les prix. Il s'agit de la réponse naturelle de la France, compte tenu de sa tradition culinaire, à la concurrence internationale. Les productions de qualité apportent une solution aux régions économiquement défavorisées (petites exploitations et entreprises).

Cependant, la notion de qualité des produits alimentaires présente plusieurs aspects qui peuvent être contradictoires :

— la qualité sanitaire (normes microbiologiques, par exemple) ;

— la qualité nutritionnelle (teneur en vitamines...) ;

— la qualité organoleptique, à laquelle on est tenté de rattacher la qualité culturelle et affective d'un produit ;

— la qualité de service pour le consommateur (conservation, facilité de préparation).

Le concept de qualité est donc particulièrement complexe. C'est ainsi que, pour les fromages au lait cru, la qualité sanitaire (qui va dans le sens de la pasteurisation) s'oppose à la qualité organoleptique. De même, la notion de qualité appliquée aux cigarettes ne peut qu'opposer santé et goût.

Une politique de qualité implique, tout autant qu'une politique de sécurité sanitaire, l'ensemble de la filière de production. La qualité est encore plus difficilement contrôlable, d'où le recours, initié par la France, mais largement développé au niveau communautaire, à des systèmes dans lesquels la filière s'engage à respecter un cahier des charges, sous le contrôle d'un organisme certificateur.

Les « signes de qualité », anciens en France, désormais présents dans la réglementation communautaire, sont nombreux ; citons notamment :

— Les appellations d'origine (dénomination d'un pays, d'une région ou d'une localité servant à désigner un produit qui en est originaire et dont la qualité ou les caractères sont dus au milieu géographique, comprenant des facteurs naturels et des facteurs humains – art. L115-1 du code de la consommation). Dans le domaine alimentaire, ces appellations d'origine sont nécessairement contrôlées (« protégées » selon la réglementation communautaire), leurs conditions et leur aire de production étant définies par décret.

— Les labels agricoles, qui attestent qu'une denrée alimentaire ou un produit agricole non alimentaire et non transformé possède un ensemble distinct de qualités et de caractéristiques spécifiques préalablement fixées dans un cahier des charges et établissant un niveau de qualité supérieure (art. L115-22 du code de la consommation)[3].

— La certification de conformité, qui atteste qu'une denrée alimentaire ou qu'un produit agricole non alimentaire et non transformé est conforme à des caractéristiques spécifiques ou à des règles préalablement fixées dans un cahier des charges (art. L115-23)[3].

— L'indication géographique protégée fait l'objet d'un enregistrement communautaire qui atteste l'origine géographique d'un produit correspondant à un cahier des charges et dont une qualité déterminée peut être attribuée à cette origine géographique (Rt CE n° 2081-92 du 14 juillet 1992).

La traçabilité

DÉFINITION

Terme nouveau, la « traçabilité » d'un produit est la possibilité de suivre ce produit « à la trace », grâce à un système d'information apte à décrire le chemin qu'il suit, de son origine à son utilisation finale, en passant par les différentes étapes de son parcours[4]. Cela suppose de se donner les moyens techniques de suivi (informatisation de la chaîne, automatisation de l'étiquetage, système d'identification), ainsi que des moyens de contrôle et d'inspection suffisants à trois niveaux (autocontrôle, organismes indépendants, pouvoirs publics).

Suivant les domaines, le parcours est plus ou moins bien retracé :

— Dans le domaine du médicament classique (non biologique), la faculté de retracer le parcours suivi s'arrête au distributeur final (le pharmacien d'officine) ; l'identité du consommateur reste inconnue, sauf cas particulier.

— En revanche, lorsqu'il s'agit de produits thérapeutiques d'origine humaine (ayant ou non le statut de médicament), l'identité de l'utilisateur final (le receveur du produit sanguin ou de la greffe)

---

3. L'origine géographique ne peut figurer parmi ces caractéristiques que si elle bénéficie d'un enregistrement communautaire comme indication géographique protégée (Rt CE n° 2081-92 du 14 juillet 1992). Les produits sous label ou certification de conformité peuvent également bénéficier d'une protection communautaire s'ils sont enregistrés comme attestation de spécificité (Rt CE n° 2082-92 du 14 juillet 1992).

4. « Aptitude à retrouver l'historique, l'utilisation ou la localisation d'une entité, au moyen d'identifications enregistrées » (norme iso 8402).

est également enregistrée. C'est ainsi que le décret du 24 janvier 1994 a fait obligation d'une part aux établissements de transfusion sanguine, d'autre part aux hôpitaux et aux cliniques, d'enregistrer des informations sur le don, le donneur, les produits préparés à partir du don, les receveurs effectifs de ces produits, ainsi que les circonstances de la transfusion. Ce système horizontal d'échange enregistre de façon confidentielle l'ensemble de ces données nominatives. Il en est de même pour les greffes d'organes.

— S'agissant des produits alimentaires, leur traçabilité a toujours été plus limitée :

• soit inexistante (fruits et légumes, sous réserve d'une indication de leur région ou pays de provenance, que le distributeur doit être en mesure de prouver) ;

• soit limitée à l'abattoir, l'atelier de transformation ou de conditionnement, dont les références doivent être indiquées sur le conditionnement du produit ;

• seuls les produits bénéficiant d'un label ou d'une appellation d'origine ou les produits « biologiques » permettent de remonter du distributeur jusqu'à l'exploitation et à l'animal, mais pas forcément au lot d'aliments, ni de médicaments vétérinaires, quoique les cahiers des charges permettent de connaître les types d'alimentation et de traitements autorisés.

Dans tous les cas, le consommateur final n'est pas connu.

La crise de la « vache folle » a incité la filière bovine à se donner les moyens de la traçabilité de la viande : il est possible désormais de connaître, comme pour les animaux sous label, la région d'origine, la race, le sexe et l'âge de l'animal dont proviennent les découpes vendues. Toutefois, aucune indication n'est donnée sur leur mode d'alimentation.

FINALITÉ

On voit que l'objectif du dispositif de traçabilité peut être différent selon les produits.

Dans le cas de produits de santé manufacturés, la traçabilité permet une identification des lots en cause en cas d'accident de fabrication et leur retrait du système de distribution. Il y a donc un objectif de sécurité, sans toutefois que les moyens soient pris pour garantir totalement cette sécurité, puisque le consommateur n'est pas identifié.

S'agissant des produits d'origine humaine, l'objectif est également d'assurer une plus grande sécurité, en permettant théoriquement le retrait total des produits non consommés en cas de danger, et le suivi des patients qui en auraient préalablement reçus. La traçabilité permet ainsi, dans les cas où une personne a développé une maladie transmissible peu de temps après avoir donné son sang ou ses cellules (moelle osseuse, gamètes...), de pouvoir retirer les produits suspects du marché et d'empêcher leur utilisation. Le système devrait pouvoir fonctionner même après la délivrance du produit au malade, si celui-ci ne l'a pas encore consommé (exemple de produits antihémophiliques conservés dans le réfrigérateur des malades plusieurs semaines).

La traçabilité permet également d'identifier la chaîne de transmission d'une maladie ou au contraire d'innocenter un produit, lorsqu'on se trouve en présence d'une contamination. Elle présente dans ce cas une finalité médico-légale.

Dans le domaine alimentaire, l'apposition obligatoire sur les denrées du numéro d'abattoir agréé ou d'atelier de conditionnement ou de transformation obéit au même type de finalité : vérifier que les produits commercialisés ont bien été produits dans des conditions satisfaisant aux normes sanitaires, permettre de remonter la chaîne en cas de contamination, faire retirer des lots du marché, rechercher les responsabilités. Le caractère limité de la traçabilité (il n'est pas certain que dans toutes les entreprises agro-alimentaires, on puisse remonter à l'exploitation agricole) est la conséquence de la priorité donnée, en matière de sécurité alimentaire, à la qualité microbiologique, vérifiable par un examen ou analyse du produit et dont l'industriel est responsable, puisque chargé de contrôler la qualité de ses approvisionnements et d'assurer la sécurité du processus de transformation et de conservation du produit alimentaire. Ce type de traçabilité est insuffisant dans un objectif de sécurité sanitaire élargie aux risques à long terme, ou ne pouvant être décelés facilement.

Lorsqu'une traçabilité plus complète est assurée, c'est principalement dans un souci d'assurer l'équité des conditions de concurrence et protéger le consommateur :

— en garantissant l'exactitude de la revendication d'une origine donnée, qui peut avoir pour le consommateur une image positive (zone de fabrication traditionnelle, origine montagne) ;

— en permettant le contrôle du respect des règles applicables aux produits revendiquant les signes de qualité sus-mentionnés, et l'exactitude de cette revendication.

Récemment, le dispositif de traçabilité mis en place pour les viandes a affiché l'objectif de permettre au consommateur, grâce à une information sur l'animal abattu, de choisir son niveau de risque sanitaire, au-delà des garanties minimales assurées par les règlements en vigueur.

Cela explique que, dans l'esprit de certains consommateurs, la traçabilité, au sens de la connaissance de l'origine d'un produit, soit confondue avec la qualité sanitaire, dont elle n'est qu'un des moyens (en l'absence d'indication sur les modalités d'alimentation de l'animal, tout au plus peut-on choisir des animaux dont l'âge, la race et la région de provenance rendent moins probable leur contamination), car connaître l'origine d'un produit rassure le consommateur (réputation des produits d'origine montagne).

Sécurité, qualité et traçabilité sont donc trois concepts bien distincts, mais liés, ce qui explique la confusion qui peut parfois apparaître dans leur utilisation.

Comme on l'a vu, la qualité d'un produit (sa solidité par exemple ou le respect de normes microbiologiques) est un élément de la sécurité de son utilisation ; mais l'objectif de sécurité sanitaire peut conduire à écarter un produit de grande qualité intrinsèque, si le niveau de risque qu'il présente est excessif au regard des bénéfices qu'on en attend ; à l'inverse un produit de qualité n'est pas seulement un produit sûr.

Si la traçabilité d'un produit n'est synonyme ni de qualité ni de sécurité, elle en est l'une des conditions, puisqu'elle facilite les contrôles, en permettant de vérifier l'exactitude de l'étiquetage d'un produit et le respect des normes, ou d'analyser les complications sanitaires qui pourraient survenir et de prendre alors les mesures nécessaires pour en limiter les conséquences.

Le développement de la sécurité sanitaire et de la qualité des produits suppose également le développement des connaissances scientifiques, l'amélioration de l'efficacité des contrôles et de l'information des consommateurs et utilisateurs, afin qu'ils puissent jouer un rôle plus actif.

La sécurité réclame en outre une nouvelle approche, préventive et non plus curative ou réparative. On ne peut plus en effet se satisfaire d'une situation où les catastrophes sanitaires seraient la condition privilégiée du changement. Tel est le but de la nouvelle législation sur la sécurité sanitaire.

Inquiétude, alerte et alimentation : vers une politique de la vigilance[*] ?

DIDIER TORNY[**]

On assiste depuis quelques années à la multiplication de ce que nous appelons des alertes, que ce soit dans les domaines sanitaire, alimentaire ou environnemental. Des personnes ou des collectifs annoncent publiquement l'existence de risques ou, du moins, rendent publique une inquiétude par rapport à certains éléments du monde (air, eau, aliments, médicaments...). Dans le domaine alimentaire, nous pouvons citer à titre d'exemple : la « grippe du poulet », l'excès de benzène dans des boissons gazeuses, les incertitudes sur les effets à long terme des édulcorants ou des additifs alimentaires, les dangers liés à la consommation des coupe-faim. Face à cette avalanche d'alertes, dont l'origine, les éléments tangibles de preuve, l'extension et le temps de résolution sont variables, quelle politique peut être adoptée par les pouvoirs publics ?

Pour éviter de répondre au coup par coup et sous l'emprise de l'urgence – « comment en est-on arrivé là ? » –, de multiples acteurs s'efforcent de se placer le plus en amont possible des processus. Ils sont

* Ce texte est issu d'un travail collectif (1994-1997) au sein du Groupe de sociologie politique et morale (GSPM) pour le Programme risques collectifs et situations de crise du CNRS (Francis Chateauraynaud, Cyril Lemieux, Christophe Hélou). Il a bénéficié du soutien de l'ADRESSE, du CNRS, de la DGAL, de la DSC, d'EDF, de l'INRP et du ministère de l'Environnement. Pour une présentation complète des résultats, voir *Alertes et prophéties. Les risques collectifs entre vigilance, controverse et critique*, rapport CNRS, 2 volumes, 500 pages, décembre 1997.
** Groupe de sociologie politique et morale (GSPM) à l'École des hautes études en sciences sociales.

amenés par là même à donner une place plus grande aux lanceurs d'alerte et aux dispositifs décentralisés de surveillance et de contrôle (on parle de plus en plus en termes de « réseaux de surveillance »). Si l'on ne peut pas tout prévoir, l'idée s'impose que l'on peut être vigilant et accompagner les processus de façon à faire face aux inévitables « surprises », « révélations », « rebondissements » et autres « éléments nouveaux ». C'est en s'assurant une maîtrise sur la série des transformations par lesquelles émergent les nouvelles affaires que l'on peut intervenir de manière adéquate, afin d'éviter de nouvelles « défaites de la santé publique » (Morelle, 1996).

La mise en place d'une véritable politique de la vigilance – donnant un contenu organisationnel et non plus simplement argumentatif au « principe de précaution » – suppose de faire remonter des cas étranges ou singuliers vers des dispositifs de veille et d'expertise susceptibles d'ouvrir de nouveaux espaces normatifs (contrôle, interdiction ou rappel de produits, nouvelles directives, organisation de mesures effectuées dans l'environnement) et partant d'identifier des menaces avant même qu'elles aient pris une extension catastrophique. Mais un seul cas peut-il suffire pour enclencher une action publique d'envergure ? On peut prendre ici l'exemple de l'audition de Jean-François Girard, alors directeur général de la Santé devant la commission des Affaires sociales du Sénat relative à la « sécurité sanitaire » (Huriet, 1997) : « Le mot surveillance [...] c'est la détection de tout événement de santé imprévu. C'est fondamental. En clair, cela ne commence peut-être pas à un, mais cela peut commencer à deux. D'ailleurs, pour le cas de la "vache folle", cela a commencé à un. La première fois qu'il y a eu un cas posant un problème de santé atypique chez l'homme, le cas de Lyon a suffi pour qu'on le repère. [...] Quelle que soit l'ampleur du phénomène de santé imprévu, nouveau (cela peut être deux cas de gastro-entérite dans une famille pouvant signifier qu'une glace avariée a été mangée la veille au soir ou à la cantine), cela suffit pour déclencher une enquête. »

La généralisation de ce type de dispositifs et leur absence de disqualification immédiate face à d'autres problèmes donnés comme majeurs (insécurité routière, tabac, alcool) marque un changement de configuration politique, fortement influencé par le précédent du SIDA. Dans ce nouveau cadre, l'inquiétude n'est plus un résidu irrationnel de profane (consommateur, patient, riverain) mais l'expression même de la présence au monde des personnes et de leur capacité à percevoir des phénomène émergents.

Il ne s'agit pas ici d'affirmer que toute alerte est validée et validable au nom d'un supposé « principe de précaution » mais, contrairement à ce qu'exige le modèle positiviste de la « preuve formelle » qui conduit certains acteurs à préférer le sommeil institutionnel et la tranquillité d'esprit à la tension et l'inquiétude inhérentes aux épreuves de réalité, de dire qu'une alerte n'a pas à être objective.

Elle doit en revanche engendrer les « bonnes » épreuves, c'est-à-dire celles qui permettent de répondre à des doutes et des interrogations. Bref, un monde social ouvert, capable de s'autoréguler, est un monde dans lequel les alertes peuvent trouver leur dispositif de prise en charge en évitant le double écueil du mépris ou du silence institutionnel, et du débordement médiatique.

L'alimentation entre environnement et santé

Dans le domaine alimentaire, le modèle de traitement de l'alerte nous est donné par la politique développée pour lutter contre les TIAC (toxi-infections alimentaires collectives). Face à un foyer de pathologies (type *listeria*), une enquête de terrain recherche les éléments contaminants communs aux différentes victimes et, une fois ceux-ci repérés par les analyses adéquates, prononce des interdictions de consommation et de commercialisation. Ce modèle, défini par la notion d'*urgence*, présente deux caractéristiques importantes : l'extension des pathologies est en général réduite à un ensemble territorial délimité et le temps de latence entre source pathogène et expression clinique est faible.

Par opposition, d'autres menaces proviennent du passage régulier de substances potentiellement pathogènes soit du domaine environnemental vers le domaine alimentaire (tels les dioxines, la radioactivité ou l'amiante), soit du domaine alimentaire vers le secteur médical ou environnemental (les traitements antibiotiques associés à certains élevages intensifs), posant la question des compétences relatives de différents services (santé, agriculture, environnement, travail, transports). En effet, les aliments sont parfois eux-mêmes pris dans un environnement de production et de transformation qui engage d'autres sources de dangers. Ces sources donnent lieu à des alertes, et c'est par recoupement que les denrées alimentaires sont impliquées. Contrairement à une idée reçue, ce phénomène n'est pas récent comme le démontre un article de *Science et Vie* (1976), où on assiste à la mise en place d'un dispositif d'alerte dont la composition est relativement proche de ce qui va se généraliser vingt ans plus tard : à partir d'un foyer de risques bien identifiés, une série d'alertes dérivées sont déclinées sur la base de recherches et d'études pionnières qui tendent à révéler la présence du fléau dans des corps, des organes et des matériaux jusqu'alors insoupçonnés. On assiste ici à la double mise en place d'une vigilance médicale sur des phénomènes apparemment marginaux et d'une proto-traçabilité de produits de consommation : « Ce n'est pas seulement en les respirant que nous risquons d'absorber des fibres d'amiante, isolant idéal, mais terrible cancérigène : c'est également dans nos boissons, car l'amiante est aussi un filtre "idéal". On en a trouvé dans du vin, mais presque toutes les boissons que nous consommons sont filtrées aussi à l'amiante. On a découvert, il y a quelques années, que l'amiante ou asbeste peut provoquer le cancer du poumon. On sait aujourd'hui qu'il peut également provoquer les cancers de l'œsophage, de l'estomac et du côlon. Or, il nous arrive d'ingérer des fibres d'amiante, provenant de filtres utilisés dans l'industrie alimentaire. Il peut aussi nous arriver d'en manger, par exemple, dans du riz blanchi au talc, lorsque ce talc contient de l'amiante[1]. »

Le lecteur reconnaît ici une description proche de l'extension des supports impliqués par une circulation potentielle du prion : au-delà de la viande, les « petits pots » destinés aux nourrissons, les bonbons contenant de la gélatine et, hors du domaine alimentaire, les cosmétiques utilisant des tissus bovins. La difficulté de suivi à travers ces différents supports est très importante, en particulier la coordination entre différentes administrations. La mise en place éventuelle de deux instituts de sécurité sanitaire et alimentaire disjoints ne facilitera pas ce suivi[2].

Quelques contraintes pesant sur la traçabilité

Cependant, même en se cantonnant au domaine alimentaire, la mise en place d'une traçabilité n'est pas sans poser problème, comme le montre le circuit « de la fourche à la fourchette ». Suite à la crise de mars 1996, l'étiquetage VBF a imposé la traçabilité sur l'ensemble de la filière afin de garantir au consommateur une viande provenant d'un animal né, élevé et abattu en France.

Antérieurement à ces mesures, deux systèmes de traçabilité existaient : d'une part les animaux vivants étaient suivis via leur numéro d'identification, qui individualisait chaque animal auquel était associé un certain nombre de documents. D'autre part, les carcasses étaient identifiées et cette identification demeurait présente après découpe, ou du moins était disponible si aucun paquetage ne permettait un marquage (par exemple chez les bouchers détaillants). Quelles étaient les conséquences de cette séparation entre animal vivant et viande ? L'abattoir était la plaque tournante où les animaux, quelque

---

1. Constituant à l'époque une sorte d'avant-garde dans la vulgarisation scientifique, la revue *Science et Vie* joue un rôle médiateur important dans les années 1970 entre controverse scientifique et critique sociale. Or c'est bien à l'intersection de ces deux formes d'expression que se constitue la figure du lanceur d'alerte. L'alerte sur les vins est sortie peu de temps avant par *Que choisir ?*, la revue de défense des consommateurs.

2. Sans compter le « volet environnement », dont D. Voynet regrette l'absence dans le projet d'Institut de sécurité sanitaire, AFP, 12 janvier 1998.

part entre la salle d'abattage et la salle de découpe, perdaient toute identification, ce qui rendait impossible la remontée vers l'élevage en cas de problème du côté de la filière aval. Quelle que soit la vigilance des consommateurs, il était impossible de remonter à l'éleveur, que ce soit pour appliquer des sanctions ou pour marquer une qualité d'élevage particulière. Évidemment, en cas de problème sanitaire non repéré par les structures compétentes, et qui proviendrait des conditions d'élevage, il est impossible de faire du rappel de produits ou d'interdire la circulation de certains produits.

Un problème sanitaire classique en élevage est l'utilisation d'hormones aujourd'hui illégales, dont la visibilité a été particulièrement forte à la fin des années 1970 avec l'affaire du « veau aux hormones ». Voyons comment a été traité un incident vraisemblablement lié à ces pratiques.

> *Vétérinaire : C'était chez un détaillant boucher, qui au moment de préparer sa viande s'est aperçu qu'il y avait des cicatrices d'injection dans les cuisseaux de veau. Et ça, ça fait penser aux injections d'hormones parce que normalement on ne fait pas d'injections dans le cuisseau, parce que c'est le morceau le plus noble. C'est dans le collet qu'on injecte. Mais là c'était ancien, donc impossible de faire une analyse, donc le boucher il a remonté l'information ici et on a pu remonter jusqu'au veau, jusqu'à l'éleveur, donc là il y a eu une traçabilité parfaite du détaillant. Là, avertissement à l'éleveur et je communique le nom de l'éleveur à la coopérative et à la brigade d'enquête vétérinaire qui s'occupe de démanteler les filières anabolisantes.*

L'alerte nécessite d'abord une vigilance, ici d'un détaillant boucher, pour percevoir ces traces d'injection. Il est vraisemblable qu'un simple consommateur n'aurait pu les voir, ou du moins, n'aurait pu les interpréter en terme d'injections. Mais le boucher aurait pu se contenter de découper sa viande et de la vendre, en supposant que le consommateur est précisément moins bien équipé pour repérer ce type de traces[3]. Ici, il met en forme son soupçon et fait passer l'alerte à l'abattoir, doté de nouveaux moyens informatiques permettant d'assurer cette traçabilité, de sanctionner l'éleveur et d'activer une autorité de tutelle, la Brigade nationale d'enquêtes vétérinaires (BNEV), qui pourrait prendre des mesures pour contenir ces « veaux aux hormones » hors de la consommation humaine. Le niveau de vérification s'est renforcé après la crise de mars 1996 sur l'ensemble de la filière. Mais ce type de contrôle ne fonctionne vraiment qu'avec la mobilisation de non-professionnels, qui doivent assurer jusqu'au bout

---

3. Ajoutons que dans ce cas précis, le détaillant a été indemnisé par l'abattoir, indemnisation par ailleurs fort modeste, liée au faible poids des morceaux considérés.

la chaîne de traçabilité, ce qui n'a rien d'évident, comme le montre l'exemple suivant.

> *Vétérinaire : À partir d'un morceau de viande chez un boucher-détaillant, jusqu'où peut-on remonter ? Alors, on a eu l'expérience grandeur nature plusieurs fois, notamment parce que, je cite un exemple, on a trouvé une aiguille d'injection, une aiguille métallique longue comme ça qui sert à faire des injections aux bovins, on l'a retrouvée dans un steak, à X. C'est-à-dire qu'un élève avait une aiguille dans un steak, sous le couteau, vraiment dans l'assiette, la viande cuite. [...] Et on a pu remonter jusqu'à un certain nombre d'éleveurs, parce que là c'était vraiment un lycée assez important donc ils avaient acheté énormément de sous-vide, et ils avaient bien sûr gardé les étiquettes, mais ils ne savaient plus le steak de quel paquet ça provenait. Par contre avec toutes ces étiquettes, on a pu remonter jusqu'à huit éleveurs, environ dix bovins. Il y a dix bovins qui ont pu donner ce steak avec une aiguille dedans. Alors, on a bien sûr fait remonter l'information jusqu'aux coopératives et sur l'abattoir, les éleveurs, mais on n'a pas pu mettre de procès-verbal.*

S'il est possible de développer une traçabilité dans un milieu professionnel, de manière volontaire ou par obligation réglementaire, les contraintes deviennent extrêmement importantes lorsqu'on quitte ce cadre pour aller vers un monde plus ouvert, en particulier des espaces collectifs. Comment assurer le contrôle jusque dans l'assiette afin que l'alerte qui résulterait d'un consommateur puisse aboutir quelque part ? Nous doutons fort de l'acceptabilité d'un marquage indélébile de la viande, néanmoins pour que ces mesures aient un impact maximal, des mesures équivalentes devraient être prises.

Rendre tangible

La traçabilité des viandes peut donc être utile dans le cadre d'incidents qui peuvent être directement imputés, mais cela demande une *tangibilité* importante du phénomène : l'aiguille est immédiatement perceptible, le prion, lui, ne l'est pas (Chateauraynaud, 1996). De plus, le temps de latence entre exposition et expression clinique est important, rendant délicate une évaluation immédiate de la réalité du danger ; de plus, la circulation des éléments pathogènes est liée à d'importants réseaux de production, transformation et commercialisation, définissant une extension variable aux victimes potentielles.

Vu les délais de contamination, relier les cas de nouvelle variante de la maladie de Creutzfeld-Jakob à une consommation particulière est pratiquement impossible, à moins que chacun conserve toutes les identifications de l'ensemble de ces consommations sur dix ou quinze ans, et encore faudrait-il pouvoir ensuite recouper les informations. Un tel constat peut pousser à l'inaction et à l'attente de signes plus tangibles, c'est-à-dire la multiplication effective des victimes, comme le montre le cas de l'amiante. Mais l'action publique peut passer par d'autres moyens que la simple attente, en particulier la mise en place de dispositifs transitoires (Hermitte, 1996).

Ainsi, on peut, dans un premier temps, s'assurer d'une traçabilité des supports ayant le plus d'affinités avec les agents pathogènes : un certain nombre d'abats sont interdits pour cette raison. La Direction générale de l'alimentation (DGAL) demande à l'heure actuelle d'inclure dans les modes d'exclusion de ces abats une coloration résistant à de nombreux traitements afin de permettre leur identification en cas de réintroduction dans la chaîne alimentaire. Là encore, la traçabilité implique d'abord de rendre tangibles les propriétés des « viandes » elles-mêmes.

De nombreuses critiques ont pesé sur la multiplication des mesures, qui seraient prises au nom de l'idéologie du « risque zéro ». Mais les alertes elles-mêmes, pour recevoir un début de validation, doivent exhiber un minimum de tangibilité. Ainsi, si nous reprenons le problème des abats et passons des viandes aux viandes séparées mécaniquement (VSM), des mesures ont été prises pour interdire un certain nombre de tissus dans ces viandes qui entrent dans la composition de nombreux produits industriels (raviolis, tartes, hamburgers). Ce sont les tissus considérés comme les plus infectants (classes I et II de l'OMS) qui sont éliminés de la consommation humaine. Mais comment s'assurer que d'autres n'entrent pas dans la consommation ? Il faut non seulement appliquer des contrôles du type de ceux des services des fraudes mais également étudier les conditions pratiques de fabrication.

C'est en faisant ce travail que des alertes ont émergé. En effet, en Grande-Bretagne, l'abattage peut se pratiquer par pistolet pneumatique, ce qui peut provoquer la migration de tissus cervicaux vers les artères pulmonaires[4]. Le vétérinaire responsable de cette découverte connaissait les effets des traumatismes crâniens en médecine humaine, provoquant des embolies. Il a fait le rapprochement avec les conditions d'abattage des bovins et a donc cherché des tissus cervicaux dans d'autres organes. Or, les poumons (classe IIIb) ne font l'objet d'aucune mesure particulière et sont utilisés dans la fabrication de certaines saucisses. La mise à jour, par l'expérimentation, d'un tel lien entre tissus de classe I et produits de consommation humaine ne prouve pas l'existence d'un danger mais attire l'attention sur un point précis en traçant plus précisément un processus de fabrication.

---

4. « Brain emboli in the lungs of cattle after stunning », *Lancet*, vol. 348, 31 août 1996.

Cette contrainte de tangibilité montre que l'émergence d'un nombre grandissant d'alertes dans le domaine alimentaire ne manifeste pas la montée d'une « inquiétude irrationnelle » ou d'un quelconque sentiment millénariste, mais bien l'existence d'une vigilance des personnes qui peut être mobilisée à des fins de surveillance et de détection de problèmes sanitaires, comme elle l'est face au terrorisme (Vigipirate).

L'épidémie de SIDA, particulièrement via la transfusion sanguine, tout comme le dossier des maladies à prions, constitue aujourd'hui un lourd précédent qui pousse l'action publique à prendre en compte de multiples alertes pour lancer des enquêtes, pratiquer des mesures et des contrôles, recouper des informations, la traçabilité des produits étant au cœur de ces opérations.

Cependant, la prolifération de ce type de dispositif n'est pas sans poser de nouveaux problèmes. En effet, une politique de surveillance généralisée dans un monde ouvert est menacée de saturation par la multiplication des alertes qu'il faut prendre en compte. Dès lors, le défi politique consiste à inventer les dispositifs capables de traiter un flot continu d'alertes tout en évitant l'oubli des dossiers déjà pris en compte, sous peine de les voir à nouveau « exploser » sans préavis.

Sources

Chateauraynaud F., Hélou C., Lemieux C., Torny D., *Alertes et prophéties. Les risques collectifs entre vigilance, controverse et critique*, rapport CNRS, 2 volumes, 500 p., décembre 1997.

Chateauraynaud F., *Essai sur le tangible*, Ronéo, EHESS, 1996.

Huriet C., commission des Affaires sociales du Sénat, *Les conditions du renforcement de la veille sanitaire et du contrôle de la sécurité sanitaire des produits destinés à l'homme en France*, rapport d'information 196, 1997.

Hermitte M.-A., *Le Droit et le Sang. Essai sur la transfusion sanguine*, Paris, Seuil, 1996.

Morelle A., *La Défaite de la santé publique*, Paris, Flammarion, 1996.

L'utopie de la santé parfaite

Lucien Sfez[*]

Une nature totalement purifiée, devenue artefact, soumise aux désirs les plus contradictoires de l'homme sans l'intermédiaire de la raison, nos propres corps « naturels », débarrassés de nos mauvais gènes et prêts à l'immortalité (projet génome) dans une planète parfaite, dépolluée, produisant une nourriture « propre », « saine » à 100 % mais rare il est vrai, jusqu'à faire perdre 20 % de leur poids aux expérimentateurs presque morts de faim, qui ont jeté par-dessus bord quasiment tout leur cholestérol (Biosphère II), une vie électronique indissociable d'un air et d'une nourriture numériques électroniquement administrés (Artificial Life) : tels sont les éléments constitutifs, les trois briques de la Santé Parfaite.

Ces trois cas seront ici successivement présentés (première partie) avant de les qualifier en tant que textes et pratiques utopiques (deuxième partie).

Là où le lecteur, peut-être spécialisé en alimentation, sera conduit à observer le caractère indissociable de la purification, dans la nourriture, dans l'air, dans nos gènes, dans chacun de nos organes, dans notre imaginaire (purification électronique).

L'utopie de la santé parfaite concerne tous ces objets à la fois. L'alimentation n'est qu'un des cas d'application. Elle est inséparable de tous les autres.

---

* Professeur à l'université de Paris-I Panthéon-Sorbonne.

Les trois briques de la santé parfaite

Je vais tenter de rapporter ici quelques éléments de l'enquête que j'ai menée aux États-Unis, au Japon et en France, suggérant au lecteur de se reporter, pour plus de détails et quelques approfondissements théoriques, à mon livre *La Santé parfaite, critique d'une nouvelle utopie* (Seuil)[1].

En 1990, après mes travaux sur la communication, je cherchais à déterminer quelle serait la prochaine idéologie dominante. Après deux ans d'errance je finis par localiser le phénomène : les sciences du vivant en tant qu'organisatrices du sens dans nos sociétés dépourvues de référents. Je décidai donc d'une enquête portant sur le projet Génome et sur Biosphère II, duplicata en réduction de notre planète dans un hangar de verre, enfermée sur elle-même dans le désert de l'Arizona. Plus tard, en cours d'enquête, je fus conduit à un troisième objet : « Artificial Life ».

PROJET GÉNOME

Dans les laboratoires de Boston, Washington, Seattle, Berkeley, Los Alamos, j'entendis des propos fort surprenants. On avait enfin trouvé (ou on allait trouver de façon imminente) le « Saint-Graal » de l'humanité. La cartographie et le séquençage du gène devaient nous donner les clés de l'ultime détermination de la réalité et de la vérité. « Donnez-moi le génome d'un individu, je vous dirai qui il est », proclamait le Nobel Walter Gilbert ignorant superbement l'interaction des gènes avec l'environnement, c'est-à-dire l'histoire et la culture. Il était urgent pour les scientifiques de nous débarrasser de nos *bad genes* et de les remplacer par des *good genes* pour obtenir un corps parfait. Très surpris, je découvris ainsi ces premiers discours de purification générale : mais j'étais encore loin du compte.

Lors d'une visite rendue à Berkeley à des amis, j'en appris davantage. Voici des extraits de mon journal de voyage :

Emily, de Berkeley, psychologue, dont le mari est psychiatre. Couple chic, la soixantaine, qui connaît bien l'Europe, nos meilleurs vins et nos meilleurs fromages.

La discussion tourne toujours autour de la meilleure nourriture possible. Mais un jour, changement de cap : Emily nous informe qu'elle a subi une opération cet hiver. Était-ce grave ? Non, ça l'était virtuelle-

---

1. Livre paru en 1995, correspondant à une enquête menée aux États-Unis, au Japon et en France de 1992 à 1994.

ment. Elle s'est fait enlever les ovaires… qui n'avaient rien. Mais sa mère et sa tante avaient eu un jour des ennuis aux ovaires. Il valait mieux les supprimer préventivement.

Devant ma stupéfaction (« Jamais en France un chirurgien ne ferait cela », osais-je affirmer), Emily déclara : « Il m'a fallu négocier avec les médecins. Ils m'ont fait promettre que s'ils m'enlevaient les ovaires, je ne supprimerais pas ensuite les seins. » Je découvris alors que cette pratique de suppression préventive d'un ou deux seins était fréquente aux États-Unis, dans les « bons » milieux.

Le phantasme consiste ici à se purifier de ses organes, les uns après les autres. C'est dans ce contexte culturel qu'il faut songer à la pratique du dépistage génétique qui se développe actuellement en Californie. Les tests prénatals sont exigés par les lois. Quid si l'embryon est porteur de gènes défectueux ? La loi ne le dit pas encore. Mais les assurances le savent déjà. Elles refusent d'assurer ou assurent à des prix prohibitifs la santé de l'enfant à naître, plaçant la mère devant un dilemme : ou supprimer l'enfant, ou payer par elle-même durant sa vie entière. J'écris ces lignes au moment où le plan Clinton de Sécurité sociale n'est pas encore adopté et où 35 millions d'Américains ne sont pas couverts. Si ce plan est adopté, couvrira-t-il des cas de ce genre ? En d'autres termes, est-ce à la collectivité de payer pour le désir individuel de progéniture « défectueuse » ? Le problème se posera sans doute en ces termes dans tous les pays bénéficiaires de la Sécurité sociale, dont on sait déjà que le financement connaît des tensions insupportables.

En somme, quand Emily se fait enlever préventivement les ovaires, quand de nombreuses Américaines se font enlever préventivement les seins, par crainte d'un capital génétique familial défectueux, on peut considérer qu'il y a là comme une anticipation. Lorsque le projet Génome sera plus avancé, lorsqu'on connaîtra avec précision les origines génétiques des principales maladies, le terrain sera déjà mûr pour la suppression des bad genes. *De la suppression des organes potentiellement dangereux à celle des mauvais gènes, il n'y a qu'un pas. Purification organique ou purification génétique, c'est tout un. Santé parfaite et utopie accomplies.*

Quand je rapporte ces faits en France, on me regarde, étonné, un peu sceptique. N'est-ce pas là une affaire américaine, voire californienne ? Que non pas. En décembre 1995, deux mois après la sortie de mon livre, un congrès international de médecine recommande, en cas d'ascendants à problèmes, de se faire couper préventivement seins et ovaires ! (article de la revue *Nature* commenté dans *Le Monde* du 22 décembre 1995).

Voilà déjà une utopie en marche. En voici maintenant une seconde : Biosphère II.

BIOSPHÈRE II

Sous un hangar de verre, fermé, dont le seul contact avec l'extérieur est le soleil de l'Arizona nécessaire à la photosynthèse, dans un lieu-dit nommé « Oracle » (je n'invente rien), on a recréé les cinq principaux biomes de l'humanité, installé 3 400 espèces végétales, quelques espèces animales, huit humains, quatre hommes et quatre femmes, durant deux ans. Ces humains respirent l'air produit par la végétation, se nourrissent des végétaux qu'ils cultivent et des produits des animaux qu'ils élèvent.

Buts de l'opération : éviter la pollution de la terre et créer dans une biosphère seconde (la première est la nôtre, celle où nous vivons) les conditions d'une purification totale de la planète, en même temps que prévoir par cette expérience un départ vers Mars (car les hommes vont un jour faire sauter la planète, à moins que la terre ne rencontre brutalement une étoile : il est urgent de partir). Où l'on voit que la purification générale de la planète complète la purification totale du corps. Ces deux purifications sont entreprises en même temps dans Biosphère II : le taux de cholestérol des humains enfermés est devenu très bas. Selon les critères médicaux, leur santé est supérieure à toute autre, elle est *totale* (au prix, il est vrai, d'avoir été soumis à la famine durant deux ans).

L'utopie donc continue.

ARTIFICIAL LIFE

Une troisième « expérience » complète les deux précédentes.

Christopher Langton et son équipe du Santa Fe Institute (Nouveau-Mexique) créent des êtres artificiels dans l'ordinateur. Dotés d'un sexe, ils copulent, ont des enfants, se nourrissent (d'une nourriture électronique), attrapent des maladies, déclinent et meurent. Assemblés en troupeaux ils mènent aussi une vie sociale riche d'échanges...

« Ces êtres sont nos successeurs », clame Langton. « Nous sommes des dieux, ajoute-t-il, nous qui pouvons créer nos propres successeurs », électroniquement parfaits et même si l'on veut immortels (« je peux vous les créer immortels », me dit Langton ; « je n'en doute pas, je n'en doute pas », répondis-je).

Le but de l'*Artificial Life* est un but de transformation totale de l'humanité. Son *telos* est de créer un être supérieur, une autre forme de vie. C'est là l'horizon limite de l'utopie de très « grande santé ». Œuvre alchimique, bien au-delà de la « petite » intelligence artificielle. Grand rêve démiurgique que celui qui consiste à engendrer ses successeurs. Au prochain siècle (nous y sommes pratiquement) ce sera chose faite[2]. Ces êtres auront un jour une conscience, une volonté, une âme[3]. Un auteur, pourtant sceptique, ne dit-il pas qu'au moins les robots semblent s'organiser eux-mêmes, à l'aveugle, et selon un mode de sélection naturelle[4] ? À tel point qu'une des principales préoccupations de Langton est de créer une éthique adaptée à ces êtres-là. « Il y a d'autres vies que les nôtres qui ont droit à l'existence. D'ici dix ans nous construirons les machines auto-organisées. Aura-t-on le droit de les mettre à mort à notre gré ? Quelle serait notre légitimité à le faire ? Mais si elles commettent des crimes ou des fautes, quelle punition infliger ? La mort, la mutilation, la prison ? » Et devant notre scepticisme il nous répète : « Mais c'est pour dans dix ans. Il faut s'y préparer[5]. »

Nous voilà loin des rafistolages artisanaux et mesquins de la thérapie génique : il s'agit ici d'êtres électroniques, immortels et parfaits. L'entreprise de purification générale est totalement accomplie. Purification du corps individuel (projet Génome) dans une planète purifiée (Biosphère II) : le tout surplombé par les êtres électroniques, produits des dieux que nous sommes devenus, et petits dieux eux-mêmes. Le devoir de bonheur, devoir de purification globale s'accomplit efin dans « la Santé parfaite[6] ».

Ces trois briques sont utopiques

Les deux modes de la nouvelle figure : idéologie et utopie. La force de la nouvelle figure tient à son extension à tous les domaines du corps individuel et du corps planétaire.

ELLE EST UNE IDÉOLOGIE

Ici bien sûr elle est en partie une idéologie pour plusieurs raisons que je ne peux qu'énumérer, sans pouvoir les développer : l'idée que l'objet travaillé, gène ou biosphère, représente l'ultime détermination et l'ultime réalité : purification ici recherchée pour se libérer des mauvais gènes ou des atteintes à l'harmonie de Gaïa ; l'idée que la théorie de l'information et de la communication unifie le tout : l'information comme base du vivant et la communication généralisée de toute matière vivante sous la forme de Gaïa, exemples pris ici sur le

---

2. Voir Steven Levy, *Artificial Life,* Panthéon Books, 1992, p. 344.

3. *Ibid.*, p. 340 et *sq.*

4. Roger Penrose, « There is still something mysterious », *in The Emperor's New Mind*, Oxford University Press, 1989, p. 416.

5. Interview au Santa Fe Institute, du 10 octobre 1992.

6. Titre de notre ouvrage, *op. cit.*

vif de la recomposition de l'ancienne figure « communication » dans la nouvelle figure de la « grande santé » ; l'idée que nous sommes ici à la recherche du fondamental, c'est-à-dire à la frontière de l'animé et de l'inanimé : « la terre comme un être vivant qui souffre... c'est complètement absurde », nous dit pourtant Atlan[7]; l'idée que le vivant est au-dessus de tout, en biologie comme en écologie : de bons esprits s'en étonnent et affirment qu'après tout, le sens de l'honneur, de la liberté et de la responsabilité pourrait être considéré comme supérieur au vivant[8] ; faut-il rappeler que cette supériorité-là était au cœur du mécanisme de la tragédie ?

Autant d'éléments idéologiques qu'il était nécessaire de pointer.

ELLE EST SURTOUT UNE UTOPIE

Mais ce n'est pas là l'essentiel de la nouvelle figure. Car sa force réside dans sa *forme utopique*. Elle est idéologie et utopie. Et plus encore utopie qu'idéologie. Que voulons-nous dire ici ?

Nous voulons signifier ici que les utopies, toutes les utopies, révèlent des traits communs, des *marqueurs*, qui les définissent en tant que genre de discours. Leurs contenus ont beau différer des utopies morales et sociales du XVIe siècle, XVIIe siècle ou XVIIIe siècle jusqu'aux utopies technologiques de l'âge moderne, elles n'en gardent pas moins tous les traits propres à la constitution du récit. En voici les éléments très schématiquement.

Les marqueurs de l'utopie sont :

— *Le lieu isolé de l'intrigue*. Isolé, *isola*, une île, lieu clos en ses frontières et à l'abri de toute contamination. L'île est défendue contre l'extérieur. Ce ne sont que digues, remparts, et fossés ou bien encore océans tumultueux et rivages inabordables. Si le voyageur y aborde, il passera par un crible avant d'être admis.

— *La toute-puissance du narrateur* ou récitant, qui est le double de l'écrivain. Ubiquité du romancier devenu ainsi maître de son récit. Caractère fermé et autoritaire de l'utopie qui renforce encore l'isolement ilien.

— *Des règles de vie hygiéniques*. Les habitants doivent être beaux, bien faits et aimer les plaisirs (l'abbaye de Thélème). Seuls les bons éléments peuvent entrer (Icarie de Cabet). Le tabac est interdit, les aliments sont votés *(idem)*. La loi exige chasteté et pureté et éloigne l'adultère (puni de mort chez Burton ou femmes flagellées sur la place publique chez Vairasse dans *Histoire des Sevarambes)*. Propreté du corps est propreté de l'âme. « Lavez, lavez... », nous dit Jules Verne

---

7. Dans *Questions de vie*, entretiens avec Catherine Bousquet, Paris, Seuil, 1994, p. 50.

8. Voir Alain-Gérard Slama, entretien au *Point* du 6 août 1994.

dans *Les cinq cents millions de la Begum.* Propreté et transparence sont liées. La transparence est une règle fondamentale, comme dans l'idéologie de la communication. Tout est visible, rien de caché. La ville modèle doit être entièrement lisible.

— *L'imaginaire technique.* La technique est toujours sollicitée dans les utopies. Les machines physiques (Cyrano de Bergerac) ou sociales (tous les dispositifs communautaires) sont investies d'un pouvoir surnaturel. C'est-à-dire qu'elles viennent au secours de la nature pour la compléter, en réparer les erreurs. Mécanique des nombres (Fourier), des engins (Jules Verne), des lois de distribution des richesses (Cabet), de l'énergie (Villiers de l'Isle-Adam). La technique permet la transformation immédiate : elle est ressort indissociable du récit. L'univers utopique est hiérarchique, catégorisé, spécialisé, il lui faut donc des experts techniciens. La technique instaure un monde à son image. Le hasard est exclu. C'est un monde sans aléa, sans impureté, sans mort ni décomposition, sans poussières ni étrangeté. Monde surnaturel et qui doit sa supériorité à l'artifice.

— *Le retour à l'origine.* La technique est là pour ramener à un état de grâce, à un Éden retrouvé. Les voyageurs missionnaires du XVIIIᵉ siècle, rencontrant les Indiens, n'ont qu'une hâte, celle de les instruire. Il faut les *renommer* (le baptême), *rééduquer la langue* (leur apprendre une nouvelle langue), *reconstruire* les villages (après les avoir détruits), *réguler* (interdiction des débordements sexuels et de la nudité). Les Jésuites sont de grands lecteurs, et experts en utopie. Ce retour à l'origine est *re-fondation.*

Qu'en est-il alors de la bio-éco religion, utopie du corps que nous avons décrite ? Elle correspond point par point aux cinq marqueurs de l'utopie que nous venons de décrire, si l'on en croit du moins nos trois objets de recherche depuis plusieurs années : le projet mondial du génome humain (premier objet), Biosphère II, biosphère deuxième du nom qui rassemble en quelques hectares près de Tucson (Arizona), en un lieu nommé Oracle, les cinq biomes principaux de la planète, trois mille deux cents espèces végétales, quelques animaux et quelques humains : deuxième objet. Enfin le troisième objet, *Artificial Life* par lequel sont créés des êtres numériques qui se développent, mangent, font l'amour et des enfants et sont nos véritables successeurs, nous disent les prophètes de ce nouvel univers. Or, ces trois objets sont gouvernés par les règles du récit utopique.

Les règles utopiques gouvernent les objets de la recherche contemporaine.

L'isolement. La biosphère, de forme circulaire, est amarrée dans le désert de l'Arizona comme une île, offrant sa transparence de verre intraversable aux visiteurs, tandis qu'elle protège les biosphériens, nouvelle race d'hommes. Les laboratoires de génétique sont tout aussi bien des forteresses, défendues par les chercheurs contre l'ennemi potentiel, prêt à en voler les secrets ou à les exploiter (l'histoire des brevets en fait foi).

La toute-puissance du narrateur. Celui-ci est ici devenu pluriel et anonyme et se fond dans une collectivité. C'est cette collectivité, elle, qui parle, transmet au-dehors, publie et débat. Pour les publics non spécialisés que nous sommes pour la plupart, la parole des comités et associations de chercheurs est incontestable, ils sont maîtres de leur « récit », c'est-à-dire de leur travaux, protégés par le statut non plus de littéraires mais de savants.

L'imaginaire technique est devenu la substance même de la recherche et non plus une aide à l'intrigue. Sans la technologie toute-puissante, les projets eux-mêmes n'auraient pu avoir lieu. Bien qu'il soit gommé souvent par les scientifiques « purs », le rôle des machines est primordial. Elles sont des acteurs à part entière.

Les règles de vie hygiéniques sont surtout repérables pour Biosphère II. Appliquées strictement à l'intérieur de la bulle, elles sont exemplaires, c'est-à-dire doivent selon les biosphériens devenir la règle universelle pour tous les hommes. Les écologistes, sorte de Biosphériens sans bulle, ne sont pas plus avares de leurs recommandations et pour les hommes et pour la terre. Moins aisément discernables pour la communauté des généticiens, ces règles de vie parfaite constituent la finalité de leurs travaux. Et les moyens d'y parvenir sont établis comme des préceptes : une fois débarrassée des mauvais gènes, c'est une race nouvelle, obéissant aux principes régulateurs d'un « bon » génome, qui naîtra.

Enfin *le retour à l'origine* hante les deux projets, c'est une origine rêvée, d'avant les maladies de la société, une origine pure, où nature et artifice humain seraient liés, formant un tout d'avant la séparation. Ce tout matière-esprit prend la forme d'une *technosphère* dans la version athée ou d'une *noosphère* dans la version spiritualiste.

Le tableau que je viens de tracer est, certes, quelque peu éprouvant pour la pensée et aussi pour une certaine éthique que j'appellerai « naturelle », et qui bien sûr est celle d'une construction culturelle.

Mais bien que ce tableau se présente avec une force quasi inéluctable, il existe cependant des points de résistance qu'il ne faut pas négliger. Ces points, je crois qu'il ne faut pas les situer dans cette morale, justement, ou dans de quelconques recommandations ou revendications pleurnichardes et de bon ton. La résistance vient d'ailleurs, elle est profondément ancrée dans le corps même. Elle est – si j'ose encore employer l'expression « naturelle » – cette fois au sens propre de « physique ».

Revenant en effet sur la remarque de mon journal de voyage à propos de la jeune femme américaine dont la conversation sur ses organes s'est substituée à celle généralement obsessive sur la bonne nourriture, je dirai que ce changement est significatif de la place que la nourriture tient toujours dans ce dispositif. Cette place est marquée par un des cinq sens qui nous permet de nous rapporter au monde. Avec la vue, le toucher, l'odorat et l'ouïe, le goût, en effet, n'a rien de négligeable. Il est tout autant que les autres appareils, une sauvegarde du corps vivant.

En effet le goût, et son antonyme le dégoût, nous portent à désirer ou à rejeter ce qui peut convenir ou nuire à la santé, ouvrir ou fermer l'appétit, ouvrir ou fermer le désir sexuel, ouvrir ou fermer l'intérêt pour les spéculations abstraites : la *libido sciendi* tient à ce fort goût de la recherche, au goût très concret de palper et sentir les livres et presque de les manger (on dit parfois les « avaler »). Les nourritures spirituelles ne sont pas un vain mot, elles accompagnent bien évidemment les « nourritures terrestres ».

Ce qui nous attache si fort au monde qui nous entoure – le goût des choses et pour les choses, mais aussi le goût des autres et le dégoût pour certaines – ne semble devoir céder ni devant une morale de la technique qui vante un progrès sans limites, ni non plus se trouver renforcé par une morale inverse qui conteste les progrès de la technologie.

Si quelque conclusion pouvait être avancée ici, je dirais que, face à l'utopie de la santé parfaite et de l'immortalité, il nous faut – à défaut de jardin – cultiver notre goût.

Postface

Marian Apfelbaum

Au terme de ce livre, le constat majeur est la dissociation entre la réalité telle que décrite par la science et les fantasmes collectifs créateurs d'une autre réalité, sociale puis politique.

Pour les nitrates, le divorce est caricatural. Il est parfaitement démontré que la consommation d'une eau de boisson incomparablement plus riche en nitrates que la limite de potabilité légale serait inoffensive pour la santé du buveur. Et il est aussi évident qu'aucun comité d'experts, aucune instance nationale, aucune instance européenne ne peut le dire car l'opinion publique ne l'admettrait pas. Même les simples énoncés que les nitrates de synthèse sont rigoureusement identiques aux nitrates « naturels » tels ceux produits par le tonnerre, que sans nitrates ni la vie animale ni la vie végétale ne seraient possibles, et que sans engrais aux nitrates nous connaîtrions à nouveau la famine, seraient intolérables à beaucoup d'entre nous.

Pour les infections par les *Salmonella Enteriditis*, la distanciation entre la réalité et son vécu se fait en sens inverse : le danger existe et persiste, mais sa perception a disparu. En 1988 et 1989 il y a eu en Angleterre et au pays de Galles 13 000 cas d'infection humaine par an par les salmonelles PT4. Évidemment l'émotion fut grande, comme en ont témoigné respectivement 700 et 800 articles dans la presse nationale ; à partir de 1992 le nombre d'articles fut par an de 0 à 10 alors que le nombre de cas variait de 13 000 à 18 000 selon les années. Le ministre qui a dit que le roi était nu a disparu, le gouvernement a promis des mesures, les producteurs des œufs ont fait campagne publicitaire pour dire qu'il faut bien cuire les œufs, et le public et les médias s'en sont contentés. Et le danger a été oublié. Il est vrai que celui-ci était classique dans son essence : tout se passe comme si un danger ancien, même ample, même amplifié par une technique récente – élevage de poules en très grands ensembles – était acceptable.

La « vache folle » correspond, elle, à une transgression majeure – nourrir des ruminants avec des cadavres d'autres animaux transforme les herbivores en carnivores – qui provoque une terreur qui se résout en colère. La transmission de la nouvelle maladie à l'homme eut lieu, moins de trente fois en Grande-Bretagne, et jamais en France (en fait, un cas fort douteux). Pourtant les conséquences politiques, sociales, économiques en sont majeures et appelées à durer.

Pour les organismes génétiquement modifiés il y a aussi transgression, mais d'un ordre différent : la culture des végétaux et l'élevage ont depuis toujours fait appel à une sorte de manipulation génétique, mais toujours à l'intérieur d'une même espèce. Et depuis toujours aussi le croisement entre deux espèces était impossible. Le génie génétique permet de prélever une caractéristique quelconque d'une espèce et de la transmettre à une autre, à tout jamais. Les avantages de ces techniques sont telles qu'elles vont s'étendre et se multiplier : certes les perspectives sont effrayantes, mais seulement en termes de danger pour notre espèce que constituent les manipulations du génome humain [1], perspectives que beaucoup d'entre nous transposent dans le domaine de la nourriture.

Au total, plus de la moitié des Européens « sondés » sont d'avis que la nourriture est plus dangereuse aujourd'hui qu'elle ne l'était dans le passé, ce qui est une contre-vérité évidente. En France, l'espérance de vie augmente depuis plus de vingt ans de près d'un trimestre par an. Si notre nourriture était de plus en plus dangereuse, notre espérance de vie ne pourrait s'allonger ainsi. Certes, il y a des accidents alimentaires parmi lesquels il en est de mortels. En comptant très large et en incluant dans cette catégorie tous les cas pour lesquels la nourriture pourrait être impliquée, même si cette implication n'est pas démontrée, on aboutit à quelques dizaines de cas par an pour la France. Or la mortalité totale se compte par centaines de milliers, et celle liée à des comportements volontaires que nous savons dangereux tels fumer ou boire en excès des boissons alcoolisées, ou se transporter en voiture, comprend, pour chacune de ces trois catégories, des milliers ou dizaines de milliers de cas par an.

Ainsi l'angoisse alimentaire semble de nature différente des craintes que nous inspirent d'autres dangers, d'une ampleur proportionnellement plus grande. Et à l'intérieur de l'angoisse alimentaire il

---

1. Voir A. Kahn, *Copies Conformes*, 1998.

semble qu'il y ait subdivision selon que le danger, réel ou imaginaire, soit ancien ou nouveau, facile ou difficile à penser, librement consenti ou subi.

Comment expliquer ces particularités ? Je pense qu'elles ont une origine biologique sur laquelle s'est bâtie une « superstructure culturelle ». La plupart des espèces naissent avec un programme nutritionnel préétabli génétiquement : les chevaux sont purement végétariens, ce qui signifie qu'ils mangent volontiers du pain mais refusent la brioche car celle-ci contient du beurre. Le chat a une image de la souris imprimée dans une zone cérébrale spécialisée et la reconnaît comme gibier et nourriture sans aucun apprentissage. Mais les espèces omnivores ont à la fois un grand avantage évolutionniste – elles peuvent se nourrir en des environnements très divers – et un prix à payer : la nécessité d'apprendre à choisir leur nourriture. Tous les omnivores, les rats, les cochons, les hommes, sont caractérisés par la néophobie, c'est-à-dire une méfiance à l'égard de tout aliment qu'ils ne connaissent pas, et il leur faut un apprentissage social avec transmission entre générations pour fixer l'éventail des choses mangeables.

À la naissance le petit d'homme ne reconnaît que le sucré qui l'incite à boire, et l'amer et l'acide qui l'en détournent. Vers l'âge de deux ans s'ouvre une fenêtre génétique d'apprentissage : là les interdits alimentaires sont appris pour une vie entière.

Pendant longtemps il y avait adéquation entre cette ingénierie génétique et la structure sociale d'enseignement. L'allaitement au sein se prolongeait jusqu'à la période d'apprentissage. Puis l'enseignement comportait deux versants, un positif et l'autre négatif. On apprenait les aliments mangeables et les modalités permises de leur consommation, mais aussi les tabous. L'existence de tabous alimentaires a été retrouvée dans toutes les civilisations étudiées. Il s'agit d'une institution complexe, qui signifie « défendu » une tribu, un groupe d'âge ou de sexe ou de parentèle. Ces interdits alimentaires ont toujours été insérés dans des ensembles explicatifs généalogiques ou religieux, et leur transgression provoquait maladie et mort. Non seulement un aliment mais les associations d'aliments ou les modalités de leur consommation pouvaient être tabous. Dans la loi juive ni la viande ni le lait ne sont tabous, mais leur association : « Tu ne cuiras pas l'agneau dans le lait de sa mère. » Pendant le Moyen Âge et la Renaissance les aliments étaient classés en froids et chauds et l'association de deux aliments de même nature, chacun d'eux inoffensif en lui-même tels l'eau et le melon, froids tous deux, était considérée comme mortelle. Outre les aliments complètement interdits et la nature bénéfique ou maléfique des aliments mangeables et de leurs associations, il y avait aussi des structures temporelles d'interdits. Le Grand Pardon pendant lequel toute ingestion est interdite, le Ramadan pendant lequel on ne peut manger que la nuit, le Carême pendant lequel on ne doit pas manger gras. Ainsi, il était habituel que les hommes vivent dans des structures alimentaires complexes et codifiées que tous étaient contraints d'apprendre et d'observer ; et il est encore convenu de considérer cet ensemble comme faisant partie de l'univers de la pensée sauvage, magique, prélogique, par opposition à nous-mêmes qui sommes censés sous comporter selon une pensée logique, rationnelle, scientifique. En est-il bien ainsi ? Et sinon, quelles sont dans notre comportement les parts respectives de la pensée magique et de la pensée scientifique[2] ?

Les deux grandes lois de la pensée magique, celle de contagion et celle de la similitude sont toutes deux pertinentes pour nous décrire. La loi de contagion énonce que lorsque « deux substances entrent en rapport l'une avec l'autre, des propriétés fondamentales passent définitivement de l'une à l'autre ». Son expression la plus prégnante est que la nourriture nous transforme ainsi que dans le couple courage-cœur de lion. Certes, nous ne mangeons guère de lion, mais les convictions que la viande de bœuf donne de la force, que la viande saignante donne du sang, sont solidement établies. Une autre conséquence de cette loi, plus importante, est la conviction pré-paracelsienne. Paracelse avait énoncé que « le poison, c'est la dose ». Or, lorsqu'une substance est toxique ou considérée comme telle, nous ne voulons pas en manger quelle que soit la dose. Outre l'exemple du nitrate, celui du plomb en est une illustration : le plomb consommé à forte dose s'accumule et provoque le saturnisme ; à dose faible il est inoffensif, et pourtant sa présence dans l'eau est intolérable.

L'exemple le plus célèbre est celui du benzène dans le Perrier. Les doses trouvées dans certaines bouteilles étaient rigoureusement inoffensives avec des marges de sécurité extrêmes, et pourtant la réaction publique a été d'une extrême brutalité et pour certains elle dure encore. D'une façon plus générale, les progrès des techniques d'analyse permettent de reculer les limites de caractérisation, ce qui pose de graves problèmes nutri-magiques. La loi de contagion – nous sommes ce que nous mangeons – permet de comprendre l'extrême angoisse devant l'ingestion de vaches devenues folles ou d'organismes génétiquement modifiés alors même que les modifications génétiques utilisées à des fins non alimentaires, telle la fabrication de médicaments ou la correction de défauts génétiques humains sont parfaitement acceptées.

La loi des similitudes nous apprend qu'une seule caractéristique permet d'évoquer, voire de reconnaître une substance. Dans notre monde elle s'applique surtout aux mots. Au cours d'une expérience devenue classique Rozin avait donné aux étudiants volontaires du sucre et deux récipients vides ; il leur avait demandé alors d'étiqueter eux-mêmes les deux récipients, l'un avec une étiquette sucre, l'autre

---

2. Voir C. Fischler, *Pensée magique et alimentation*, colloque OCHA, 1994.

avec une étiquette poison. Cela a suffi à déclencher une répulsion pour le sucre que les étudiants avaient eux-mêmes versé dans le récipient « poison ». Le fait que ce mot seul ait provoqué une telle réaction chez des sujets parfaitement avertis de la dissociation du mot et de la substance permet de mieux comprendre la panique que provoque tout soupçon, même aussitôt démenti, de la toxicité d'un produit alimentaire.

Les deux grandes lois citées participent au phénomène de néophobie. La néophobie était indispensable à la survie des espèces omnivores car parmi les innombrables substances techniquement avalables un très grand nombre était toxique. Elle est génétiquement asymétrique à la néophilie, sympathie pour les aliments nouveaux. En effet, *stricto sensu* la néophilie n'existe pas. Lorsqu'on présente aux rats de laboratoire un aliment nouveau, cet aliment inspire la plus grande méfiance. Il est observé, reniflé, enfin touché. L'un des rats – un expert ? – finit par le goûter, puis attend. Il faut une longue période de temps pour qu'il en mange en quantité notable, et bien plus tard encore, si le rat expert ou sentinelle continue à bien se porter, les autres en goûtent prudemment chacun à leur tour. Si jamais le rat sentinelle ressent des troubles, en particulier digestifs, l'expérience est apprise par tous une fois pour toutes. En la matière nous ressemblons aux rats. Pour inciter un enfant à manger d'un aliment qu'il ne connaît pas ou qu'il refuse par dégoût les promesses de récompense sont peu efficaces. Plus efficace est de le mettre à une table d'enfants plus âgés qui en mangent. Le plus efficace est de le mettre en position d'observateur d'un seul adulte qui le mange.

Le fait que les grandes lois du comportement alimentaire, génétiquement programmées, n'aient pas été modifiées par les changements sociaux est évident à comprendre. Il faut pour qu'une espèce se modifie qu'un avantage évolutionniste perdure pendant plusieurs centaines de générations. Or, un choix alimentaire notable ne date, et encore pour certaines classes sociales, que du siècle dernier et le choix illimité pour tous d'une ou deux générations.

En contrepoint, la composante scientifique de notre pensée dont nous avons l'indulgence de croire qu'elle nous guide, est de fait particulièrement petite. Certes les sciences, parmi lesquelles la nutrition, ont connu un développement prodigieux et leurs progrès s'accélèrent. Mais les connaissances neuves ne sont clairement perçues que par les savants eux-mêmes et seulement dans le domaine de leur compétence, par la lecture des journaux spécialisés « à comité de lecture ». Le reste d'entre nous reçoit l'information à partir de savants devenus experts, et soumis à la fois aux pressions politiques et aux croyances de la société, croyances auxquelles ils adhèrent d'autant plus qu'elles sont plus loin du domaine de leur compétence ; à travers les médias dont la finalité parfaitement compréhensible est de faire connaître l'approche des catastrophes plutôt que de répéter quotidiennement que tout va bien et qu'il n'y a pas de danger.

Or notre système social n'a rien de rassurant pour les néophobes que nous sommes demeurés. Les nouveau-nés sont sevrés très tôt et reçoivent une nourriture variée avant d'être biologiquement mûrs pour un apprentissage nutritionnel. Vers l'âge de deux ans, lorsque l'apprentissage ne comporte pas une quantité suffisante d'interdits portant sur les aliments, leur mélange, la structure temporelle des repas, les enfants doivent, pour satisfaire leurs besoins d'interdits, s'inventer des interdits sous forme de dégoûts au hasard des événements. Plus tard ils apprennent qu'il y a des mauvais aliments, ceux qui font grossir et ceux qui donnent du cholestérol ; souvent que la mère nourricière est carrée comme le réfrigérateur et le four à micro-ondes ; et que tout, ou plutôt n'importe quoi peut être mangé à tout moment.

Si notre hypothèse selon laquelle nous avons un besoin biologique d'interdits, de structures et de symbolisme est vraie, l'avenir des risques alimentaires est radieux. Les crises vont survenir périodiquement, et compte tenu de l'extrême efficacité de notre système sécuritaire, à l'occasion d'événements très mineurs en termes de santé publique. La science des managements des crises va se développer, les firmes agro-alimentaires vont s'enfoncer dans leur obsession de sécurité, les instances politiques vont s'impliquer davantage de telle sorte que les ministres vont continuer à donner du bifteck à leurs enfants devant les écrans de télévision, devant un public biologiquement inquiet, et disciple de Jonas.

Comme tout aurait été plus simple si nous étions des herbivores, sachant de toute éternité que l'herbe est bonne à manger et qu'elle est seule à l'être…

Table

TROISIÈME PARTIE

Risques et peurs

QUATRIÈME PARTIE

Gestion économique et industrielle des risques

CINQUIÈME PARTIE

Gestion politique des risques et des peurs

Imprimé par Lightning Source France
1 avenue Gutenberg
78310 Maurepas

N° d'édition : 7381-0648-Y